Die Parkinsonsche Krankheit und ihre Behandlung

Jean Siegfried

Mit einem Geleitwort von H. Krayenbühl

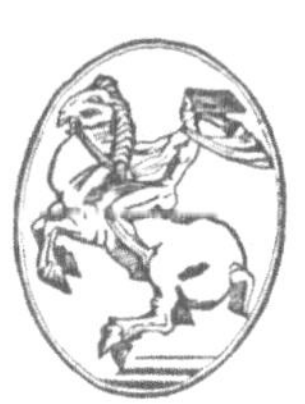

1968

Springer-Verlag

Wien · New York

Dr. Jean Siegfried
Oberarzt an der Neurochirurgischen Universitätsklinik, Zürich

Mit 21 Abbildungen und 26 Tabellen

ISBN-13: 978-3-7091-7967-3   e-ISBN-13: 978-3-7091-7966-6
DOI: 10.1007/978-3-7091-7966-6

Titel Nr. 9231

Geleitwort

Vor 20 Jahren sind die ersten stereotaktischen Eingriffe im Bereich der Stammganglien durch SPIEGEL und WYCIS als Operationsmethode in die Neurochirurgie eingeführt worden. Diese Methode hat sich bald für die symptomatische Behandlung der Parkinsonschen Krankheit durchgesetzt und bewährt. Durch ihre Anwendung ist das ärztliche Interesse für diese von JAMES PARKINSON 1817 erstmals beschriebene Krankheit erneut geweckt und in hohem Maße angeregt worden, und in den letzten Jahren sind infolgedessen neue Einsichten in pathogenetischer, anatomophysiologischer, biochemischer und therapeutischer Hinsicht gewonnen worden. Das Bemühen um diese Krankheit hat auch die anatomische und physiologische Grundlagenforschung der Bewegungsfunktionen intensiv angeregt und die Differenzierung in pyramidales und extrapyramidales motorisches System zur kritischen Diskussion gestellt.

In der vorliegenden Monographie ist es das Anliegen des Verfassers, die neuen, in der ganzen Weltliteratur niedergelegten anatomophysiologischen, biochemischen und klinischen Einsichten zusammenzustellen und gegeneinander abzuwägen. Da praktisch auf allen Sektoren zum Teil widerspruchsvolle Ansichten und Ergebnisse vorliegen, kann eine Synthese durch den Autor nicht erwartet werden. Die Monographie eignet sich aber dank der Fülle der zitierten und verarbeiteten Publikationen als ein vorzügliches Nachschlagewerk und als Ausgangspunkt für die weitere Forschung.

Es war nicht die Absicht von Dr. SIEGFRIED, die Erfahrungen am eigenen Krankengut in den Vordergrund zu stellen. Er hat sich im Gegenteil bemüht, die eigenen Beobachtungen und operativen Ergebnisse lediglich als eine Bestätigung und Bereicherung in die in der Weltliteratur niedergelegten Ergebnisse einzufügen. Die eigenen Erfahrungen hat er sich angeeignet unter Anleitung von Prof. M. G. YAŞARGIL, welcher im Februar 1958 die stereotaktischen Eingriffe mit dem Riechertschen Zielgerät und mit dem vom Physiologen unserer Universität, Prof. O. A. M. WYSS, entwickelten Hochfrequenzkoagulationsgerät zur reizlosen Ausschaltung an der Neurochirurgischen Klinik Zürich eingeführt und entwickelt hat. Den von dem Unterzeichneten zusammen mit den genannten Autoren veröffentlichten Ergebnissen hat der Verfasser seine eigenen Operationsresultate beigefügt. Er hat ein Krankengut von etwa 1000 Parkinson-Patienten bearbeitet.

Diese reiche persönliche Erfahrung erlaubt es dem Autor, das Schrifttum kritisch zu ordnen und aufzuzeigen, in welchen Sektoren die Ergebnisse noch mangelhaft und in welchen von der weiteren Forschung wichtige Ergebnisse zu erwarten sind. Als Neurochirurg ist er sich bewußt, daß die stereotaktischen Operationen als symptomatische Therapie letztlich eine vorübergehende Phase in der Behandlung der Parkinsonschen Krankheit darstellen. Gerade deshalb hat er sich bemüht, sämtliche dieser Krankheit innewohnenden Aspekte zu beleuchten und mit der Veröffentlichung der Monographie die weitere Forschung auf allen Sektoren anzuregen.

Zürich, April 1968

H. KRAYENBÜHL
Direktor der Neurochirurgischen
Universitätsklinik Zürich

Dieses Buch ist Herrn Professor Dr. med. H. KRAYENBÜHL, Direktor der Neurochirurgischen Universitätsklinik, Kantonsspital, Zürich, gewidmet. Er hat uns zu dieser Arbeit angeregt, uns darin voll unterstützt und ist uns mit vielen wertvollen Ratschlägen zur Seite gestanden.

Herr Professor M. G. YAŞARGIL hat die erste stereotaktische Operation im Jahre 1958 in der Schweiz am Kantonsspital Zürich durchgeführt. Ein großer Teil der in der Monographie erwähnten Fälle wurde von ihm operiert, und er hat den Autor in die Operationstechnik eingeführt. Für seine wohlwollende Unterstützung und sein anhaltendes Interesse wird ihm aufrichtig gedankt.

Herrn H. P. WEBER, wissenschaftlicher Zeichner der Klinik, danken wir herzlich für die Abbildungen und seine wertvolle Mitarbeit.

Inhaltsverzeichnis

Inhaltsverzeichnis

I. Einführung

Die dem Parkinsonismus gewidmeten Monographien sind zahlreich [unter den letzteren: 2, 3, 4, 5, 6, 7, 8, 9, 10, 11, 12, 13, 14, 15, 16, 17, 18, 19]. Keine vereinigt jedoch mit einer Gesamtübersicht über alle seine Aspekte eine Erfahrung von 1000 Fällen, davon 754 stereotaktisch operierten, und eine ausgedehnte Bibliographie (1579 Referenzen). Wir beabsichtigen nicht, die ganze Literatur des Parkinsonismus zu zitieren, erwähnen aber in ausführlicher Weise die wichtigsten Publikationen. Die bibliographischen Angaben wurden am 31. Dezember 1966 abgeschlossen; sie erlauben es, in Zukunft ein wichtiges analysiertes bibliographisches Material zur Verfügung zu haben. Die Studie von 1000 Krankengeschichten der Neurochirurgischen Universitätsklinik hat es ermöglicht, viele Faktoren zu analysieren, welche nur bei einem großen Krankengut eindeutig hervortreten. Es handelt sich um eine der größten systematisch analysierten Statistiken. Dadurch erhielten wir eine gründliche Kenntnis der Krankheit, haben aber darauf verzichtet, die erhaltene Erfahrung in ausgedehnter Weise darzulegen. Unser persönliches Material wird jedesmal nur kurz erwähnt. Das gleiche gilt für die operierten Fälle.

Wir sind uns bewußt, daß das Kapitel der Pathophysiologie nur am Rande berührt wurde; für dieses Kapitel wäre eine Arbeit für sich erforderlich, und wir hoffen, daß diese Lücke in der Zukunft ausgefüllt wird.

Das Kapitel der chirurgischen Behandlung ist so ausführlich bearbeitet, weil die Kenntnis des Parkinson-Syndroms größtenteils den Erfahrungen der Neurochirurgie zu verdanken ist und sein wird. Der neurochirurgische Zugang hat nicht nur unsere Wahl der Therapie verändert, sondern auch unsere Ansicht über die Krankheit [1].

Literatur

1. ARING, C. D., The riddle of the Parkinson syndrome. Arch. Neurol. 6, 1—4 (1962).
2. BARBEAU, A., L. J. DOSHAY, and E. A. SPIEGEL, ed., Parkinson's Disease. Trends in Research and Treatment, 171 pp. New York: Grune & Stratton. 1965.

3. BIRKMAYER, W., Das Parkinson-Syndrom. In: Anstaltsneurologie. Verlauf und Therapie der chronischen Nervenkrankheiten, S. 163—204. Wien: Springer. 1965.

4. BUTTON, J. C. JR., Hope and help in Parkinson's Disease. Norman, Oklahoma: Transcript Press. 1964.

5. CRITCHLEY, M., ed., James Parkinson (1755—1824). A bicentary volume of papers dealing with Parkinson's disease, incorporating the original "Essay on the shaking palsy", 268 pp. London: McMillan. 1955.

6. DENNY-BROWN, D., The basal ganglia and their relation to disorders of movement, 144 pp. London: Oxford University Press. 1962.

7. DOSHAY, L. J., ed., Parkinsonism and Its Treatment. Philadelphia: Lippincott. 1954.

8. DOSHAY, L. J., Parkinson's Disease. Its Meaning and Management. Philadelphia: Lippincott. 1960.

9. ELLIOTT, H., and B. NASHOLD, ed., The Shaking Palsy. Montreal: McGill University Press. 1954.

10. FIELDS, W. S., ed., Pathogenesis and Treatment of Parkinsonism, 372 pp. Springfield, Ill.: Ch. C. Thomas. 1958.

11. HARTMANN-VON MONAKOW, K., Das Parkinson-Syndrom. Klinik und Therapie, 152 pp. Basel: S. Karger. 1960.

12. KANDEL, E. I., Parkinsonismus, 381 pp. Moskau: Medicin Verlag. 1965.

13. NASHOLD, B. S. JR., and W. V. HUBER, The second symposium on Parkinson's disease. J. Neurosurg. 24, suppl., 481 pp. (1966).

14. OLIVER, L. C., Parkinson's Disease and Its Surgical Treatment, 87 pp. London: H. K. Lewis. 1953.

15. OLIVER, L. C., Parkinson's Disease, 69 pp. London: William Heinemann Medical Book. 1967.

16. ONUAGULUCHI, G., Parkinsonism, 168 pp. London: Butterworth. 1964.

17. ORTHNER, H., und F. ROEDER, Das Parkinson-Syndrom und seine Behandlung durch Elektrokoagulation des Globus pallidus, 117 pp. Stuttgart: G. Fischer. 1959.

18. REFSUM, S., H. M. LOSSIUS, and P. DIETRICHSON, Report on the sixteenth Congress of Scandinavian Neurologist. Oslo 1962, Acta Neurol. scand. 39, suppl. 4, 363 pp. (1963).

19. WERSSOWETZ, O. F., Parkinsonism. Aspect of Physical Treatment, 128 pp. Springfield, Ill.: Ch. C. Thomas. 1964.

II. Geschichte des Parkinson-Syndroms

James Parkinson wurde 1755 geboren. Er verbrachte fast sein ganzes Leben in No. 1, Hoxton Square, Shoreditch, London[1]. Sein Haus steht schon seit langem nicht mehr, aber im Jahre 1961 wurde eine Tafel zu seiner Erinnerung an dessen Stelle angebracht. Parkinson machte seine medizinischen Studien im London Hospital und arbeitete mit Grundall, einem Chirurgen dieses Spitals. Dann eröffnete er seine eigene Praxis für allgemeine Krankheiten, die sehr rasch erfolgreich war. Im Jahre 1781 heiratete er Mary Dale, die Tochter eines Kaufmannes. Das Paar hatte drei Söhne und zwei Töchter. Parkinson war ein eifriger Kirchengänger und gehörte zu den Pionieren der Sonntagsschule, welche zum Ziel hatte, den Kindern, die während der Woche in den Fabriken arbeiteten, einige Bildung beizubringen. Im Alter von 37 bis 40 Jahren gehörte er zu den prominenten Radikalen und publizierte viele Reden und Flugblätter, welche die Reform des Strafgesetzes forderten und gegen die gewaltsamen Methoden der Rekrutierung für Marine- und Armeesoldaten protestierten. In jener Zeit wurden die Parlamentssitze vor allem von Bevorzugten eingenommen, und er drang auf eine Erneuerung des Wahlsystems. In vielen dieser Broschüren griff er in diskreter Weise den ersten Minister William Pitt an. Seine liberalen Ansichten kamen in der Broschüre "Revolution without Bloodshead" zum Ausdruck. So ist es nicht überraschend, daß man ihn 1795, als einige seiner Freunde wegen verräterischer Tätigkeit angeklagt wurden, zur Rechenschaft zog; Parkinson mußte ihretwegen vor dem "privy council" erscheinen, und Mr. Pitt unterzog ihn einem strengen Verhör. In dieser Zeit politischer Unruhen, welche der Französischen Revolution folgten, waren die "Reforming Clubs", bei denen Parkinson ein wichtiges Mitglied war, der Regierung verdächtig. Einige der Mitglieder wurden nach Australien deportiert; nur einer kehrte von dort zurück. Es ist eher erstaunlich, kann aber ein Beweis sein von James Parkinsons Redlichkeit und der Verehrung, die ihm entgegengebracht wurde, daß man ihn nicht des Verrates anklagte. Nach 1795 scheint er sich nicht mehr in der Politik betätigt zu haben. Während einiger Zeit

---

[1] Drei wichtige Arbeiten [4, 7, 12] lieferten uns die wesentlichsten Angaben zur Biographie von Parkinson.

widmete er sich der Reform der medizinischen Ausbildung, für welche er im Jahre 1800 ein Curriculum entwarf, welches sich vom heutigen nur wenig unterscheidet, außer daß es Stenographie einschloß.

Viel von seiner freien Zeit widmete er der Paläontologie. 1807 war er einer der Gründer des geologischen Vereines, und er veröffentlichte in den Jahren 1804, 1808 und 1811 drei wunderschön illustrierte Bücher über Fossilien und ein mehr systematisches Textbuch über das gleiche Thema im Jahre 1822, "Organic Remains of a Former World". Bei der Zusammenstellung dieser Monographien scheint er mit vielen Geologen in der Schweiz und anderen Ländern Europas korrespondiert zu haben sowie auch mit Sir JOSEPH BANKS und anderen ausgezeichneten Wissenschaftlern seines eigenen Landes.

JAMES PARKINSON publizierte die Monographie "Essay on the shaking palsy" im Jahre 1817. Sie brachte ihm seinen Ruhm in der Medizin. Er war damals 62 Jahre alt. Nur noch fünf Exemplare dieser Monographie sind heute vorhanden: eines in der Bibliothek des Royal College of Surgeons, London, eines in der Bibliothek des Royal College of Physicians, Edinburgh, eines in der Bibliothek der Manchester Medical Society, Manchester, eines in der Surgeon-General's Library in Washington DC und eines in der privaten Kollektion von Dr. Sydney Kuli in Chicago. Die Arbeit wurde 1911 ins Deutsche übersetzt und im Jahre 1922 [13], 1938 [14] und 1955 [4] in Englisch wiederveröffentlicht.

Zur originalen Beschreibung der Paralysis agitans von PARKINSON konnte in der Folge nur weniges beigefügt werden.

The Royal College of Surgeons of England überreichte PARKINSON im Jahre 1822 eine Goldmedaille. 1824 starb er in No. 3 Pleasant Row, Hoxton, London, und seine Überreste wurden im Friedhof der St. Leonard's Church, Shoreditch, beigesetzt. Kein Grabstein bezeichnet seine letzte Ruhestätte, und kein Porträt von ihm wurde gefunden.

Die Ausdrücke Parkinsonismus und Parkinson-Syndrom wurden 1893 von BRISSAUD [2] geprägt, so daß die Vielfalt der Ätiologie eruiert werden kann.

Sechs wichtige Daten in der Geschichte des Parkinsonismus sollen erwähnt werden:

1861: Die erste Autopsie eines Parkinson-Kranken (OPPOLZER [11]).

1874: Die erste wirksame medikamentöse Behandlung (Extrakte der Solanaceen) (CHARCOT [3]).

1913: Beschreibung der LEWY-Körper [10].

1946: Die Einführung der synthetischen antiparkinsonschen Medikamente [5, 8, 9, 15].

1947: Die Einführung der menschlichen stereotaktischen Eingriffe [16].

1959: Rolle der Katecholamine im Parkinson-Syndrom [1, 6].

Die dem Parkinsonismus gewidmeten Publikationen nehmen von Jahr zu Jahr zu, so daß ein Überblick nur schwer gewonnen werden kann. Es wurden jedoch Organisationen wachgerufen, um die publizierten Angaben zusammenzustellen und die Parkinson-Spezialisten miteinander in Verbindung zu bringen. Das Parkinson Information Center der Columbia Universität in New York erfüllt eine äußerst wichtige Aufgabe und ist von unschätzbarem Wert. Stiftungen, wie die National Parkinson Foundation, unterstützen die Erforschung und Behandlung des Parkinsonismus, und spezialisierte Spitäler für Parkinson-Kranke, wie das Parkinson Rehabilitation Diagnostic and Research Institute in Miami, Florida, wurden eigens gegründet.

Literatur

1. Barbeau, A., G. F. Murphy, and T. L. Sourkes, Excretion of dopamine in diseases of basal ganglia. Science **133**, 1706—1707 (1961).
2. Brissaud, E., Leçons sur les maladie nerveuses (Salpétrière 1893—1894). Recueillies et publiées par H. Meige. Paris: Masson. 1895.
3. Charcot, J. M., Leçons sur les maladies du système nerveux faites à la Salpétrière. Recueillies et publiées par A. Bourneville, S. 155—188. Paris: Delahaye et Lecrosnier. 1892.
4. Critchley, M., ed., James Parkinson (1755 1824). Bicentary volume of papers dealing with Parkinson's disease, incorporating the original "Essay on the Shaking Palsy", 268 pp. London: McMillan. 1955.
5. Domenjoz, R., Parpanit, ein neues Therapeutikum bei Störungen der extrapyramidalen Motorik. Schweiz. med. Wschr. **76**, 1282—1286 (1946).
6. Ehringer, H., und O. Hornykiewicz, Verteilung von Noradrenalin und Dopamin (3-hydroxytyramin) im Gehirn des Menschen und ihr Verhalten bei Erkrankungen des extrapyramidalen Systems. Klin. Wschr. **38**, 1236—1239 (1960).
7. Greenfield, J. G., Historical landmarks in the pathology of involuntary movements. J. Neuropath. exp. Neurol. **15**, 5—11 (1956).
8. Gruenthal, E., Ueber Parpanit, einem neuen extrapyramidalmotorischen Störungen beeinflussenden Stoff. Schweiz. med. Wschr. **76**, 1286—1289 (1946).
9. Hartmann, K., Erfahrungen mit dem neuen Präparat Parpanit bei der Behandlung von Erkrankungen des extrapyramidalen motorischen Systems. Schweiz. med. Wschr. **76**, 1289—1291 (1946).
10. Lewy, F. H., Zur pathologischen Anatomie der Paralysis agitans. Dtsch. Z. Nervenheilk. **50**, 50—55 (1913).
11. Oppolzer, R., Fall von Paralysis agitans. Wien. med. Wschr. **2**, 249—265 (1861).
12. Oliver, L. C., Parkinson's disease, 69 pp. London: William Heinemann Medical Book. 1967.

13. Ostheimer, A. J., An essay on the shaking palsy, by J. Parkinson, M.D., Member of the Royal College of Surgeons. Arch. Neurol. Psychiat. Chicago 7, 681—710 (1922).
14. Parkinson, J., An essay on the shaking palsy, reprinted in Medical Classics, Vol. 2. Baltimore: Williams and Wilkins. 1938.
15. Sigwald, J., D. Bovet et G. Dumont, Le traitement de la maladie de Parkinson par le chlorhydrate de diéthylaminoéthyl-N-thiodiphénylalanine (2987 R. P.). Premiers résultats. Rev. neurol. 78, 581—584 (1946).
16. Spiegel, E. A., H. T. Wycis, M. Marks, and A. J. Lee, Stereotaxic apparatus for operations on the human brain. Science 106, 349—350 (1947).

III. Epidemiologie

A. Einführung

Die Studien der Häufigkeit und des Überwiegens der Parkinsonschen Krankheit sind meistens eher auf Krankheiten als auf klinische Syndrome zurückzuführen und nehmen somit Rücksicht auf die ätiologischen Faktoren. In der Bestimmung der Morbiditäten und Mortalitäten ist es wichtig, die Krankheit zu definieren. Für den Epidemiologen ist diese Bestimmung beim Parkinsonismus besonders schwierig. Die Krankheit, welche meistens diagnostiziert ist, wird entweder als Morbus Parkinson (Parkinsonsche Krankheit) oder als Parkinsonismus, Parkinson-Syndrom, Dyskinesie, Hyperkinesie, Tremor senilis usw. beschrieben. In anderen Fällen wird sie auf eine anatomische (Krankheit der basalen Ganglien, der Substantia nigra) oder physiologische (wie extrapyramidales Syndrom) Weise klassifiziert. Somit fehlt eine nosologische Einheit; deshalb kann eine epidemiologische Studie nur schwierig ausgeführt werden.

DE JONG [14] ist der Meinung, daß der Parkinsonismus im allgemeinen nicht genügend diagnostiziert wird und daß es mehr Fälle gibt, als man annimmt. In einer Studie, die KURLAND [36] in Rochester, Minnesota, durchführte, wurde festgestellt, daß bei 80% der Fälle, bei denen Parkinsonismus zur Zeit des Todes bekannt war, diese Krankheit auf der Todesurkunde nicht erwähnt war. Dies ist besonders wichtig bei der Interpretation der Mortalitätswerte der Parkinsonschen Krankheit, wenn man bedenkt, daß Rochester, Minn., in medizinischer Hinsicht besonders hoch entwickelt ist.

Es scheint somit schwierig, Morbiditäts- und Mortalitätsstatistiken, welche von verschiedenen Organisationen und ohne sichere Kriterien durchgeführt sind, zu vergleichen. Wir sind uns indessen bewußt, daß diese Statistiken sehr anfechtbar sind; trotzdem erwähnen wir sie zur Information.

B. Mortalität

Viele Statistiken wurden bis heute publiziert. Die vollkommenste darunter wurde 1955 von der Weltgesundheitsorganisation [69], mit retrospektiven Angaben von 1921 bis 1953, herausgegeben.

Diesen Statistiken kann man die geographische Verteilung, das eventuelle Überwiegen der Krankheit bei dem einen oder anderen Geschlecht, die Häufigkeit nach Jahren (Zunahme der Krankheit?), das Überwiegen des Alters zur Zeit des Todes usw. entnehmen. Die Mortalitätswerte sind schwierig zu interpretieren. Es gibt selten Todesfälle infolge Parkinsonismus. Die Komplikationen der Krankheit führen zum Tode: Aspirationspneumonie, Infektionen, Kachexien usw. Dagegen muß erwähnt werden, daß viele Patienten durch diese Krankheit invalid werden, Pflegepersonal und spezielle Aufmerksamkeit benötigen. Sie gehen selten ins Freie, da sie motorisch eingeschränkt sind, und vermeiden somit die Gefahr des Verkehrsunfalls. Viele sind in Pflegeanstalten untergebracht, wo sie täglich drei Mahlzeiten erhalten. Tabak- oder Alkoholabusus, Aufregungen und Anstrengungen werden vermieden. Parkinson-Patienten überleben ihre Mitmenschen, die aktiver und lebhafter sind. Wenn ein Patient an einer akuten Krankheit als unmittelbarer Todesursache stirbt, zugleich aber an einer wichtigen chronischen Krankheit litt, wird nur die akute Krankheit erwähnt und nicht die andere [37]. Dieser Punkt ist in der Studie der Kanadischen Todesscheine im Jahre 1951 erwähnt, in denen Parkinsonismus oder Paralysis agitans entweder als begleitende Krankheit oder als mitwirkende Todesursache angegeben werden [36]. Von 529 solchen Scheinen wurde Parkinsonismus in nur 46% der Todesfälle als nebensächliche (primäre) Krankheit und in 54% als mitwirkende Ursache erwähnt. Die Todeswerte pro 100.000 Einwohner, basierend auf den 46%, betragen 1,7, während sie 3,7 ergeben, wenn die andere Gruppe dazugezählt wird.

1. Geographische Verteilung

Tabelle 1 gibt die Sterblichkeitsziffer für 100.000 Einwohner in 16 Ländern für das Jahr 1953 [69]. Zwischen den Japanern und den amerikanischen Negern (USA), welche die tiefsten, und den Franzosen, welche die höchsten Werte haben, besteht eine Differenz von 1 : 9,5. Obwohl die Werte relativ tief sind, ist die Sterblichkeitsziffer für die Weißen in den USA (1,7 pro 100.000) ebenfalls 4mal höher als für die Schwarzen (0,4 pro 100.000). Dieser Unterschied gilt für weitere Studien [28], kann aber auf medizinische Behandlungen und auf Mortalitätsberichte zurückzuführen sein [37]. Die Tabelle 1 berücksichtigt nicht die möglichen Unterschiede der Zuverlässigkeit der Berichte. Man hat in den USA gezeigt, daß die tiefsten Sterblichkeitsziffern im Süden sind (South Atlantic, East South Central, West South Central). Da der Prozentsatz der

Schwarzen in diesen Regionen hoch ist, befinden wir uns möglicherweise vor einer rassischen Differenz. In den USA fand man ebenfalls eine leicht erhöhte Mortalität in den Städten gegenüber dem

Tabelle 1. *Sterblichkeitsziffer für 100.000 Einwohner in 16 Ländern für das Jahr 1953*
(Nach Angaben der Weltgesundheitsorganisation [69])

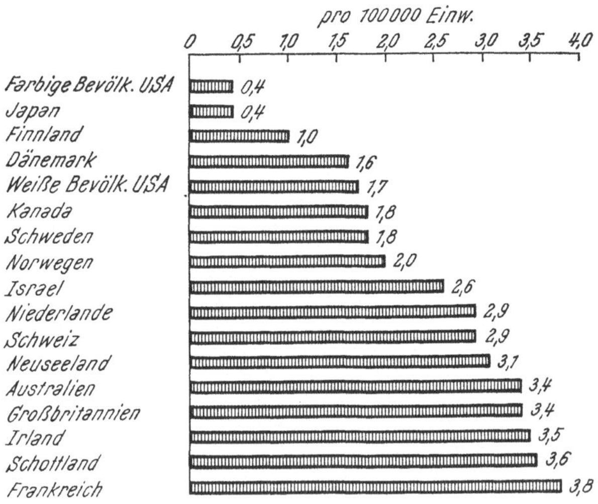

Lande; die Angaben sind aber vielleicht für die Städte genauer als für das Land [65]. Die Sterblichkeitsziffer für in den USA geborene amerikanische Bürger ist gleich wie für die im Ausland geborenen oder für die Ausländer, die in den USA wohnen.

2. Verteilung nach Geschlecht

In den meisten Ländern scheint der Parkinsonismus bei Männern häufiger als bei Frauen aufzutreten [15]. Dies ist um so erstaunlicher, als die Frauen in fortgeschrittenem Alter in der Bevölkerung überwiegen. In den USA leben heute ca. 2,000.000 mehr Frauen als Männer; die Mortalitätsziffer für Parkinsonismus beträgt aber 1,7 pro 100.000 für die Männer gegenüber 1,4 pro 100.000 für die Frauen jeder Rasse [69]. Diesen Frauenüberschuß findet man in folgenden Ländern nicht: Irland, Norwegen, Holland, England, Schweden und der Schweiz, wo die Ziffer der verstorbenen Parkinson-Patientinnen höher ist als diejenige der Männer [69]. In zwei dem Parkinsonismus verwandten Syndromen (Kuru und iatrogener Parkinsonismus) ist das Mann-Frau-Verhältnis 1 : 7,8 bzw. 1 : 3 [2, 26].

3. Verteilung nach Alter

Die Tabelle 2 gibt die Altersverteilung zur Zeit des Todes an
Parkinsonismus. Es handelt sich um die Gesamtzahl der Parkin-
sonschen Todesfälle in Kanada für die Jahre 1931 bis 1956 [13].
Somit stellen wir fest, daß Parkinsonismus eine Alterskrankheit,

Tabelle 2. *Altersverteilung zur Zeit des Todes in Kanada für die Jahre 1931 bis 1956*
(nach DE JONG [13])

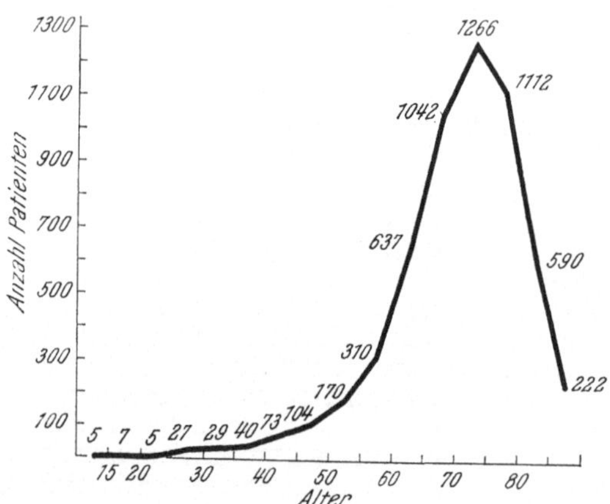

vorwiegend zwischen 70 und 75 Jahren, ist. Das gleiche gilt für die
USA, wo 1959 bis 1961 von 8674 Todesfällen infolge Parkinson-
Syndroms 84% der Fälle über 65 und 96% über 55 Jahre alt waren
[65]. Diese Bevorzugung der Krankheit von Menschen im fortgeschrittenen Alter läßt eine Zunahme der Krankheit voraussehen,
seitdem die Bevölkerung älter wird [20].

4. Häufigkeit im Verlauf der Jahre

Die Sterblichkeitsziffer der Parkinsonschen Krankheit im Verlauf der Jahre stellt zwei Fragen:

a) Ist die Krankheit häufiger, seltener oder stationär? (Soweit
eine Heilungsmethode noch nicht gefunden ist.)

b) Haben die postenzephalitischen Ätiologien, und besonders die
großen Epidemien, einen großen Einfluß auf die Häufigkeit der
Krankheit?

Die Tabelle 3 gibt die Gesamtzahl der Todesfälle für Parkinsonismus von 1931 bis 1956 im Vergleich mit der Bevölkerungszahl des

Landes an. Die Kurven sind bis zu einem gewissen Grad parallel,
einzig die Spitze der Jahre 1936 bis 1940 ist auffällig, und man kann
sich fragen, ob damals die größte Anzahl von Patienten, die an einer
Encephalitis lethargica der Jahre 1918 bis 1920 litten, an ihren
Folgeerscheinungen gestorben sind. Die Kurve für die Schweiz

Tabelle 3. *Gesamtanzahl der gestorbenen Parkinson-Patienten im Vergleich mit der Bevölkerungszahl in Kanada, 1931 bis 1956*

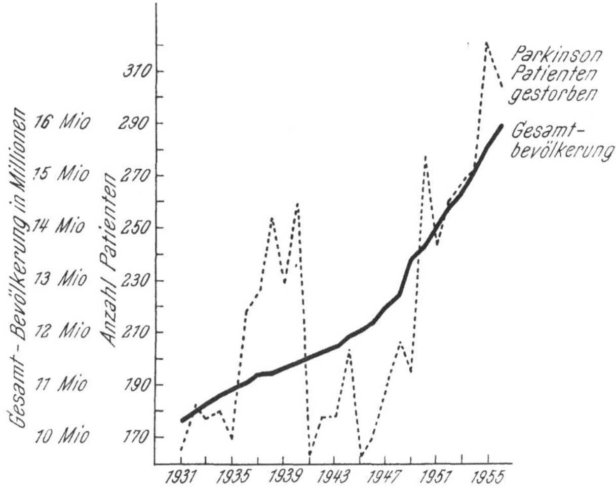

Tabelle 4. *Gesamtanzahl der gestorbenen Parkinson-Patienten in der Schweiz von 1920 bis 1965*

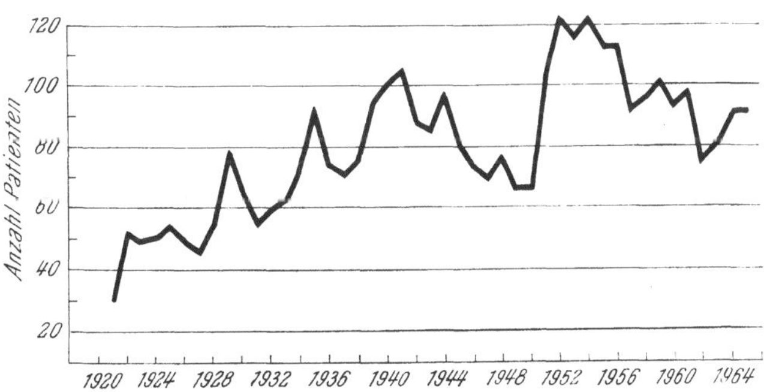

(Tab. 4) zeigt ebenfalls eine Zunahme, wahrscheinlich im Zusammenhang mit der Zunahme der Bevölkerung, ohne daß in dieser
Kurve bedeutende Spitzen auftreten.

C. Morbidität

1. Übersicht

Wenn die Studie der Mortalität bei Parkinsonismus schwierig ist, so bereitet diejenige der Morbidität noch mehr Schwierigkeiten. Außer einigen sorgfältig durchgeführten Untersuchungen sind alle Werte, die wir besitzen, Schätzungen (Tab. 5).

Tabelle 5. *Morbiditätsziffern nach der Literatur*

Autor	Jahr-gang	Ort	Populationsalter	In Promillen der Bevölkerung
MANGOLD [43]	1936	Basel	alle	0,5
MONROE [51]	1943	Boston	> 61 Jahre	15,0 Spital
MJÖNES [49]	1949	Schweden	> 50 Jahre	1,6
			alle	0,6
GARLAND [27]	1952	Leeds	alle	0,6
METTLER [46]	1956	New Jersey New York	alt	24,0 Altersheime
METTLER [47]	1959	New York	alt	61,0 Psych. Anstalt
KURLAND [36]	1958	Rochester (Minn.)	alle	1,87
			> 50 Jahre	7,17
			> 60 Jahre	10,86
DE JONG [13]	1958	Kanada	alle	0,3
			45—64 Jahre	0,85
			> 65 Jahre	1,52
DOSHAY [18, 19]	1961	USA	alle	5,0
BROMAN [8]	1963	Göteborg	alle	1,0
			> 70 Jahre	10,0
DEGKWITZ [12]	1963	Deutschland	alle	2,2
POLLOCK-HORNABROOK [56]	1966	Neuseeland	alle	1,0

GARLAND (27) machte in Leeds, England, bei einer Gruppe von praktischen Ärzten eine Umfrage und berichtete über 288 Parkinson-Fälle bei einer Population von etwa 500.000. Nach dem Autor würde es sich um eine minimale Anzahl von Parkinson-Fällen handeln. Es ist interessant festzustellen, daß die multiple Sklerose in der gleichen Untersuchung fast die gleiche Anzahl (282) aufwies. KURLAND [36, 37] hat die Parkinson-Fälle der Mayo Clinic zusammen mit der Anzahl von Patienten der praktischen Ärzte in der Umgebung von Rochester, Minnesota, zusammengestellt. Er erhielt einen Wert von 187 pro 100.000. Er machte darauf aufmerksam, daß die Bevölkerung von Rochester klein ist (etwa 30.000) und daß Variationen somit erwartet werden dürften. Diese Untersuchung ist bemerkenswert, da sie von allen Seiten richtig unterstützt worden war, was nicht überall der Fall ist. Jedes Jahr werden in Rochester ungefähr 1 pro 4000 in der Gesamtbevölkerung und etwa 1 pro 1000 der über 50 Jahre alten Menschen neu von der Krankheit betroffen. Für die USA bedeutet dies pro Jahr ungefähr 36.000 neue Fälle. Schätzungsweise gibt es heute in den USA 280.000 klinisch erfaßte Parkinson-Fälle; was somit bedeutet, daß diese Krankheit eine der häufigsten in der Neurologie ist. Doshay [18, 19] hat während 12 Jahren an 14 medizinischen Kongressen teilgenommen und dabei jedesmal, außer 2mal, 200 Ärzte befragt. Der erste Überblick ergab 1950 900.000 Fälle für die USA und der letzte im Juni 1961 1,184.000. Nach Williams [65] gibt es in den USA 40.000 neue Fälle pro Jahr. Degkwitz [12] schätzt die Anzahl der Parkinsonisten in der Bundesrepublik Deutschland auf 100.000 bis 225.000; in einer Stadt wie Frankfurt würden also 1600 bis 3500 Patienten leben. Was alle neurologischen Krankheiten betrifft, schätzt Wilson 1940 eine Häufigkeit für den Parkinsonismus auf 1% [67].

2. Erscheinungsalter

Wir haben gesehen, daß die Parkinsonisten relativ alt sterben (Tab. 2). Die Morbiditätsziffer zeigt die Häufigkeit des Parkinsonismus bei den älteren Patienten im Vergleich mit den jüngeren (siehe Tab. 5). Die meisten Autoren schlossen daraus, daß das Erscheinungsalter der Krankheit vor allem zwischen 50 und 60 Jahren liegt. Bereits 1880 hatte Charcot [10] festgestellt, daß die Paralysis agitans nach dem 40. Altersjahr auftritt, 1923 gab Lewy [41] das Durchschnittsalter für Männer mit 64 Jahren und für Frauen mit 62 Jahren an. Souques [62] schätzt in Prozenten die Ziffer von 32 für das Alter zwischen 41 und 50 Jahren bzw. 36 zwischen 51 und 60 Jahren. Patrick und Levy [54] fanden die gleichen Resultate.

Das jüngste Erscheinungsalter wurde von Huchard 1875 [33] angegeben, er beschrieb einen Fall mit Tremor seit dem dritten Altersjahr. Die Diagnose einer Parkinsonschen Krankheit ist aber in diesem Fall nicht sicher. Willige [66] unternahm 1911 eine Studie über 46 Fälle der Literatur von sogenannter Paralysis agitans juvenilis und lehnte diese Diagnose in den meisten Fällen ab. In den verbleibenden 13 Fällen (denen er einen eigenen Fall zufügte) beobachtet er als niedrigstes Alter 18 Jahre für das Auftreten der Krankheit.

Die Studie des Erscheinungsalters des Parkinson-Syndroms stellt die Frage der Ätiologie, da es a priori scheint, daß die arteriosklerotischen Fälle (wenn man diese Ätiologie annimmt) ein erhöhtes Durchschnittsalter und die postenzephalitischen Fälle ein relativ frühes Alter haben. Was die sogenannten hereditären Fälle betrifft, ist das Erscheinungsalter bedeutend niedriger als in den anderen Ätiologien. In 54 hereditären Fällen, zusammengefaßt aus der Literatur, wurden 13 vor dem 20. Altersjahr von der Krankheit befallen. Das Durchschnittsalter in der Arbeit von MJÖNES [50] war von 49 ± 1,4 Jahren mit Extremen von 7 und 81 Jahren. BROMAN erwähnt ein Durchschnittsalter von 35 Jahren für das Auftreten des postenzephalitischen Parkinsonismus, von 62 Jahren für den idiopathischen und 71 Jahren für den vaskulären [8]. DUVOISIN u. Mit. [21] haben für mehrere Serien von Paralysis agitans das Erscheinungsalter zusammengefaßt. Entweder vor oder nach der Epidemie von Encephalitis lethargica lag das Durchschnittsalter der Krankheitserscheinung zwischen 51 und 53 Jahren. DIMSDALE [16] hat das Erscheinungsalter bei einer gleichwertigen Anzahl von Parkinson-Patienten zwischen 1900 und 1920, 1921 und 1930 bzw. 1931 und 1942 studiert; er stellte ein Durchschnittsalter von respektiv 54,7, 36,8 und 44,8 fest. Da sich das Erscheinungsalter jetzt zwischen 50 und 75 Jahren festlegen läßt, nimmt die postenzephalitische Ursache der Krankheit ab. In den postenzephalitischen Fällen, die von KURLAND [36, 37] in Rochester studiert worden sind, war das Erscheinungsalter 30 Jahre; in den arteriosklerotischen 70 und in den idiopathischen Fällen 59 Jahre. Unabhängig von der Ätiologie fanden SCHWAB u. Mit. [59] eine definitive Spitzenverlagerung in der Verteilungskurve von 50 bis 60 Jahren im Jahre 1948 bis 60 bis 70 im Jahre 1955. Eine Kontrollserie von neurologischen Nicht-Parkinsonschen Patienten zeigte keine solche Verlagerung.

Die Statistiken in der Epidemiologie des Parkinsonismus sind noch fragmentarisch und oft ungewiß. Wir sind überzeugt, daß neue detaillierte Studien es uns erlauben werden, mehr über diese Krankheit zu erfahren. BEEBE [4] schlägt vor, die Population der amerikanischen Veteranen (22,000.000), die ärztlich, soziologisch und biologisch regelmäßig kontrolliert wird, als Material zu benutzen.

D. Beziehungen zwischen Parkinsonismus und anderen Krankheiten

1. Amyotrophische Lateralsklerose (ALS) und Parkinsonismus

Die Verbindung zwischen Parkinsonismus und ALS wurde seit langem festgestellt. Zwei Gründe wurden für diese Beziehung vorgeschlagen: die eine oder andere Krankheit habe eine postenzephalitische Ursache oder sie seien beide abiotrophische Krankheiten mit familiärem Charakter (Heredodegenereszenz). Die Häufigkeit dieses Verhältnisses ist soweit noch nicht definitiv abgeklärt worden.

A. Was die postenzephalitische Ursache betrifft, berichten WIMMER und NEEL [68] über 20 Fälle von ALS, von denen einer ein typisches Parkinson-Syndrom und zwei andere isolierte Parkinson-Zeichen zeigten. Weitere Fälle wurden in dieser Verbindung beschrieben [25, 29, 34, 42, 48, 58]. GREENFIELD und MATTHEWS [29] beobachteten zwei besonders demonstrative Fälle von postenzephalitischem Parkinsonismus mit Augenkrämpfen, bei welchen sich einige Jahre später eine progressive ALS entwickelte. Ein Patient starb an Dysphagie und Atemstörungen. Die Autopsie zeigte zelluläre Degeneration im Globus pallidus, in der Substantia nigra und im Rückenmark. Das Problem der postenzephalitischen Amyotrophie ist das gleiche wie beim postenzephalitischen Parkinsonismus. Sie kann von frühzeitigen Degenerationen oder Abiotrophien der Neuronen, welche von Viren in der akuten Phase angegriffen wurden, abhängen. Die Beobachtung von entzündlichen Infiltrationen kurz nach der primären Attacke spricht für die zweite Hypothese.

In unserem Krankengut von 1000 Parkinson-Fällen der Neurochirurgischen Universitätsklinik Zürich haben wir zwei Fälle von bestätigter ALS gefunden. In keinem dieser zwei Fälle wurde eine Enzephalitis festgestellt.

Fall 1. C. C. ist eine russische Emigrantin, die im Jahre 1959 im Alter von 50 Jahren in die Schweiz kam und wegen Tuberkulose in ein Bergsanatorium eingeliefert wurde. Die Tuberkulose heilte rasch. In der Vorgeschichte findet man keine Enzephalitis. Seit 1960 entwickelte sich ein Parkinson-Syndrom mit im Vordergrund beidseitigem Rigor, links überwiegend. Die Symptomatologie nahm sehr rasch zu, ohne daß eine medikamentöse Behandlung wirkte. Die Patientin wurde uns 1961 zur chirurgischen Behandlung eingewiesen. Beim Eintritt stellten wir neben dem Parkinsonismus eine typische ALS fest. Das EMG bestätigte die ALS. Eine rechtsseitige stereotaktische Operation verbesserte die linksseitige Symptomatologie. Die Patientin starb einige Monate später an Komplikationen ihrer ALS in einem Erholungsheim. Eine Autopsie wurde nicht gemacht.

Fall 2. A. M., geboren 1887, machte 1917 eine Grippepneumonie durch, die relativ leicht war. Es wurden damals keine Enzephalitiszeichen festgestellt. Im Jahre 1960, im Alter von 73 Jahren, traten progressiv eine Dysarthrie und ein Tremor auf. Der Patient wurde 1961 in die Neurochirurgische Universitätsklinik Zürich eingeliefert, in welcher eine Kombination einer recht fortgeschrittenen Bulbärparalyse bei amyotrophischer Lateralsklerose und ein Parkinsonismus bei allgemeiner Arteriosklerose diagnostiziert wurde. In der Folge wurde der Patient nicht mehr gesehen.

B. Eine epidemische Enzephalitis konnte von verschiedenen Autoren [7, 11, 55] sowie auch von uns in unseren zwei Fällen nicht nachgewiesen werden. Diese Verbindung würde somit nach CAIDAS

u. Mit. [9] für eine ätiopathogenetische Einheit einer Heredo-
degeneration sprechen, die im Senium oder Präsenium auftritt.
Eine familiäre Verbindung von ALS und Parkinsonismus wurde
von VAN BOGAERT und RADERMECKER [6] beschrieben. In derselben
Familie haben die Autoren mit Sicherheit zwei hereditäre Fälle
festgestellt, wovon einer mit anatomo-pathologischer Kontrolle. In
dieser Sippe fand man hereditäre Parkinsonisten und einen Fall
von Parkinsonismus mit Amyotrophie der oberen Extremitäten.
Die Verbindung ALS/Parkinsonismus und Demenz unterstützt noch
die heredodegenerative Ursache.

Diese Krankheit, ALS/Parkinsonismus und Demenz, findet sich
vor allem in Guam [22, 23, 30, 31, 32, 39], aber auch manchmal
anderswo [9]. Guam und die anderen Mariana-Inseln im westlichen
Pazifischen Ozean sind geographische Einheiten mit massiver Inzi-
denz von fatalen neurologischen Krankheiten. Das bekannteste
dieser Leiden unter den 38.000 eingeborenen Chamorros ist die ALS,
welche etwa 10% der Erwachsenen-Todesfälle oder etwa 200mal die
Todesratio für die anderen Populationen ausmacht [30]. Eine Form
von Parkinsonismus mit Demenz ist in dieser Bevölkerung ebenfalls
endemisch. Die Verbindung dieser zwei Krankheiten ist seit einigen
Jahren beobachtet worden, und im Jahre 1960 konnten bereits
140 Patienten gezählt werden. Die erste klinische Studie wurde
von HIRANO u. Mit. [30] im Jahre 1961 gemacht. Sie haben 47
Fälle analysiert. Nach diesen Autoren berührt dieses Syndrom
ausschließlich die erwachsenen Chamorros, meistens im 50. und
60. Altersjahr, und der Tod erfolgt für gewöhnlich 3 bis 5 Jahre
nach der Diagnose. Dieses Syndrom ist für etwa 7% der Todesfälle verantwortlich. Die Krankheitserscheinung ist heimtückisch,
und die klinischen Hauptsymptome sind psychische Störungen
organischer Art (Demenz), das Parkinson-Syndrom und Zeichen
von Motoneuronläsionen. Mindestens 15 der Fälle hatten in der
Familie ALS, Parkinsonismus oder beides. Es scheint, daß diese
Störungen in Guam nicht postenzephalitisch sind. In San Fran-
cisco und in San Diego an der westlichen Küste der USA wurde
festgestellt, daß die Guamanianen und die kalifornischen Chamorros
ebenfalls an ALS und Parkinsonismus-Demenz leiden [39]. Nachdem
man annahm, daß dieses Syndrom nur die Chamorros betraf, konnte
man bei den Nicht-Chamorros von den Mariana- und Carolina-
Inseln von 1962 bis 1965 das Syndrom bei einem Koreaner, drei
Philippinern, einem Kaukasier und acht Carolineanern beobachten
[22]. Histologische Bestätigungen fehlen jedoch.

Das Problem der Verbindung von ALS/Parkinsonismus ist noch
nicht abgeklärt. Wenn es den Studien von Guam gelingt, die Rolle

exogener und genetischer Faktoren in der Entwicklung dieser Störungen zu bestimmen, würden sie viele Aspekte der Parkinson-Forschung beeinflussen [37].

2. Parkinsonismus und andere Krankheiten

Die Verbindung zwischen Parkinsonismus und anderen Krankheiten ist zufällig und bis jetzt nicht signifikant, wie die gastro-enterologischen Leiden [40, 61] oder die Choreo-Athetose [17, 38]. Parkinsonismus zusammen mit endokrinen Störungen wurde in Betracht gezogen. RADOVICI und PAPAZIAN [57] haben 1934 einen Fall von Akromegalie mit Parkinsonismus untersucht und haben eine dienzephal-hypophysäre enzephalitische Läsion vorgeschlagen, haben jedoch keine anatomo-pathologische Kontrolle gemacht. FRAME [24] berichtet über drei Fälle von hypoparathyreotischer Post-thyreodektomie und Parkinsonismus; zwei von diesen drei Fällen zeigten eine Verkalkung im Gebiet der basalen Ganglien. Bei einem Fall verbesserte sich die Symptomatologie nach Behandlung des Hypoparathyreoidismus mit Vitamin D und Calcium.

Die Zufälligkeit von psychischen Veränderungen und Parkinsonismus verdient es, besprochen zu werden. Für PARKINSON [53] sind Sinne und Intelligenz nicht gestört. KOENIG [35] u. a. betrachtet das Auftreten von Demenz (senil und arteriosklerotisch) als Zufall. LEWY [41] fand unter 70 Parkinson-Patienten 54, welche eine Demenz zeigten. Eine große Häufigkeit von psychischen Veränderungen wurde ebenfalls von MJÖNES [49] beschrieben. PATRICK und LEVY [54] berichteten über 3 von 146 privaten Fällen von Paralysis agitans mit Gedächtnisstörungen, aber ohne psychotische Veränderungen. In großem Kontrast dazu steht das Ergebnis von MONROE [51]; nach Untersuchung von 121 Parkinson-Fällen über 61 Jahre folgert er, daß ein Patient auf drei eine Psychose hatte oder eine entwickeln würde. POLLOCK und HORNABROOK [56] in Wellington (Neuseeland) erwähnen 20% von signifikanten psychischen Störungen bei 171 Parkinson-Kranken. Was die Ätiologie der psychischen Veränderungen beim Parkinson-Syndrom betrifft, betont ALVORD [1], daß einer von den zwei Hauptbefunden der sezierten Parkinson-Hirne eine diffuse kortikale Atrophie ist.

Eine Verhältnisstudie zwischen Parkinsonismus und Krebs eröffnet interessante Horizonte. Nach der Häufigkeit von Krebs wurde von BARBEAU und JOLY [3] bei 502 Parkinson-Patienten geforscht. Nachdem man statistisch mindestens 29 Parkinsonisten mit Krebs unter den 502 studierten Fällen erwartet hatte, fand man nur 9, davon einige, bei denen die Krebsdiagnose nicht mit

Sicherheit festgestellt werden konnte. Es ist auffallend, daß in dieser Gruppe keine Frau zu finden war, nachdem 266 der 502 Parkinson-Fälle weiblichen Geschlechts waren. Dies schließt somit die Mamma- und Uteruskarzinome, die ja am häufigsten sind, aus. Es wurden keine Haut-, Lungen- und Blutkrebse festgestellt.

Das Auftreten eines typischen Parkinson-Syndroms während einer Phase der Leukoenzephalitis wurde von VAN BOGAERT beschrieben. MOSSAKOWSKI und MATHIESON [52] haben einen typischen Fall untersucht. In ihrem Fall war neben den klassischen Läsionen der Leukoenzephalitis die Substantia nigra schwer beschädigt.

CHARCOT war der erste, welcher einen möglichen Zusammenhang zwischen Parkinsonismus und rheumatischer Arthritis erwähnte [10]. Seither haben verschiedene Autoren Ähnlichkeiten zwischen diesen beiden Krankheiten beschrieben. SICARD [60] schlug die Hypothese von gemeinsamen zentralen zerebralen Ursachen vor. WALLERSTEIN [63] fand bei einem unter 19 Parkinson-Patienten klinische und röntgenologische Zeichen von beiden Krankheiten. Angesichts der Anzahl von Parkinson- (19) und von rheumatischen Arthritis-Fällen (28) unter einer Gruppe von 500 Patienten wurde diese Kongruenz als nicht signifikant betrachtet.

Parkinson-Syndrome wurden selten mit Poliomyelitis in Zusammenhang gebracht [44]. Alle Fälle der Literatur waren vorübergehend und fatal, außer demjenigen, der von WAREMBOURG u. Mit. beschrieben wurde [64]. Sie berichteten von einem zweijährigen Kind, welches sich von einer schweren Polioenzephalitis mit einem leichten Hemiparkinson-Syndrom erholte. Poliovirus Typ II wurde im Stuhl entdeckt. Tremor und Rigor konnten noch 5 Monate nach dem akuten Ereignis festgestellt werden. Pathologische Untersuchungen der fatalen Fälle von Poliomyelitis zeigten oft Veränderungen im Mittelhirn, besonders in der Substantia nigra, der Formatio reticularis und im Nucleus oculomotorius [45, 70].

Literatur

1. ALVORD, E. C. JR., The pathology of Parkinsonism: etiologic, pathogenic and prognostic implications. Trans. amer. neurol. Ass. **90**, 167—170 (1965).
2. AYD, F. J., The drug-induced extrapyramidal reactions; their clinical manifestations and treatment with Akineton. Psychosomatics **1**, 143—150 (1960).
3. BARBEAU, A., et J. G. JOLY, Parkinson et cancer. Un. med. Canada **92**, 169—174 (1963).
4. BEEBE, G. W., The potential of the veteran population for epidemiologic studies on Parkinsonism. J. Neurosurg. **24**, suppl., 144—148 (1966).

5. Bell, J., and A. J. Clark, A pedigree of paralysis agitans. Amer. Eugenics 1, 455—464 (1925/26).

6. Bogaert, L. van., et M. A. Radermecker, Scléroses latérales amyotrophiques typiques et paralysies agitantes héréditaires dans une même famille, avec une forme de passage possible entre les deux affections. Mschr. Psychiat. Neurol. 127, 185—203 (1954).

7. Bonduelle, M., P. Bonygues, J. Delahousse et C. Favert, Evolution simultanée chez un même malade d'une maladie de Parkinson et d'une sclérose latérale amyotrophique. Rev. neurol. 101, 63—66 (1959).

8. Broman, T., Parkinson's syndrome, prevalence and incidence in Göteborg. Acta neurol. scand. 39, suppl. 4, 95—101 (1963).

9. Caidas, M., V. Marcutu et O. Vuia, Sclérose latérale amyotrophique associée à la démence et au parkinsonisme. Acta neurol. psychiat. belgica 66, 719—731 (1966).

10. Charcot, J. M., Leçons sur les maladies du systême nerveux faites à la Salpétrière. Collectées et publiées par A. Bourneville, 4e ed. S. 155—186. Paris: Delahaye et Lecrosnier. 1880.

11. Cordier, J., Syndrome parkinsonien avec des amyotrophies rappelant la sclérose latérale amyotrophique et d'origine port-traumatique. Acta neurol. belg. 51, 194—205 (1951).

12. Degkwitz, R., Die konservative Therapie der Störungen des extrapyramidal-motorischen Systems. Fortschr. Neurol. Psychiat. 31, 329—378 (1963).

13. De Jong, D., Parkinson's disease: morbidity and mortality figures. Medical Services Journal Canada 14, 695—705 (1958).

14. De Jong, D., Biostatics and cases reporting. In: The Shaking Palsy, S. 3—12. Montreal: McGill University Press. 1959.

15. De Jong, D., Parkinson's disease: statistics. J. Neurosurg. 24, suppl., 149—155 (1966).

16. Dimsdale, H., Changes in the Parkinsonian syndrome in the twentieth century. Quart. J. Med. 15, 155—170 (1946).

17. Dor, X., Choréothétose et Parkinson. Thèse méd. Paris, dact. 60 pp. 1962.

18. Doshay, L. J., Treatment and outlook for Parkinson's disease. Conn. St. med. J. 25, 165—167 (1961).

19. Doshay, L. J., Twelve-year survey of Parkinson morbidity. Geriatrics 17, 219—228 (1962).

20. Doshay, L. J., Problems in Parkinson's disease confronting the profession and the community. In: Parkinson's Disease, A. Barbeau u. Mit. ed., S. 1—15. New York: Grune & Stratton. 1965.

21. Duvoisin, R. C., M. D. Yahr, M. D. Schweitzer, and H. B. Merritt, Parkinsonism before and since the epidemic of encephalitis lethargica. Arch. Neurol. 9, 232—236 (1963).

22. Elizan, T. S., K. M. Chen, K. V. Mathai, D. Dunn, and L. T. Kurland, Amyotrophic lateral sclerosis and Parkinsonism-dementia complex. A study in non-Chamorros of the Mariana and Caroline Islands. Arch. Neurol. 14, 347—355 (1966).

23. Elizan, T. S., A. Hirano, B. M. Abrams, R. C. Need, C. Vannuis, and L. T. Kurland, Amyotrophic lateral sclerosis and Parkinsonism-dementia complex of Guam. Neurological reevaluation. Arch. Neurol. 14, 356—368 (1966).

24. Frame, B., Parkinsonism in postoperative hypoparathyroidism. Arch. intern. Med. 116, 424—427 (1965).

25. Hufschmidt, H. J., G. Schaltenbrand, und H. Solcher, Über Muskelatrophien im Zusammenhang mit postencephalitischem Parkinsonismus. Dtsch. Z. Nervenheilk. 181, 335—344 (1960).

26. Gajdusek, D. C., and V. Zigas, Kuru. Clinical, pathological and epidemiological study of an acute progressive disease of the central nervous system among natives of the Eastern Highlands of New-Guinea. Amer. J. Med. 26, 442—469 (1959).

27. Garland, H. J., Parkinsonism. Brit. J. Med. 1, 153—155 (1952).

28. Goldberg, I. D., and L. T. Kurland, Mortality in 33 countries from diseases of the nervous system. World Neurology 3, 444—465 (1962).

29. Greenfield, J. G., and W. B. Matthews, Postencephalitic parkinsonism with amyotrophy. J. Neurol. Neurosurg. Psychiat. 17, 50—56 (1954).

30. Hirano, A., L. T. Kurland, R. S. Krooth, and S. Lessell, Parkinsonism dementia complex; an endemic disease in the island of Guam. I. Clinical features. Brain 84, 642—661 (1961).

31. Hirano, A., N. Malamud, T. S. Elizan, and L. T. Kurland, Amyotrophic lateral sclerosis and parkinsonism-dementia complex on Guam: further pathologic studies. Arch. Neurol. 15, 35—51 (1966).

32. Hirano, A., N. Malamud, and L. T. Kurland, Parkinsonism-dementia complex: an endemic disease of the island of Guam. II. Pathological features. Brain 84, 662—679 (1961).

33. Huchard, H., Observation de paralysie agitante datante de l'âge de 3 ans. Un. méd. 19, 76 (1875).

34. Illing, E., Übergreifen der Encephalitits lethargica auf das Rückenmark. Mschr. Psychiat. Neurol. 82, 177—186 (1932).

35. König, H., Zur Psychopathologie der Paralysis agitans. Arch. Psychiat. 50, 285—305 (1912).

36. Kurland, L. T., Epidemiology: incidence, geographic distribution and genetic considerations. In: Pathogenesis and Treatment of Parkinsonism, S. 5—49. W. S. Field ed. Springfield, Ill.: Ch. C. Thomas. 1958.

37. Kurland, L. T., and R. W. Darrell, Epidemiologic and genetic characteristics of parkinsonism; a review. Int. J. Neurol. 2, 11—24 (1962).

38. Lebourges, J., Association d'un syndrome parkinsonien unilatéral et de mouvements choréo-athétotiques de l'autre côté du corps. Gaz. Hôp. 137, 329—335 (1965).

39. Lessel, S., A. Hirano, J. Torres, and L. T. Kurland, Parkinsonism-dementia complex. Arch. Neurol. 7, 377—385 (1962).

40. Lewitan, A., L. Nathanson, and W. R. Slade, Megacolon and dilatation of the small bowel in Parkinsonism. Gastroenterology 17, 367—369 (1951).

41. Lewy, F. H., Die Lehre vom Tonus und der Bewegung zugleich systematische Untersuchung zur Klinik, Physiologie, Pathologie und Pathogenese der Paralysis agitans, 673 pp. Berlin: Springer. 1923.

42. Lhermitte, J., J. Thibault et J. de Ajuriaguerra, Syndrome de sclérose latérale amyotrophique d'origine encéphalitique. Rev. neurol. 69, 372—375 (1938).

43. Mangold, F., ed., Die Morbiditätsstatistik der Öffentlichen Krankenkasse des Kantons Basel-Stadt für das Jahr 1936, 213 pp. Basel: Kreis & Co. 1942.

44. Marinesco, G., et S. Draganesco, Sur un cas de parkinsonisme infantile au cours de la maladie de Heine Medin. Rev. neurol. 50, 165—168 (1928).

45. Matzke, H. A., and A. B. Baker, Poliomyelitis: IV. Study of midbrain. Arch. Neurol. Psychiat. Chicago 65, 1—15 (1951).

46. Mettler, F. A., Personal communication to Kurland, L. T., 1956. In: Fields, W. S., ed., Pathogenesis and Treatment of Parkinsonism, p. 11. Springfield, Ill.: Ch. C. Thomas. 1958.

47. Mettler, F. A., and A. Crandell, Relation between parkinsonism and psychiatric disorder. J. nerv. ment. Dis. **129**, 551—563 (1954).

48. Milhorat, A. T., Studies of diseases of muscle. XV. Progressive spinal muscular atrophy as a late sequel of acute epidemic encephalitis; report on two cases. Arch. Neurol. Psychiat. Chicago **55**, 134—138 (1946).

49. Mjönes, H., Paralysis agitans, 195 pp. Copenhagen: Ejnar Munksgaard. 1949.

50. Mjönes, H., Paralysis agitans: a clinical and genetic study. Acta psychiat. scand. suppl., **54**, 1—195 (1949).

51. Monroe, R. T., Diseases in old age. Cambridge, Mass.: Harvard University Press. 1951.

52. Mossakowski, M. J., and G. Mathieson, A parkinsonian syndrome in the course of subacute encephalitis. Neurology **11**, 461—469 (1961).

53. Parkinson, J., An essay on the shaking palsy. London: Sherwood, Neeby and Jones. 1817, reprinted in Ostheimer, A. J., A bibliographic note on "an essay on the shaking palsy" by James Parkinson, M.D. Arch. Neurol. Psychiat. Chicago **7**, 681—710 (1922).

54. Patrick, H. T., and D. M. Levy, Parkinson's disease. A clinical study of one hundred and forty-six cases. Arch. Neurol. Psychiat. Chicago **7**, 711—720 (1922).

55. Patrikios, J., Sclérose latérale amyotrophique avec mouvements involontaires des doigts et du poignet gauche de caractère extrapyramidal. Rev. neurol. **85**, 60—62 (1951).

56. Pollock, M., and R. W. Hornabrook, The prevalence, natural history and dementia of Parkinson's disease. Brain **89**, 422—448 (1966).

57. Radovici, A., et R. Papazian, Syndrome diencéphalo-hypophysaire. Acromégalie chiro-podale avec parkinsonisme postencéphalitique. Rev. neurol. **1**, 1031—1035 (1934).

58. Roger, H., et J. Cain, De l'association d'un syndrome parkinsonien et d'un syndrome d'atrophie musculaire avec contractions fibrillaires d'origine encéphalitique probable, rappelant la sclérose latérale amyotrophique. Bull. Acad. nat. Med. Paris **131**, 461—465 (1947).

59. Schwab, R. S., L. J. Doshay, H. Garland, P. Bradshaw, E. Garvey, and B. Crawford, Shift to older age distribution in parkinsonism. Neurology **6**, 783—790 (1956).

60. Sicard, J. A., Parkinsonisme et rhumatisme chronique. Rev. neurol. **37**, 682—683 (1921).

61. Strang, R., The occurrence of peptic ulcerations in patients with Parkinsonism. Acta neurol. scand. **42**, 124—127 (1966).

62. Souques, M. A., Rapport sur les syndromes parkinsoniens. Rev. neurol. **37**, 534—573 (1921).

63. Wallerstein, R. O., Parkinsonism and rheumatoid arthritis. Ann. int. Med. **34**, 899—907 (1951).

64. Warembourg, H., Syndrome parkinsonien: séquelle d'une poliomyélite aigue à forme d'encéphalite léthargique chez un enfant de 20 mois. Sem. Hôp. Paris **38**, 2299—2307 (1962).

65. Williams, G. R., Morbidity and mortality with parkinsonism. J. Neurosurg. **24**, suppl., 138—143 (1966).

66. Willige, H., Über Paralysis agitans im jugendlichen Alter. Z. ges. Neurol. Psychiat. **4**, 520—587 (1911).

67. WILSON, S. A. K., Neurology, Vol. 1 and 2. London: E. Arnold. 1940.
68. WIMMER, A., et A. V. NEEL, Les amyotrophies systématisées dans l'encéphalite épidémique chronique. Acta psychiat. scand. **3**, 319—365 (1928).
69. World Health Organisation, Mortality from paralysis agitans (Parkinson's disease) by sex and age, 1951—1953 (unless otherwise stated). Mean annual rates per 100.000 population of each sex, and corresponding age group. World Health Organisation, Genève, Epidem. Vital Statist. Rep. 8, 322—331 (1955).
70. ZEITLER, F., und H. NOETZEL, Über die Beteiligung des Nucleus niger bei Poliomyelitis und das Vorkommen von Parkinson-Symptomen. Beitr. path. Anat. **128**, 1—11 (1963).

IV. Ätiologie

A. Idiopathische Form und allgemeine Betrachtungen

Das Problem der Ätiologie der Parkinsonschen Krankheit ist bis heute nicht gelöst. Seit einigen Jahren wird die Parkinsonsche Krankheit eher als Erkrankung mit charakteristischen Symptomen im Sinne einer idiopathischen Form betrachtet. Die idiopathische Form sei die einzige wahre Form der Parkinsonschen Krankheit.

Die Ursache ist meistens diskutabel; es wurden verschiedene Theorien vorgeschlagen. Die von DOSHAY [69] ist einleuchtend. In den letzten Jahren wurden verschiedene neue Medikamente gefunden, welche die Parkinson-Symptome bei Menschen, welche nie von dieser Krankheit befallen waren, hervorriefen. Wenn diese Symptome willkürlich durch chemische Substanzen ausgelöst werden können, wird die Theorie unterstützt, daß die idiopathische Parkinsonsche Krankheit durch noch unbekannte chemische Substanzen, welche im Körper produziert werden und welche die für die Krankheit verantwortlichen Zellen vergiften, verursacht wird.

Die Persönlichkeit des Kranken als Krankheitsursache [25, 207] ist nicht ausgeschlossen. Die Blutgruppenverteilung hatte in Schweden ein bedeutendes Übermaß für die Gruppe 0 gezeigt [236].

Die ätiologische Diagnose des Parkinsonismus kann auf zwei Faktoren beruhen: der Anamnese und dem klinischen Bild. Die Anamnese, die sehr sorgfältig gemacht werden muß, ist jedoch Zweifeln unterworfen. Wir haben in unserem Krankengut 1000 Krankengeschichten geprüft. In der Anamnese dieser Fälle fanden wir bei fast 50% schwere grippale Infekte, die bei fast allen während der Epidemie von 1917 bis 1926 auftraten. Wir können jedoch bei nur einem Viertel postenzephalitische Ursachen annehmen, und dies noch mit vielen Vorbehalten (siehe Tab. 7). Das gleiche gilt für mehr oder weniger schwere Traumen, welche jedoch selten in ursächlichem Zusammenhang mit der Krankheit stehen. Es ist somit größte Vorsicht geboten. Was das klinische Bild und sein Zusammenhang mit der Ätiologie betrifft, so werden die Manifestationen der Symptomatologie und ihre Erscheinungsart je nach der Ursache in Beziehung gesetzt (Tab. 6) [121, 194].

Tabelle 6. *Schematische Darstellung der klinischen Erscheinungen im Zusammenhang mit der Ätiologie*

	Idio-pathisch	Postenze-phalitisch	Arterio-sklerotisch	Toxisch	Tumoral	Medikamentös
Erscheinungs-alter	55–60 J.	alle	> 60 J.	alle	alle	alle
Erste klinische Erscheinungen	Tremor	Rigor, Amimie	Rigor	Aki-nesie	ver-schieden	Akinesie-Hypertonie, Hyper-kinese-Hypertonie je nachdem
Tremor	+++	+	+	+	+	
Rigor	+	+++	+++	++	+	+++
Akinesie	+	+++	++	+++	+	je nachdem
Sialorrhöe	+	+++	+	+	±	±
Augenkrämpfe, bukkolinguale Dyskinesien	±	+++	±	±	±	je nachdem
Psychische Störungen	+	++	+++	++	+	++
Liquor	normal	Am Anfang oft Eiweiß-vermehrung und Pleio-zytose	normal	normal	normal	normal

Tabelle 7. *Ätiologien der Parkinsonschen Krankheit nach verschiedenen Autoren* (in Prozenten)

	Idiopathisch	Postenzepha-litisch	Trauma	Arterio-sklerotisch	Toxisch	Tumor	Syphilitisch	Medikamentös	Familiäre Belastung
BROMAN [37], 1963, Göteborg	75	9		15					
DUVOISIN u. Mit. [73], 1962, New York	85,3	14,7							
GARLAND [86], 1952, Leeds	57	32		4			2		
GARLAND [87], 1955, England	41	31		21					
KURLAND [127], 1958, Rochester		9		35					16
MJÖNES [156], 1949, Schweden	59,5	7,3		9,8					29,1
POLLOCK u. HORNA-BROOK [195], 1966, Wellington		8,4		30				0,7	3
Eigene Fälle[1] (1000 Fälle)	62,8	31,4	2,3	1,7	1,0	0,6	0,1	0,1	7,9

[1] Die angegebenen Zahlen müssen mit den im Text angeführten Bemerkungen (S. 25) interpretiert werden.

Je nach Autoren schwanken Ätiologien der Parkinsonschen Krankheit wesentlich (Tab. 7). Man kann sich auch fragen, weshalb die Ätiologie einer Krankheit sich mit den Jahren verändert. Daher hat DIMSDALE [68] 100 Fälle zwischen 1900 und 1919, 100 Fälle zwischen 1920 und 1930 und 120 Fälle zwischen 1931 und 1942 miteinander verglichen. Die Mehrzahl der Fälle in der ersten Gruppe gehörten der Paralysis agitans an. In der zweiten Gruppe folgten 54 Fälle nach einem Anfall von Encephalitis lethargica. In der dritten Gruppe befanden sich 52 idiopathische Fälle und 24 postenzephalitische. Im Verlauf der Jahre würde sich somit die Ätiologie verändern, ohne daß die auf die Bevölkerung proportionale Anzahl wesentlich wechselt (siehe Tab. 3).

Die ätiologische Einteilung unseres Materials braucht einige Kommentare, welche in jedem diesbezüglichen Kapitel erwähnt werden. Wir bestehen aber schon jetzt auf der Tatsache, daß sie nicht eine homogene Parkinsonsche Population widerspiegelt, da es sich um Fälle handelt, welche zur Beurteilung der Operationsindikation zum Neurochirurgen geschickt wurden. Dies erklärt vielleicht die geringe Anzahl von Fällen mit medikamentösem Parkinsonismus. Was die Arteriosklerose betrifft, so handelt es sich um Fälle mit vaskulärem zerebralem Insult und gleichzeitigem Auftreten des Parkinson-Syndroms und nicht um die Feststellung einer Arteriosklerose bei einem Parkinsonisten.

B. Familiäre Form

Die Häufigkeit der Parkinsonschen Krankheit in der Verwandtschaft eines Parkinson-Kranken kann oft nachgewiesen werden (Tab. 7). LEROUX [135] 1880 war der erste, der die Heredität als ätiologischen Faktor bei der Paralysis agitans erwähnte. In der Folge wurden mehrere familiäre Beobachtungen beschrieben [4, 15, 16, 17, 27, 44, 48, 96, 120, 126, 139, 142, 156, 190, 209, 222, 231, 259]. Die häufig gemachte Angabe einer gleichartigen Erkrankung von Geschwistern, aber nicht von sonstigen Blutsverwandten, an chronisch progressivem Parkinsonismus ist nach KEHRER [119, 120] nicht im Sinne einer Verursachung durch gleichartige äußere Einwirkungen, sondern durch Erblichkeit zu erklären. ALLAN [4] untersuchte die Familien von 24 Parkinson-Patienten. Er fand 258 sekundäre Fälle in diesen Familien und folgerte daraus: "in about two-thirds of the cases studied ... shaking palsy was inherited as a dominant trait, probably conditioned by a single autosomal gene". LENZ [132] hatte diese Auffassung ebenfalls vertreten. SCARPALEZOS [209] hat drei Hypothesen für diese familiären Erscheinungen aufgestellt: Es kann sich 1. um das familiäre Auftreten des Parkinsonschen Syndroms bei familiärer Ansteckung mit Encephalitis lethargica, 2. um das heredo-familiäre Auftreten der primitiven Krankhei (d. h. der Paralysis agitans juvenilis oder der progressiven Atrophie des Globus pallidus von RAMSAY-HUNT [2, 4, 14, 15, 43, 44, 61, 65, 66, 126, 129, 142, 165, 167, 186, 205, 235, 254]) und 3. um die familiäre Erscheinung des Parkinsonschen Syndroms verschiedener Ursachen [99, 115, 120, 123, 130, 172, 205] handeln. Anhand einer wichtigen statistischen Studie, die im Spital La Salpétrière von Paris gemacht wurde, gibt SCARPALEZOS [209] zu, daß sicher Fälle von heredo-familiärem Parkinsonismus vorkommen. Diese Form tritt meistens nach dem 50. Altersjahr auf und erscheint bei Männern häufiger als bei Frauen. Bei den meisten hereditären Fällen wurde die Krankheit direkt von Vorfahren auf die Nachfahren übertragen, was eher auf einen dominanten als rezessiven genotypischen Charakter schließen läßt. In anderen Fällen könnte eine hereditäre Anlage in Form einer Schwäche des zentralen Nervensystems bestehen. Diese hereditäre Schwäche eines gewissen Teils des zentralen Nervensystems wird durch Beobachtungen von Parkinsonschen Zuständen verschiedener Ursachen in der gleichen Familie bestätigt. In der wichtigen Statistik von SCARPALEZOS (626 Fälle) stellen die hereditären Fälle nur etwa 4% dar. Die Theorien von SCARPALEZOS wurden ebenfalls von MJÖNES [156, 157] vertreten. Er hat 326 Parkinson-Fälle in Schweden verfolgt und fand eine familiäre Belastung in 42% der postenzephalitischen, in 19% der arteriosklerotischen und in 41% der idiopathischen Fälle. Nach ihm ist die Heredität der Paralysis agitans monohybrid autosomal dominant. BRANGER [33, 34] untersuchte 28 Familienglieder aus 4 Generationen in Graubünden (Schweiz) und fand bei 9 Gliedern die sicheren Zeichen eines Morbus Parkinson und 2 Fälle von wahrscheinlichem Parkinsonismus. Das Leiden manifestierte sich fast gleichermaßen beim männlichen und weiblichen Geschlecht. Ätiologisch handelte es sich um ein Erbleiden mit nicht geschlechtsgebundenem dominantem Erbgang. DASTUR [55] und OTA [178] schlagen vor, daß der idiopathische Parkinsonismus eine rezessive Form von Erblichkeit haben kann. Der heredo-familiäre nicht Parkinsonsche essentielle Tremor wird in dieser Zusammenstellung nicht besprochen [siehe 53]. Außerdem muß man noch die starke familiäre Tendenz beim Parkinsonismus-Dementia-Komplex von Guam [136] und die wahrscheinlich hereditären Faktoren beim medikamentösen Parkinsonismus [128] erwähnen.

C. Postenzephalitische und andere infektiöse Ursachen

Die Von-Economosche Krankheit [76] (Encephalitis lethargica oder Enzephalitis Typ A) trat hauptsächlich zwischen 1917 und 1927 auf, und ihr Vorkommen nahm nachher rasch ab. Diese Enzephalitis ist oft als eine Form und Ursache des Parkinson-Syndroms erwähnt. Seit der ersten Feststellung eines Parkinsonismus, welcher sich kurz nach einer erkannten Encephalitis lethargica entwickelte, konnte diese Ätiologie nachgewiesen werden [228]. Es bestehen aber verschiedene unabgeklärte Punkte: die Prozentzahl der postenzephalitischen Ursache, besonders wenn eine Vorgeschichte von Enzephalitis fehlt, der Zeitablauf zwischen Enzephalitis und den ersten Zeichen des Parkinsonismus usw.

Eine wichtige Literatur zeugt davon, daß der postenzephalitische Parkinsonismus in den zwanziger Jahren eine relativ häufige neurologische Krankheit war. Man nahm an, daß diese Form häufiger als die Paralysis agitans auftrete, aber der quantitative Beitrag der Encephalitis lethargica zum klinischen Spektrum des Parkinsonismus war trotz verschiedener klinischer und epidemiologischer Studien nie richtig begründet [72]. Um die verschiedenen Ätiologien klinisch zu unterscheiden, wurde eine symptomatische Differenzierung versucht. HALL [101] erwähnte folgende charakteristische Zeichen des postenzephalitischen Parkinsonismus: Typisches Pillendrehen, fehlender oder schwacher Tremor, muskuläre Zuckungen, Schläfrigkeit, pupilläre Zeichen, große Unruhe, Steifigkeit der Kiefer, Nystagmus und Störungen der okulären Konvergenz sind häufiger als bei idiopathischen Fällen. Man hat die Augenstörungen und okulogyren Krisen als pathognomonische Zeichen der Enzephalitis angegeben. Eine der häufigsten Folgeerscheinungen der Encephalitis lethargica, die Blickkrämpfe, sind einmalig für diese Krankheit und wurden nie bei anderen enzephalitischen Krankheiten beschrieben [72]. Innere und äußere Augenmuskelstörungen sollen nach WENDEROWIC [251] nur dem postenzephalitischen Parkinsonismus zukommen und werden nach diesem Autor bei fehlendem akutem Stadium als diagnostische entscheidende Erscheinungen gewertet. Aber schon P. MARIE und BARRÉ [147] haben bei der Paralysis agitans Konvergenzschwäche und Auftreten von Doppelbildern beim Blick in die Nähe beschrieben. Die Kombination von Parkinson-Syndrom mit pyramidalen und bulbären Symptomen ist bei der Enzephalitis geläufig und wurde nie bei der unkomplizierten idiopathischen Paralysis agitans beobachtet [121]. Symptome des vegetativen Nervensystems, choreaförmige, myoklonische, tickartige und dystonische Bewegungen wie auch eine Katatonietendenz

sind bei den enzephalitischen Fällen häufig. Tagesvariationen der
Motorik sind ebenfalls Zeichen des postenzephalitischen Parkinson-
Syndroms. Schlafstörungen im Sinne einer „Schlafumkehr" und verschiedene Atemstörungen sind oft beim postenzephalitischen und
nie beim idiopathischen Parkinson-Syndrom beobachtet worden
[121]. Sprachstörungen im Sinne der Iteration, der Palilalie und
solche mit bulbärer Komponente gehören nach STERN u. Mit.
(zit. nach KLAUE [122]) zum Bild des postenzephalitischen Parkinsonismus und sollen beim Morbus Parkinson fehlen. Die postenzephalitische Parkinsonsche Krankheit wird oft von verschiedenen psychischen Störungen begleitet: Personalitätsveränderungen, Unge-
horsam, übermäßige Reizbarkeit, grundlose Launenhaftigkeit, Grau-
samkeit, Zerstörungstendenz usw. [122].

Wenn auch die Feststellung der obenerwähnten klinischen Zeichen auf die Diagnose eines postenzephalitischen Parkinson-Syndroms hinweist, muß trotzdem die durchgemachte Enzephalitis
in der Anamnese nachgewiesen werden. Dies ist jedoch oft
schwierig. Entweder wird eine Enzephalitis oder eine schwere
Kopfgrippe in den Jahren 1918 bis 1920, welche aber zu Hause
behandelt wurde und nur 4 bis 6 Tage gedauert hatte, erwähnt,
oder der Patient verneint jegliche Krankheit, welche mit einer Enzephalitis vergleichbar wäre. NAGEL [165] hat alle Parkinson-Fälle,
die von 1917 bis 1937 in der Münchener Nervenklinik eingeliefert
wurden, zusammengestellt. In 14% der Fälle (49 Fälle), die klinisch als postenzephalitisch beurteilt worden sind, konnte kein
Anhaltspunkt für eine jemals durchgemachte akute Phase bewiesen
werden.

Wenn die Encephalitis lethargica eine der Hauptursachen des
Parkinsonismus wäre, würde dieses Syndrom jetzt abnehmen.
DIMSDALE [68] hat in seiner Studie von 100 Parkinson-Kranken der
Jahre 1900 bis 1919, von 100 Fällen von 1920 bis 1930 und von 120
von 1931 bis 1942 gezeigt, daß sich die Prozentzahl der postenzephalitischen Fälle vermindert: Von 54% zwischen 1920 und 1930
fiel sie von 1931 bis 1942 auf 20% ab. Fortgesetzte Studien in den
zwanziger und frühen dreißiger Jahren zeigten jedoch, daß eine
große Anzahl von Überlebenden der Encephalitis lethargica Parkinsonsche Folgeerscheinungen entwickelten; wenigstens ein Drittel
nach 3 Jahren und die Hälfte nach 5 Jahren [21, 28, 95, 104, 111,
137, 168, 201, 208, 262]. Studien der Latenzzeit zwischen der akuten
enzephalitischen Phase und dem Auftreten von Parkinsonismus
haben in großen Serien bewiesen, daß dieses Intervall 5 Jahre oder
weniger in etwa der Hälfte der Fälle betrug und daß sich der Parkinsonismus in 80% oder mehr in den folgenden zehn Jahren ent-

wickelte [41, 133, 204, 239, 249, 257]. Gelegentlich hat man Fälle beobachtet, die nach 15 oder mehr Jahren auftraten [18].

Mit dem Verschwinden der Von-Economoschen Krankheit als ätiologischer Faktor und dem allmählichen Altern ihrer Überlebenden kann man eine Abnahme des Parkinsonismus erwarten. Anderseits müßte die Alterszunahme der Bevölkerung die Anzahl von Parkinson-Kranken vergrößern [70]. SCHWAB u. Mit. [197, 198, 213, 214] sind der Meinung, daß die große Anzahl der an Encephalitis lethargica leidenden Patienten der zwanziger Jahre die Mehrzahl der Parkinson-Fälle, die in späteren Jahren diagnostiziert wurden, ergibt. Auf Grund dieser Hypothese haben sie vorhergesagt, daß die Parkinsonsche Krankheit einmal verschwinden würde. Diese Hypothese wurde aber wegen nicht einwandfreier Methodologie kritisiert [58, 73].

Unser Material enthält 1000 Parkinsonismusfälle. Wir haben eine wahrscheinliche postenzephalitische Ursache, obwohl oft diskutierbar, bei 27,4% der Fälle und eine eher unwahrscheinliche, aber doch verdächtige, bei 4%, was ein Total von 31,4% ausmacht. Wenn wir die Prozentzahl der postenzephalitischen Fälle bis 1956 (d. h. etwa während 10 Jahren) übersehen, haben wir eine Proportion von 36%. Von 1957 bis 1966 sinkt diese Proportion auf 21%, ohne daß die absolute Zahl der Parkinson-Patienten pro Jahr abnimmt. Diese Feststellung widerspricht der Hypothese von SCHWAB u. Mit. [197, 198].

In unserem Material erschien das Parkinson-Syndrom einige Wochen bis 32 Jahre nach der akuten Enzephalitis in den extremen Fällen, mit einer Durchschnittszeit von 8,75 Jahren. Die Mehrzahl der Fälle trat zwischen 5 und 10 Jahren nach der Enzephalitis auf. Das Alter der Patienten beim Auftreten des Parkinson-Syndroms schwankte zwischen 5 Jahren für den jüngsten und 60 Jahren für den ältesten, mit einem Durchschnitt von 31,7 Jahren. Wir haben ein Drittel Frauen mehr als Männer, die an postenzephalitischem Parkinsonismus leiden.

Andere Enzephalitiden [81] als die Encephalitis lethargica können ein Parkinson-Syndrom auslösen: die St.-Louis-Enzephalitis [35, 117, 200], die japanische Enzephalitis B [7, 91, 192, 220], die Western equine encephalomyelitis (WEE) [81, 83, 161, 181, 200], die Eastern equine encephalitis (EEE) [10], die central European tickborn encephalitis [106], die Masern [154], die Coxsackie B [247] und die australische Krankheit X [42, 75].

Weitere Parkinson-Syndrome sind nach verschiedenen Krankheiten aufgetreten, wie Poliomyelitis [149, 150, 248, 261], Herpes ophthalmicus [237], Behcetsche Erkrankung [180, 244]. Infektiöse

Zustände können den Parkinsonismus auslösen, nämlich die Toxoplasmose [250], die Brucellose [88]. Es wurden auch Parkinson-Syndrome nach Typhus-, Pocken- und Tetanusimpfung in einem und nach Pockenimpfung allein in einem anderen Fall beschrieben [131]. Es handelt sich um isolierte Fälle, bei denen das Parkinson-Syndrom zufällig nach der Infektion des Nervensystems aufgetreten ist. Die Seltenheit solcher Beschreibungen im Vergleich zu der relativ häufigen Parkinsonschen Krankheit würde diese Theorie bestätigen.

Der postenzephalitische Parkinsonismus scheint wirklich eine Einheit mit allen seinen Charakteristiken [72] zu bilden, aber die postenzephalitische Ursache wird nach unserer Meinung noch überschätzt. Dies würde die Beziehung von verspäteten Folgeerscheinungen nach unbemerkten Virusinfektionen weit über unsere Kenntnisse der viralen Krankheiten des Nervensystems voraussetzen [73]. Wir können die Bemerkungen von Duvoisin u. Mit. [73] nur unterstützen: "since paralysis agitans was a frequent neurological problem even prior to the epidemic of encephalitis lethargica, it seems likely that it will continue to be a mayor neurological problem in the future".

D. Arteriosklerotische Form

Der Beginn des Parkinson-Syndroms meistens in der zweiten Lebenshälfte und sein langsamer Verlauf, welcher mit dem Auftreten und dem fortschreitenden Charakter der arteriellen Veränderungen übereinstimmen, haben das Problem der Arteriosklerose und des Parkinsonismus immer wieder zur Diskussion gestellt. Der arteriosklerotische Parkinsonismus wurde bereits von Brissaud [36], Lewy [138] und Souques [228] vorgeschlagen, aber erst Critchley [52] hat 1929 das klinische Bild des arteriosklerotischen Parkinson-Syndroms definiert. Nach ihm gibt es verschiedene klinische Unterschiede zwischen den arteriosklerotischen Varianten des Parkinsonismus und der idiopathischen Paralysis agitans. Die Symptome können bei den arteriosklerotischen Fällen plötzlich beginnen, obwohl ein heimtückischer Beginn gewöhnlicher ist. Der Fortgang ist rascher und kann sich schubweise beschleunigen. Der Patient ist meistens alt beim Auftreten der ersten Symptome. Der Tremor fehlt für gewöhnlich, und die Rigidität ist oft von einer Tendenz zur Katatonie begleitet. Viele arteriosklerotische Fälle haben bulbäre Zeichen und emotionelle Inkontinenz und zeigen eine mehr oder weniger schwere Demenz. Andere fokale zerebrale Symptome (Aphasie, Apraxie, zerebelläre oder pyramidale Zeichen) unterstützen die arteriosklerotische Ursache. Veränderungen an den zerebralen oder peripheren Blutgefäßen sind vorhanden. Der Blutdruck ist oft hoch, aber bei senilen Kranken kann er niedrig sein. CRITCHLEY ist der Auffassung, daß Blutungen, Erweichungen und Status lacunaris in den basalen Ganglien, Mittelhirn und anderswo mit Veränderungen der Blutgefäßwände die Diagnose begünstigen. KESCHNER und SLOANE [121] nahmen ebenfalls den Begriff des arteriosklerotischen Parkinson-Syndroms an. Nach diesen Autoren erscheint das arteriosklerotische Parkinson-Syndrom bei Personen, welche eine periphere und retinale Arteriosklerose zeigen. Apoplektiforme Insulte unmittelbar vor der Entwicklung des Syndroms sind nicht selten. Im weiteren bestehen psychische Veränderungen, wie Gedächtnisstörungen, Angstgefühl, Erregungszustand, Depression, emotionelle Unausgeglichenheit, Lach- und Weinzwang. Ein anatomopathologischer Unterschied kann nicht gegeben werden. DENNY-BROWN [64] schrieb den arteriosklerotischen Parkinsonismus einer Vermehrung der paravaskulären Degeneration des Globus pallidus zusammen mit einem „état criblé" im Putamen zu. Er ist der Meinung, daß klinisch und vermutlich pathologisch alle Übergänge zwischen idiopathischen und arteriosklerotischen Parkinsonismen möglich sind. POLLOCK und HORNABROOK [195] benützen, um eine Serie von Fällen zu definieren, in denen ein starker Verdacht auf eine Kombination von Parkinsonismus und zerebraler Arteriosklerose vorlag, die folgenden Kriterien: a) Parkinsonismus, welcher akut auftritt und schubweise fortschreitet; b) eine progressive Demenz, die mit der Entwicklung des Parkinsonismus übereinstimmt oder vorangeht; c) eine starke Rigidität, vorwiegend in den Beugemuskeln für die oberen Extremitäten und in den Streckmuskeln für die unteren Extremitäten; d) ein kleinschrittiger Gang.

Wir haben bei unseren 1000 Parkinson-Patienten 17 Fälle zusammengestellt, bei denen zerebrale vaskuläre Insulte neben arteriosklerotischen Veränderungen der älteren Personen vorkamen. Aber auch in diesen Fällen können wir die arteriosklerotische Genese der Krankheit, trotz der Übereinstimmung der Symptome und dem besonderen klinischen Aspekt, nicht bestätigen.

Die Häufigkeit der vaskulären Läsion in der zweiten Hälfte des Lebens sollte die Anzahl des sogenannten arteriosklerotischen Parkinson-Syndroms erhöhen [258]. HAYMAKER [105] sah keinen Unterschied in den arteriellen Wänden zwischen Kranken mit oder ohne Parkinson-Syndrom. Die Studie von EADIE u. Mit. [74] konnte ein bedeutendes Übermaß von klinisch entdeckbaren arteriellen Krankheiten zwischen Parkinson-Patienten und einer Kontrollgruppe beweisen.

Die Arteriosklerose als Ursache der Parkinsonschen Krankheit
scheint nicht bestätigt zu sein. Arteriosklerose und Parkinsonismus
können bei Patienten zur gleichen Zeit auftreten, aber es liegen
keine Beweise für ursächliche Zusammenhänge vor [217].

E. Toxische Ursachen

Die Grenze zwischen toxischen Parkinson-Syndromen und toxischen extrapyramidalen Syndromen, welche ein ähnliches Bild wie
der Parkinsonismus zeigen, ist schwer zu ziehen. Einige Gifte geben
das klassischste Parkinsonsche Bild, andere lösen ein unvollständi-
ges, mit anderen Erscheinungen verbundenes Syndrom aus.

1. Mangan

Neurologische Erscheinungen können bei einer chronischen
Manganvergiftung auftreten. Die Mangan-enzephalopathie wurde
schon vor 130 Jahren beschrieben [50], aber erst 1919 wurde sie
genau bestimmt [77]. Diese Intoxikation trifft man bei Gruben-
arbeitern (Kupfergruben in Marokko z. B.), Gerbern usw. an. Der
Gebrauch von Mangandioxyd ist seltener und weniger gefährlich
(Metallurgie, Keramik, Glas, Batterien). Nach einer stummen
Sättigungsphase von 6 Monaten bis 2 oder 3 Jahren treten die allgemeinen Störungen auf: Müdigkeit, Somnolenz, Asthenie, psychische Veränderungen, Verdauungsschwierigkeiten. Das extrapyramidale Syndrom, welches einem Parkinsonschen Syndrom gleicht,
entwickelt sich erst später. Einige Zeichen dieses Syndroms stimmen mit dem Parkinson-Syndrom nicht genau überein [52, 230]. Der
Ruhetremor ist nicht zu sehen. Die Rigidität ist weniger stark vorhanden. Das psychische Syndrom ist ebenfalls verschieden: Die
Euphorie ist fast konstant. Beim Beginn der Krankheit beobachtet
man oft Launenhaftigkeit und Erregbarkeit, später eher eine Apathie,
Antriebslosigkeit, und praktisch nie eine Depression [31]. Die Krankheit schreitet langsam vorwärts [1].

Das extrapyramidale Bild kann manchmal eine Wilsonsche
Krankheit [31] oder ein hyperkinetisches Syndrom mit Choreo-
athetose und Torsionsdystonie [62] hervorrrufen. Die klassischen
Zeichen der Abnahme der Geschlechtsfunktionen und der Hahnen-
gang (Jackschscher Gang [113]) scheinen für die Manganvergiftung
nicht pathognomonisch [105].

Die Symptomatologie konnte durch parenterale Injektion von
Manganchloridlösung beim Macacus rhesus wiedergegeben werden

[152]. Anatomisch (experimentell oder nicht) wurden selektive Schädigungen des Pallidum-Subthalamus-Nukleus-Systems festgestellt [188].

Die Häufigkeit der Manganvergiftung wechselt von Land zu Land. Sie ist in Ägypten relativ hoch [1].

2. Kohlenoxyd

Die Vergiftung durch Kohlenoxyd (Unfall oder Suizid) kann, als Folgeerscheinung, ein besonders typisches Parkinson-Syndrom ergeben. Das klinische Bild ist von der plastischen Hypertonie und der Akinesie beherrscht. Der distale Ruhetremor steht im Hintergrund [94]. Andere neurologische Störungen können aber auch auftreten [46]. Die Folgeerscheinungen sind definitiv [30]. Die neuropsychischen Symptome können sofort oder nach einer Zwischenzeit bis zu 21 Tagen nach der akuten Vergiftung eintreten [90, 219].

Neben kortikalen Läsionen und diffuser Demyelinisation der weißen Substanz [90] sowie Blutungsherden [199] wurden Läsionen der Substantia nigra [108] und des Globus pallidus [3, 90] beschrieben.

Das Auftreten eines Parkinson-Syndroms nach Kohlenoxydvergiftung ist sehr selten. SHILLITO u. Mit. [219] haben 21.143 Fälle von akuten Kohlenoxydvergiftungen verfolgt und fanden 43 neuropsychische Fälle, wovon 5 ein Parkinsonsches Syndrom zeigten. 3 von diesen 5 dauerten an.

3. Schwefelkohlenstoff

Die beruflich bedingten Schwefelkohlenstoffvergiftungen können ein Parkinson-Syndrom hervorrufen. Sie wurden in Italien beschrieben. NEGRO [171] erwähnt 4 Fälle der Literatur und einen eigenen. Der Zusammenhang zwischen Schwefelkohlenstoff und Krankheit ist nicht erwiesen.

4. Quecksilber

Die Quecksilbervergiftung ruft kein klassisches Parkinson-Syndrom hervor, aber einige Aspekte können bei der Differentialdiagnose diskutiert werden. Der Tremor (sowohl Ruhe- wie Intentionstremor) ist die typischste Erscheinung. Dazu gesellen sich früh Schreibstörungen, Dysarthrie, Hypertonie, manchmal Amimie. Die damit verbundenen Störungen der Quecksilbervergiftung, wie Stomatitis, Enteritis, Nephritis, erlauben eine richtige Diagnose [19, 30].

In unserem Material von 1000 Parkinson-Fällen befinden sich 10, deren toxische Ätiologie vermutet werden kann (= 1%). In 7 Fällen ist die CO-Vergiftung möglich, davon scheinen 5 gesichert. In 2 anderen Fällen war eine Zellulosevergiftung sehr verdächtig, aber nicht bestätigt. Im letzten Fall wurde eine Pfirsichkernvergiftung vermutet. Dieser Patient fiel nach einer massiven Pfirsichkernvergiftung während einiger Tage in ein tiefes Koma und war anschließend auf der linken Körperseite gelähmt. Mit dem Verschwinden der Hemiplegie traten auf der gleichen Seite allmählich ein Parkinsonscher Tremor, dann Rigor, Akinesie, Schweißausbruch und Speichelfluß auf.

F. Tumorale Ursachen

Die Entdeckung eines zerebralen Tumors bei einem Parkinson-Syndrom erlaubt es meistens, die tumorale Ätiologie des festgestellten Syndroms zu bestätigen. Die chirurgische Exstirpation des Tumors bringt tatsächlich die klinische Parkinsonsche Symptomatologie entweder sofort oder rasch zum Verschwinden. Die Tabelle 8 faßt 68 Fälle der Literatur zusammen. Es handelt sich dabei meistens um Meningeome (62%) mit besonders frontaler Lokalisation (50%).

Vier physiopathologische Mechanismen können für das Auftreten eines Parkinson-Syndroms bei Hirntumoren in Betracht kommen:

a) Tumorale Ausbreitung in die basalen Ganglien oder angrenzende Regionen.

b) Läsionen extrapyramidaler Bahnen oberhalb der basalen Ganglien.

c) Druck auf die basalen Ganglien (mechanisch?).

   c_1) Mit Läsion der basalen Kerne.

   c_2) Ohne Läsion der basalen Kerne.

d) Chemischer Effekt.

a) Die Tumoren, die sich in den basalen Ganglien ausbreiten, ergeben kein oder höchst selten ein Parkinson-Syndrom. Dies wurde schon 1932 von ODY erwähnt, welcher 35 Fälle der Kasuistik von CUSHING studierte [174]. Hingegen können isolierte Parkinsonsche Symptome bei raumfordernden Prozessen der Basis (16,3% der Fälle nach TOLOSA [238] und 20% nach ROTH und BEBIN [202])beobachtet werden. Es handelt sich in diesen Fällen um extrapyramidale Manifestationen, ohne daß ein vollkommenes Parkinsonsches Bild in Erscheinung tritt. ROTH und BEBIN [202] schreiben das häufige Fehlen kapsulären Läsionen zu. Dieses pyramidale Syndrom würde das extrapyramidale Syndrom ausschließen. Tolosa [238] ist eher der Meinung, daß die Ausbreitung des Tumors in die versc hie-denen Gebiete der Basis die Parkinsonsche Symptomatologie mas-kiert, wie es eine stereotaktische therapeutische Ausschaltung macht.

b) Beim Studium eines frontalen Tumors, begleitet von Parkinsonismus, glaubten Hoffmann und Wohlwill [110], d aß zur Erklärung des Falles die Annahme einer Störung der fro ntopontinen Bahn das Nächstliegende sei, während die Möglichk.eit einer Fernwirkung auf die Stammganglien kaum diskutiert, wurde, weil die Parkinson-ähnlichen Erscheinungen von Anf ang an vorhanden waren.

c) Der Druckeffekt durch den Tumor auf die basalen Ganglien wird von der Mehrzahl der Autoren erwähnt. Der Fall von Nayrac u. Mit. [170] ist der überzeugendste: Die Entfernung eines voluminösen tief temporalen Glioms br achte schon am Operationstisch den Tremor zum Verschwinden. Beim Schließen der Dura trat er wieder auf. Die Dura wurde entspannt, der Tremor verschwand, dann erschien er wieder beim Zunähen. Sobald das Hirnödem postoperativ abnahm, verschwand der Tremor allmählich. Der Druck auf die basalen Ganglien konnte Läsionen der komprimierten Kerne hervorrufen [56, 212]. Dies aber würde das Verschwinden des Parkinson-Syndroms nach Tumorentfernung nicht erklären. David und Rebuffat [56] beharren auf dem Druck der Meningeome, soliden Tumoren, und auf dem Vorzug der komprimierten Strukturen je nach den Kraftlinien. Eine Vaskularisationsstörung der basalen Ganglien konnte auch durch die Verlagerung der Arteria chorioidea anterior infolge des Tumors in Betracht gezogen werden. Diese Hypothese kann durch den Erfolg der therapeutischen Ligatur der Arteria chorioidea anterior von Cooper für Parkinsonismus nicht bestätigt werden [49]. Eine temporale Einklemmung [56] oder eine Mittelhirnkompression durch eine Tentoriumhernie [146] wurden ebenfalls vermutet, aber ein überzeugendes Argument wurde nicht vorgebracht. Daneben werden Theorien in Betracht gezogen, wonach die durch Kompression verursachten Läsionen durch die Häufigkeit der Tumoren und die Seltenheit eines verbundenen Parkinson-Syndroms bedingt sind. In 6 Fällen von Meningeomen des Seitenventrikels (wo die Kompression der basalen Ganglien durch den Tumor maximal ist) hat Tolosa nur zweimal die Entwicklung eines extrapyramidalen Syndroms beobachtet [238].

d) Wenn wir die Tumoren ausschließen, welche von Läsionen der basalen Ganglien, wie der Substantia nigra, begleitet sind, überwiegen die Meningeome. Man könnte sich in diesen Fällen fragen, ob diese Tumoren nicht in der Lage wären, eine biochemische Störung

Tabelle 8. *Aus der Literatur zusammengefaßte Fälle von Tumoren, welche ein Parkinson-Syndrom hervorriefen*

	Anzahl	Art des Tumors	Lokalisation	Überwiegen der Symptomatologie	Bemerkungen
BARRÉ u. Mit. [12], 1946	1	Gliom	Septum pellucid.	Beids. vorw. einseitig	
BLOCQ u. MARINESCO [22], 1894	1	Tuberkulom	Mittelhirn, bes. Subst. nig.	Kontralateral	
BOGAERT VAN [23], 1928	1	Adamantin.	Suprasellär	Beidseitig	
BONDUELLE u. Mit. [24], 1951	1	Meningeom	Falx (frontal)	Beids. vorw. kontral.	
BOSTROEM [29], 1921	1	Meningeom	Konvexität (frontal bilateral)	Beidseitig	
BRZEZICKI [40], 1930	3	1 Gliom	Frontal	Beids. vorw. kontral.	
		1 Spongioblastom	N. caudatus, Put., Caps. int.	Beids. vorw. kontral.	
		1 ?	Thalamus, Caps. int., Put., Pall.	Beids. vorw. kontral.	
COERS u. Mit. [45], 1952	1	Gliom	Septum pellucid.	Beidseitig	
DAVID u. REBUFFAT [56], 1960	4	4 Meningeome	Temporobasal	Kontralateral	
			Pterion	Beids. vorw. kontral.	
			Keilbeinflügel	Kontralateral	
			Keilbeinflügel	Kontralateral	
DIMITZ u. SCHILDER [67], 1922	1	Gliom	Frontal	Kontralateral	
GARCIN u. Mit. [84], 1943	1	Astroblastom	Frontal u. Corp. call.	Beids. vorw. kontral.	
GRANT [92], 1943	1	Astrozytom	Temporal tief	Kontralateral	
HOFFMANN u. Mit. [110], 1922	1	Gliom	Frontal beidseitig	Beidseitig	
HUNT u. LISA [112], 1927	1	Meningeom	Konvexität (frontal)	Beids. vorw. kontral.	
KAUFMANN [118], 1947	3	Meningeom	2 Konvexität (parieto-okzipital) frontal	Beids. vorw. kontral.	1 familiär!
			1 Falx frontal	Kontralateral	
KOPPANDY [124], 1944	1	Astrozytom	Intrazerebral, frontothal.	Kontralateral	
KRABBE u. Mit. [125], 1939	1	Meningeom	Konvexität frontal	Beids. vorw. kontral.	
MARGULIES [145], 1953	1	Meningeom	Keilbeinflügel	Beidseitig	
MOERSH [158], 1928	1	Meningeom	Parasag. front.	Beids. vorw. kontral.	
MUSELLA/ELVIDGE [163], 1964	1	Subarachn. Zyste	Hintere Schädelgrube	Beidseitig	
NAYRAC u. Mit. [170], 1947	1	Gliom	Temporal	Kontralateral	
NICHOLSON u. Mit. [173], 1964	3	Meningeom	1 frontal	Beids. vorw. kontral.	
			2 Falx (frontopariet.)	1 beids. vorw. kontral. 1 beidseitig	

Tabelle 8 *(Fortsetzung)*

	Anzahl	Art des Tumors	Lokalisation	Überwiegen der Symptomatologie	Bemerkungen
OLIVER [177], 1959	4	2 Meningeome	Frontal	Kontralateral	
		2 Glioblastome	1 frontoparietal	Kontralateral	
			1 zerebellar	Kontralateral	
OTTONELLO [179], 1935	1	Gliom	Frontal	Kontralateral	
PAPO [183], 1955	3	Meningeom	Frontal	Beids. vorw. kontral.	
PARKER [184], 1923	1	Gliom?	Thalamus beidseitig	Beidseitig	
PETIT-DUTAILLIS u. Mit. [191], 1955	2	Meningeom	Falx frontal	Kontralateral	
SAMIY [206], 1963	1	Chronisches Subduralhämatom	Einseitig, besonders frontal	Kontralateral	
SCHUSTER [212], 1922	2	Meningeom	Konvexität frontal	Beids. vorw. kontral.	
SCIARRA u. Mit. [215] 1953	5	Astrozytom	Corpus call., Thalamus beidseitig	Beidseitig	
		Glioblastom	Frontal	Beids. vorw. kontral.	
		Glioblastom	Frontotemporal und basal. Gangliom	Beids. vorw. kontral.	
		Glioblastom	Corpus call. und Thalamus	Beidseitig	
		Meningeom	Keilbeinflügel	Beids. vorw. kontral.	
SCOTT [216], 1947	1	Ependymom	Frontal bis N. caudat.	Kontralateral	
SMALL [227], 1953	1	Meningeom	Frontoparietal	Beidseitig	
TOLOSA u. Mit. [238] 1966	6	Meningeom	Temporal	Kontralateral	
			Tentorium	Kontralateral	
			Falx frontal	Beids. vorw. kontral.	
			2 frontal	Beids. vorw. kontral.	
			Olfactorius	Kontralateral	
URECHIA [242], 1928	1	Gliom	Li. Hemisphäre	Beidseitig	
VAN ECK [243], 1961	3	Meningeom	Falx	Kontralateral	
		Meningeom?	Parietal	Kontralateral	
		Metastase	Parietal	Kontralateral	
WEXBERG [253], 1921	1	Meningeom	Konvexität frontal	Kontralateral	
WRIGHT [260], 1957	3	Meningeom	Keilbeinflügel	Beids. vorw. kontral.	
Eigene Fälle (+ 3, siehe KAUFMANN [118])	3	Meningeom	2 Konvexität frontal	Beids. vorw. kontral.	
			1 Falx frontoparietal	Beids. vorw. kontral.	

durch eine Blockade in der Synthese der Katecholamine hervorzurufen, z. B. durch Befreien eines DOPA- oder Dopaminhemmers. Es handelt sich um eine Hypothese, welche vermehrte Aufmerksamkeit verdienen würde. Eine gründliche klinische Untersuchung von Meningeomerkrankten erlaubt es nach unserer Erfahrung, mehr als bei anderen Tumoren, diskrete Zeichen der Parkinsonschen Symptomatologie festzustellen.

G. Syphilitische Ursachen

Die Syphilis wurde manchmal als Ursache der Parkinsonschen Krankheit erwähnt. Seit dem ersten, von EWALD im Jahre 1877 [80] beschriebenen Fall wurden viele publiziert [u. a. 39, 85, 97, 98, 114, 148, 193, 241, 256]. PIRES berichtete sogar 1935, daß die Syphilis nach der Enzephalitis die häufigste Ursache der striaten Syndrome sei [193]. Der Zusammenhang zwischen Syphilis und Parkinsonismus scheint fraglich, aber die Verbesserung der Parkinsonschen Symptomatologie durch die antisyphilitische Behandlung läßt das Problem offen. Anatomo-pathologische Korrelationen haben WILSON veranlaßt, von Mesencephalitis syphilitica, Kombination von Syphilis und Parkinsonismus, zu sprechen [256]. Diese Verbindung kann aber auch zufällig sein, wie in einem unserer Fälle. Wir verfügen über einen Fall (= 1‰), in welchem eine Mesencephalitis luetica (anamnestisch, Argyll-Robertson-Zeichen und positive serologische Luesreaktion) sehr verdächtig war.

H. Traumatische Ursachen

Das posttraumatische Parkinson-Syndrom hat sehr viele Diskussionen und Kontroversen aufgeworfen [159]. Schon PARKINSON [185] bezieht sich in seiner Originalarbeit auf einen Patienten, welcher durch einen Unfall eine Verletzung des Kopfes, der linken Schulter und des linken Armes erlitt. Ein Jahr nach dem Unfall entwickelten sich erste Symptome mit Rigor im linken Arm. In weiteren Arbeiten sind zahlreiche ähnliche Beobachtungen gemacht worden [u. a. 6, 13, 20, 93, 116, 143, 151, 182, 196, 211, 218]. Mit der Zeit ist man jedoch skeptischer geworden. In früheren Arbeiten sind folgende Prozentzahlen angegeben: ERB, 1901: 4,9% [79]; MENDEL, 1911: 24,4% [153]; PATRICK und LEVY, 1922: 14% [186]. Im Vergleich mit Schädeltraumatikern berichtet LEONHARDT [134] über 26 angeblich traumatisch bedingte Fälle auf 2500 Schädeltraumatiker (= etwa 1%). Die letzten Statistiken erwähnen diese

Ätiologie nicht. Früher erklärten viele Autoren, darunter vor allem KEHRER [120], daß kein einziger überzeugender Fall von traumatischem Parkinsonismus bekannt sei und daß man die traumatische Genese ablehnen müsse. Man stützte sich bei dieser Ablehnung: 1. auf den Nachweis der Sippenbelastung vieler Fälle; 2. auf die geringe statistische Häufigkeit von Paralysis-agitans-Kranken unter Unfall-Patienten; 3. auf die Erfahrungstatsache, daß selbst bei ausgeprägtem Krankheitsbild nachträgliche Gewalteinwirkungen das Leiden kaum nennenswert zu verschlechtern pflegen, und 4. vor allem auf die Erfahrungen aus dem Ersten Weltkrieg, wo kein Fall von isoliertem Parkinsonismus bei einem Kriegsverletzten beschrieben worden ist [211]. Seit Ende des Zweiten Weltkrieges hat die Zahl der Rentenbewerber, die ihr Leiden auf ein Schädeltrauma beziehen, auch bezüglich extrapyramidaler Erkrankungen stark zugenommen [134]. Die Frage des Kausalzusammenhanges zwischen Trauma und extrapyramidaler Erkrankung hat entprechend an Bedeutung gewonnen.

In unserem Krankengut von 1000 Parkinson-Kranken haben wir 23 Fälle posttraumatischer Genese. Diese Prozentzahl von 2,3% scheint in Wirklichkeit sehr hoch. Die Mehrzahl dieser Fälle wurde vor einigen Jahren als posttraumatisch diagnostiziert; die letzten wurden sorgfältig ausgelesen. Wir haben somit 16 verdächtige Fälle bei der ersten Serie von 500 Parkinson-Patienten und nur 7 in der zweiten Serie von 500, was nur eine Prozentzahl von 1,4% gibt. Unsere Kriterien für die klinische Diagnose eines posttraumatischen Parkinsonismus stimmen mit denen von LEONHARDT [134] überein:

a) Die Sippe muß frei von entsprechenden Erbleiden sein, wobei zu berücksichtigen ist, daß Verwandte vor dem Manifestwerden des Leidens gestorben sein können. Objektive Unterlagen müssen beigezogen werden.

b) Es muß die Frage erörtert werden, ob der Unfall (das Trauma) Folge der bereits bestehenden extrapyramidalen Erkrankung und nicht erst deren Ursache war.

c) Das Trauma muß derart schwer gewesen sein, daß dadurch eine erkennbare Dauerschädigung der Hirnsubstanz hervorgerufen wurde.

d) Das Trauma muß im wesentlichen den Hirnstamm getroffen haben.

e) Ein atypisches Syndrom, Pyramidenbahnzeichen, Anfälle, Hirnnervenausfälle, umschriebener oder asymmetrischer Befall extrapyramidal gestörter Muskelgruppen sprechen eher als typische Syndrome für eine traumatische Genese.

f) Das Auftreten der extrapyramidalen Erscheinungen im jugendlichen Alter spricht eher für als gegen eine traumatische Genese. Ein bestimmtes Alter kann als Grenze nicht festgesetzt werden.

g) Sonstige exogene Schäden müssen mit genügender Sicherheit ausgeschlossen sein. Innerhalb von Wochen und Monaten muß sich die extrapyramidale Erkrankung manifestieren (HEYDE [107]).

Der Zusammenhang zwischen Trauma und Parkinsonismus ist schwierig zu bestätigen, solange man keine anatomopathologischen Angaben hat. Eine Begutachtung wird heute vorsichtig formuliert, nachdem man früher den Standpunkt vertrat, daß ein Trauma unabhängig von seiner Schwere, Lokalisation und Art für eine Paralysis agitans ursächliche Bedeutung im Sinne des Versicherungswesens habe [siehe 160].

Die anatomopathologischen Korrelationen erlauben es, den Begriff eines posttraumatischen Parkinsonismus endgültig anzunehmen. EISENLOHR hat 1896 [78] als erster das Hirn eines jungen Mannes untersucht, welcher unmittelbar nach einem Tentamen durch Revolverschuß während 8 Monaten ein Parkinsonsches Hemisyndrom hatte. Die anatomopathologische Untersuchung stellte die durch die Kugel verursachte Zerstörung der unter dem Nucleus ruber befindlichen Region auf der Gegenseite des klinischen Bildes fest. Nur wenige demonstrative Fälle wurden in der Folge publiziert [38, 140, 187]. DE MORSIER [159] hat am ausführlichsten über einen Fall von Schußverletzung geschrieben. Die anatomische Läsion betraf den roten Kern und den Locus niger auf einer Seite. Die zentrale Haubenbahn war vollkommen bis zur unteren Olive hin degeneriert, welche atrophisch war. Der gekreuzte Nucleus dentatus war ebenfalls degeneriert.

Die Häufigkeit der Kopftraumen im Vergleich mit der Seltenheit des posttraumatischen Parkinsonismus ist überraschend. WALKER und JABLON [246] fanden in ihren neurologischen Katamnesen von 739 Kopfverletzungen des Zweiten Weltkrieges keine Parkinsonschen Fälle. Eine Hypothese kann dieses Problem erklären. Die häufigen Kopftraumen durch Einschuß ergeben nicht nur Läsionen in den Kernen, die ein Parkinsonsches Bild auslösen, sondern verursachen auch Läsionen in den Gebieten, die das Syndrom auslöschen können. LINDENBERG [140] ist der Meinung, daß Kontusionen der Substantia nigra so gut wie ausschließlich nur bei Fall oder Aufprall des Kopfes auf Stirn- oder Scheitelgegend oberhalb der Höhe des Corpus callosum vorkommen. Es sei höchst unwahrscheinlich, daß eine stumpfe Gewalteinwirkung durch Schlag auf den ruhenden Kopf, außer wenn sie zu einer tiefen Hirnwunde führt, diesen primären Schaden hervorrufen könne. Sekundäre zirkulationsbedingte Schäden der Substantia nigra könnten einseitig oder beidseitig auftreten und alle Grade und Intensität einer Nekrose haben.

Das Problem einer Anlage zur traumatischen Läsion wurde besprochen. Schon 1929 hat CROUZON [54] vorgeschlagen, daß das Trauma auslösend wirke. NAVILLE und DE MORSIER [169] haben angenommen, daß ein Trauma verschlimmernd oder auslösend bei früher schon bestehender Paralysis agitans oder bei postenzephalitischem Parkinsonismus wirken könne. PATRICK und LEVY [186] glauben nicht, daß das Trauma als eigentliche Ursache für die Erkrankung angesehen werden könne, sie vermuten jedoch, daß es einen Locus minoris resistentiae schaffe.

Zu dieser letzten Hypothese können die nach peripheren Traumen oder durch emotionelle oder affektive Erschütterung [51, 203, 228, 229] ausgelösten Parkinson-Fälle [u. a. 144, 169, 211, 245] erwähnt werden. In unserer Serie sind 7 Fälle von peripheren Traumen vorhanden (meistens Fraktur eines Gliedes), welche sofort nachher einen Tremor in diesem Glied als erste Manifestation eines Parkinsonschen Bildes zeigten. Wir können aber nicht ausschließen, daß der Tremor bereits vor dem Unfall vorhanden war und daß man erst durch das Trauma darauf aufmerksam wurde. Das gleiche gilt für die emotionellen oder affektiven Erschütterungen (Verlust eines nahestehenden Menschens, finanzieller Schlag usw.).

I. Medikamentöse Ursachen

Eine der auffallendsten Nebenerscheinungen der Psychopharmaka ist die Manifestation eines Parkinson-Syndroms von unterschiedlicher Schwere. Das medikamentöse Parkinson-Syndrom wird manchmal „Parkinsonoidsyndrom" oder „Pseudo-Parkinson-Syndrom" genannt. Wenn isolierte Symptome, wie Tremor, Amimie, oder Rigor beobachtet werden können, lassen sich häufig vollkommene klinische Parkinsonsche Bilder feststellen.

Die erste Beobachtung eines medikamentösen Parkinsonschen Syndroms durch Einnahme von Neuroplegika scheint durch DE im Jahre 1944 bis 1945 gemacht worden zu sein (zit. nach BALESTRIERI [11]). NAGENDRANATH zog 1949 die Aufmerksamkeit auf die Rauwolfia serpentin, welche nach lang andauernder Einnahme oft typische Parkinsonsche Manifestationen hervorrief. Dieses Syndrom verschwand, wenn das Medikament nicht mehr eingenommen wurde [166]. Erst nach den Arbeiten von STECK seit 1954 [232, 233] hat sich die Literatur auf diesem Gebiet stark vermehrt [u. a. 9, 26, 47, 57,

59, 60, 71, 82, 89, 100, 102, 103, 109, 141, 155, 162, 175, 210, 221, 224, 225, 234, 240, 252].

Die Psycholeptika können folgendermaßen unterteilt werden [189]:

Neuroleptika
Thymoleptika
Antidepressiv
Tranquilizer
Psychotonika
Psychodysleptika

Nur die ersten zwei können ein Parkinson-Syndrom auslösen. Die Tabellen 9 und 10 (nach PERROTTET [189]) erwähnen die Medikamente, welche einen Parkinsonismus als Nebenerscheinung hervorrufen können.

Die beobachteten extrapyramidalen Effekte sind verschieden. Meistens kommt zuerst die Akinesie, dann Rigor und Tremor. Bereits nach einigen Tagen tritt die Mikrographie auf. HAASE [100] beschrieb typische Veränderungen in der Handschrift (Rigidität, Mikrographie) bei 86% seiner mit Chlorpromazin behandelten Patienten, wobei nur ein Teil der Kranken bloß die Haupt-Parkinson-Symptome zeigte.

Die Neuroleptika wirken auf individuelle Weise, sowohl in bezug auf den antipsychotischen Effekt als auch auf ihre Tendenz, extrapyramidale Symptome hervorzubringen. Es wurde darüber berichtet, daß Parkinsonismus bei 11% aller mit Chlorpromazinen behandelten Patienten auftritt und in 17% von den mit Reserpin behandelten. Wenn diese beiden Medikamente zusammen verabreicht werden, tritt schwerer Parkinsonismus innert weniger Tage bei den meisten Patienten auf; 2 bis 3 mg Reserpine und 200 bis 500 mg Chlorpromazine genügen [226].

Die Faktoren, welche den Typus und die Erscheinungshäufigkeit der medikamentösen extrapyramidalen Reaktionen beeinflussen, wurden geprüft. Man kann sie wie folgt klassieren:

1. Pharmaka:
   a) Chemische Konstitution
   b) Dosierung

2. Körperliche Disposition:
   a) Alter
   b) Geschlecht
   c) Vorbestehende zerebrale Schädigung
   d) Individuelle Empfindlichkeit
   e) Genetische Disposition

Tabelle 9. *Neuroleptika, welche einen Parkinsonismus als Nebenerscheinung hervor-*
rufen können
(Nach E. Perrottet, Tables Psycholeptiques, Médecine et Hygiène, Genève, 71 pp.,
1965)

Gruppe	Synthetische Formel	Markenpräparate	Wirkung	Extrapyramidaler Effekt
a) Alkaloide der Rauwolfia				
Reserpin	3,-4,-5-trimethoxy-benzoyl-methyl-reserpate	Serpasil Sandril Rau-Sed Serpiloid Roxindid Crystoserpine Key-Serpine Quiescin Raurine Reserpal Reserpoid Sedaraupin Serfin Serpin	Sedierung (Hypothala-mus) Auslösung der Kate-cholamine und der Serotonine	Parkinson-sches Bild Akinesie
Deserpidin	11-Desmethoxy-Reserpin	Harmonyl Raunormin	do.	do.
Methoserpidin	10-Methoxy-Deserpidin	Decaserpyl	do.	do.
Rescinnamin	3,4,5-Trimethoxy-cinnamocyl-methyl-reserpate	Anaprel Moderil Raupyrol Rescaloid Rescisan	do.	do.
b) Benzoquinolizinderivate				
Tetrabenazin	2 octo 3 isobutyl-9,10-dimethoxy-1,2,3,4,6,7 hexa hydrobenzo(α)-quinolizin	Nitoman	Auslösung der Catechol-amine und der Seroto-nine Zunahme der Excit. des Hippocampus	Parkinson-sches Bild Akathisie
Benzquinamid	2-acetyl-3-(N,N-diethyl-carbamyl)-9,10-dimethoxy-1,3,4,6,7,11 b-hexa-hydrobenzoquino-lizin	Quantril	Blockieren der Mono-amine	Extrapyra-midales Syndrom

Tabelle 9 *(Fortsetzung)*

Gruppe	Synthetische Formel	Marken-präparate	Wirkung	Extrapyra-midaler Effekt
c) Phenothiazine				
Diethazin	10-(2-diethyl-aminoethyl)-pheno-thiazin	Diparcol Latibon Casantin Antipar Thiontan	Parasympa-thikolytische und sympa-thikolytische Wirkung	Akinesie
Alimemazin Trimeprazin Methypromazin	dl-10-(3′-dimethyl-amino-2′-methyl-propyl)-phenothi-azin	Panectyl Theralene Temaril Vallergan Repeltin	Hemmung der Formatio reticularis	Tremor
Methopromazin	3-methoxy-10-(3′-dimethyl-amino-propyl)-phenothiazin	Mopazin Tentone	do.	Parkinson-sches Bild
Levomepromazin Methotrimepra-zin	10-(3-dimethyl-amino-2-methyl-propyl)-3-metoxy-phenothiazin	Nozinan Minozinan Neuractil Veractil Neurocil	do.	Akinesie
Triflupromazin Fluopromazin	10-(3-dimethyl-amino-propyl)-3-(trifluoro-methyl)-phenothiazin	Siquil Vesprin Vespral Nivoman Adazine Psyquil Fluorofen	do.	Parkinson-sches Bild
Acepromazin Acetylpromazin	Acetyl-3-(dimethyl-amino-3′-propyl)-10-phenothiazin	Plegicil Notensil Soprontin	do.	Tremor
Chlorpromazin	10-(3-dimethyl-amino-propyl)-3-chlorophenothiazin	Largactil Megaphen Thorazine Klorpromex Propaphenin Hibernal Hibanil Aminazine	do.	Parkinson-sches Bild
Ethotrimeprazin Ethyl-iso-butra-zin	10-(3-dimethyl-amino-2-methyl-propyl)-3-ethyl-phenothiazin	Diquel Sergetyl Veractil	do.	Leichtes extrapyra-midales Syndrom

Tabelle 9 *(Fortsetzung)*

Gruppe	Synthetische Formel	Marken-präparate	Wirkung	Extrapyra-midaler Effekt
Aminopromazin	10-[bis-β,γ-(di-methyl-amino)-propyl]-pheno-thiazin	Lispamol Lorusil	do.	do.
Chlorproethazin	Chlor-3-(diethyl-amino-3′-propyl) 10-(phenothiazin)	Neuriplège	Hemmung der Hirn-rinde	Hyperkine-sien
Piperacetazin	3-acetyl-10-[3-(4-(β-hydroxy-ethyl)-piperidino)-pro-pyl]-phenothiazin	Quide	Hemmung der Formatio reticularis	Parkinson-sches Bild Akathisie
Propericiazin	3-cyano-10[-3-(4-hydroxy-1-pipe-ridyl)-propyl]-phenothiazin	Neuleptil	Starke Hem-mung des zentralen Nerven-systems	do.
Thioperazin Thiproperazin	3-dimethyl-sulf-amino-10-[3′-(1-methyl-4-piper-azinyl)-propyl]-phenothiazin	Majeptil Vontil	Hemmung der Formatio reticularis	Parkinson-sches Bild
Butyrylperazin Butaperazin	3-n-butyryl-10-[3′-(4″-methyl-piperazinyl)-pro-pyl]-phenothiazin	Randolectil Megalectil	do.	do.
Perazin	N-[(methyl-4′-piperazinyl-1′)-3-propyl]-phenothia-zin	Taxilan	do.	Hyper-kinesien
Dixyrazin	10-[2′-methyl-3-(1-hydroxy-ethoxy-ethyl-4-piperazi-nyl)-2′-propyl]-phenothiazin	Esucos	do.	Akinesie Akathisie
Perphenazin	10-[(N-hydroxy-ethyl-piperazinyl)-3-propyl]-3-chloro-phenothiazin	Trilafon Decentan Fentazin	do.	Parkinson-sches Bild
Prochlorperazin	3-chlor-[(4″-, me-thyl-piperazinyl)-3′-propyl]-10-pheno-thiazin	Compazine Stemetil Tementil Nipodal	do.	do.

Tabelle 9 *(Fortsetzung)*

Gruppe	Synthetische Formel	Markenpräparate	Wirkung	Extrapyramidaler Effekt
Thiopropazate	10-[4N'-2-acetoxy-ethyl-piperazinyl)-propyl]-3-chlor-phenothiazin	Dartal Dartalan	do.	do.
Trifluoperazin	3-trifluoro-methyl-10-[3'-(1-methyl-4-piperazinyl)-pro-pyl]-phenothiazin	Stelazine Eskazinyl Iatroneural	do.	do.
Fluphenazin	3-trifluoro-methyl-10-[4'-(N-2-hy-droxy-ethyl-piper-azinyl)-3-propyl]-phenothiazin	Anatensol Lyogen Permitil Sevinol Trancin OMCA	do.	do.
Proketazin Carfenazin	Propionyl-3-[(β-hydroxy-ethyl-4''-piperazinyl)-3-propyl]-10-pheno-thiazin	Carphenazine	do.	do.
Methophenazin	N-[β-hydroxy-ethyl-N-(γ-2-chloro-10-phenothiazinyl)-propyl]-piperazin-3-trimethoxy-benzoate	Frenolone	Hemmung des zentralen Nerven-systems	do.
Acetophenazin	1-(2-hydroxy-ethyl)-4-[3-(2-acetyl-10-pheno-thiazinyl)-propyl]-perazin	Tindal	do.	do.

d) Thioxanthenderivate

Gruppe	Synthetische Formel	Markenpräparate	Wirkung	Extrapyramidaler Effekt
Chlorprothixen	α-2-chlor-9-(3-di-methyl-amino-propyliden)-thioxanthen	Taractan Truxal	Hemmung der Formatio reticularis	Extrapyra-midales Syndrom
Clopenthixol	2-chlor-9-[3-[4-(2-hydroxy-ethyl)-1-piperazinyl]-pro-pyliden]-thixanthen	Sordinol Ciatyl		Parkinson-sches Bild

Tabelle 9 *(Fortsetzung)*

Gruppe	Synthetische Formel	Marken-präparate	Wirkung	Extrapyra-midaler Effekt
e) Butyrophenonederivate				
Fluoro-butyro-phenon	4'-fluoro-4-[1-[4-hydroxy-4-(4'-chloro)-phenyl-piperidino]]-buty-ro-phenon	Haloperidol Serenase	Starke Hemmung des zentralen Nervensystems	Parkinsonsches Bild Tremor Akathisie Hyperkinesien
Trifluperidol	4'-fluoro-4-[4-hydroxy-4'-(3''-trifluoro-methyl)-phenyl]piperidino-butyrophenon	Triperidol	do.	do.
Methyl-peridol	1-(3-p-fluoro-benzoyl-propyl)-4-p-methyl-phenyl-4-hydroxy-piperidin	Luvatrène Mepirol	do.	do.
Haloanison	4'-fluoro-4-[1-[4-(2-methoxy)-phenyl]-piperazi-nyl]-butyrophenon	Sedalende Fluanisone	do.	do.
Benzperidol	[(4-fluoro-phenyl)-4-exo-4-butyl]-exo-2-dihydro-2-3-benzo-(α)-imidazo-lyl-4-piperidin	Frenactylx	do.	do.
Droperidol	1-[1-3-(p-fluoro-benzoyl-propyl) 1,2,3,6-tetra-hydro-4-pyridyl-3-benzimidazolinon	Inapsin	do.	do.

Nach Ayd [9] entwickelten von 3775 mit Neuroleptika der Phenothiazingruppe behandelten Patienten 1472 extrapyramidale Reaktionen: 21,2% hatten Akathisie, 15,4% Parkinsonismus und 2,3% Dyskinesie. Es bestand eine Korrelation zwischen absoluter Häufigkeit dieser Reaktionen und chemischer Struktur sowie der Dosis des gebrauchten Phenothiazinderivats. Akathisie und Parkinsonismus waren zweimal häufiger bei Frauen als bei Männern, aber Dyskinesie wurde doppelt so oft bei Männern beobachtet. Dyskinesie war häufiger zwischen dem 5. und 45. Lebensjahr, Akathisie zwischen dem 15. und 80. Dyskinesie erschien am frühe-

Tabelle 10. *Thymoleptika, welche einen Parkinsonismus als Nebenerscheinung hervorrufen können*
(Nach E. PERROTTET, Tables Psycholeptiques, Médecine et Hygiène, Genève, 71 pp., 1965)

Gruppe	Synthetische Formel	Markenpräparate	Wirkung	Extrapyramidaler Effekt
Dibenzoazepinderivate				
Imipramin	N-(γ-dimethyl-aminopropyl)-iminodibenzyl	Tofranil	Blockierung der Mono-amine	Parkinson-sches Bild
Trimeprimin	Dimethylamino-3′-methyl-2′-propyl-5-iminodibenzyl	Surmontil Stangyl	do.	Tremor Akathisie
Dibenzepin	5-methyl-10-β-dimethylamino-ethyl-10-11-di-hydro-11-oxo-5-dibenzo-(b.e.)(1,4.)-diazepin	Noveril	do.	Tremor
Opipramol	Dichlorhydrat des [(15 H-dibenzol (b.f.)azepin-5-yl)-3-propyl)-4-hydroxy-2-ethyl]-1-piperazin	Insidon	do.	Tremor
Amitriptylin	5-(dimethyl-amino-propyliden)-dibenzo-(a,d,)(1,4)-cyclo-heptadien	Horizon Tryptanol Elavil Tryptizol Saroten Laroxyl	do.	Tremor

sten, Akathisie etwas später und Parkinsonismus noch später.
Diese Reaktionen wurden nur bei neurologisch empfindlichen Patienten festgestellt. Es wurde berichtet (BRANDRUP [32]), daß die Patienten, die eine Hirnverletzung aufwiesen, leicht ein extrapyramidales Syndrom bei der Einnahme von neurologischen Mitteln entwickeln. MYRIANTHOPOULOS u. Mit. [164] bemerkten eine leicht erhöhte Häufigkeit von Parkinsonismus in der Verwandtschaft von Patienten, die grobe neuroleptische Reaktionen zeigten. AYD [8] ist der Meinung, daß diese Reaktionen bei älteren Leuten häufiger sind. Im allgemeinen ist das medikamentöse Parkinson-Syndrom nach Abstellung des Mittels reversibel, aber auch andauernde Störungen wurden beobachtet [u. a. 71, 210, 252].

Der Wirkungsmechanismus der verschiedenen Psycholeptika auf die Entwicklung eines Parkinson-Syndroms ist unbekannt. Es kann jedoch angenommen werden, daß diese Medikamente die Synthese der Neurohormone (Katecholamine?) auf der Höhe der Synapsen beeinflussen können.

Literatur

1. ABD EL NABY, S., and M. HASSANELIN, Neuropsychiatric manifestations of chronic manganese poisining. J. Neurol. Neurosurg. Psychiat. **28**, 282—288 (1965).
2. ALAJOUANINE, TH., R. THUREL et P. JARRIGE-LEMAS, Maladie de Parkinson postencéphalitique conjugale avec crises oculogyres. Rev. neurol. **61**, 394—398 (1934).
3. ALEXANDER, C., The fundamental types of histopathologic changes encountered in cases of athetosis and paralysis agitans. Res. Publ. Ass. nerv. ment. Dis. **21**, 334—493 (1942).
4. ALLAN, W.: Inheritance of the shaking palsy. Arch. intern. Med. **60**, 424—436 (1937).
5. ANDREN, H. E., Parkinsonism and pregnancy: the influence of presumed subclinical encephalitis in the production of the clinical syndrome. Bull. Los Angeles Neurol. Soc. **14**, 193—198 (1949).
6. ANTON, G., Traumatischer Parkinsonismus. Med. Klin. **1**, 132—137 (1934).
7. ARING, C. D., Prognosis in Japanese B encephalitis. Arch. Neurol. Psychiat. Chicago **62**, 759—765 (1949).
8. AYD, F. J. JR., Neuroleptics and extrapyramidal reactions in psychiatric patients. Rev. canad. Biol. **20**, 451—459 (1960).
9. AYD, F. J. JR., A survey of drug-induced extrapyramidal reactions. J. A. M. A. **175**, 1054—1060 (1961).
10. AYRES, J. C., and R. F. FEEMSTER, Sequelae of eastern equine encephalomyelitis. New Engl. J. Med. **240**, 960—962 (1949).
11. BALESTRIERI, A., Azione della cloropromazina e della reserpina sul sistema nervoso extrapiramidale. Arch. Psicol. Neurol. Psichiat. **17**, 483—496 (1956).
12. BARRÉ, J. A., D. PHILIPPIDÈS et STOEBER, Tumeur solide du troisième ventricule. Rev. neurol. **78**, 601—602 (1946).
13. BAUMANN, W., Parkinsonismus und Schädeltrauma. Münch. med. Wschr. **81**, 936—937 (1934).
14. BELL, J., and A. J. CLARK, A pedigree of paralysis agitans. Ann. Eugenica **1**, 455—462 (1926).
15. BELL, J., and A. J. CLARK, A pedigree of paralysis agitans. Z. ges. Neurol. Psychiat. **44**, 882 (1926).
16. BENEDEK, L., und K. CSÖRSZ, Heredofamiliarität bei Paralysis agitans. Dtsch. Z. Nervenheilk. **79**, 368—373 (1923).
17. BERGER, O., Paralysis agitans. 1882. Zit. nach H. GÜNTHER: Über Paralysis agitans. Dtsch. Z. Nervenheilk. **47**, 192—206 (1913).
18. BERINGER, K., Zur Frage des Intervalles zwischen akutem Stadium und Ausbruch eines Parkinsonismus bei Encephalitis epidemica. Nervenarzt **10**, 313—314 (1937).
19. BIDSTRUP, P. L., J. A. BONNELL, D. G. HARVEY, and S. COCKET, Chronic mercury poisoning in men repairing direct current meters. Lancet **2**, 856—861 (1951).

20. BING, R., Parkinsonismus, Paralysis agitans und Unfall. Schweiz. med. Wschr. **59**, 717—723 (1929).

21. BING, R., und R. STAEHELIN, Katamnestische Erhebungen zur Prognose der verschiedenen Formen von Encephalitis epidemica. Schweiz. med. Wschr. **52**, 142—144 (1922).

22. BLOCQ, P., et G. MARINESCO, Sur un cas de tremblement parkinsonien hémiplégique symptomatique d'une tumeur du pédoncule cérébral. Rev. neurol. **2**, 265—268 (1894).

23. BOGAERT, L. VAN, The thalamic and parkinsonian types of infundibular tumors. The occurrence of glycoregulators and so-called endocrine disorders. Arch. Neurol. Psychiat. Chicago **19**, 377—393 (1928).

24. BONDUELLE, M., G. GUIOT, et P. BOUYGUES, Tremblement d'attitude apparu au cours de l'évolution d'un volumineux méningiome de la faux. Amélioration après intervention. Rev. neurol. **85**, 377—380 (1951).

25. BOOTH, G., Psychodynamics in parkinsonism. Psychosom. Med. **10**, 144—147 (1948).

26. BORENSTEIN, P., M. DABBAH et G. BLES, A propos des syndromes extrapyramidaux dûs aux neuroleptiques et de leur correction. In: Neuro-Psychopharmacology **3**, 580—584 (1964).

27. BORGHERINI, A., Della paralisi agitante. Riv. sper. freniat. **15**, 1—49 (1889).

28. BORTHWICK, G. A., Sequelae of epidemic encephalitis. Clin. J. **60**, 510—524 (1931).

29. BOSTROEM, A., Zur Diagnose der Stirnhirntumoren. Dtsch. Z. Nervenheilk. **70**, 80—91 (1921).

30. BOUDIN, G., L. GAGNARD et C. VAILLANT, Tremblements toxiques. Rev. Prat. **15**, 4211—4216 (1965).

31. BOYER, J., et J. RODIED, Aspects neurologiques de l'intoxication professionnelle par le manganèse. Rev. neurol. **90**, 13—27 (1954).

32. BRANDRUP, E., Tetrabenacine treatment in persisting dyskinesia caused by psychopharmaka. Amer. J. Psychiat. **118**, 551—552 (1961).

33. BRANGER, F., Die familiäre Form der Paralysis agitans (ein Stammbaum aus Graubünden). Inaug. Diss. Zürich, 24 pp. Herisau: O. Stänz. 1953.

34. BRANGER, F., Une forme familiale de paralysie agitante dans une souche des Grisons. J. Génét. hum. **5**, 261—270 (1956).

35. BREDECK, J. F., G. O. BROUN, I. C. HEMPELMANN, J. F. McFADDEN, and H. I. SPECTOR, Follow-up studies of the 1933 St. Louis epidemic of encephalitis. J. A. M. A. **111**, 15—17 (1938).

36. BRISSAUD, E., Leçons sur les maladies nerveuses (Salpétrière 1894—1894). Recueillies et publiées par H. MEIGE. Paris: Masson. 1895.

37. BROMAN, T., Parkinson's syndrome, prevalence and incidence in Göteborg. Acta neurol. scand. **39**, suppl. 4, 95—101 (1963).

38. BRUETSCH, W. L., and M. DE ARMOND, The parkinsonian syndrome due to trauma. A clinico-anatomical study. J. nerv. ment. Dis. **81**, 531—547 (1935).

39. BRZEZICKI, E., Arb. neur. Inst. Wien **30**, 27 (1927); zit. nach KEHRER, F., Arch. Psychiat. Nervenkr. **91**, 187—268 (1930).

40. BRZEZICKI, E., Der Parkinsonismus symptomaticus. 4. Mitteilung: Über den Parkinsonismus bei Tumoren. Schweiz. Arch. Neurol. Psychiat. **25**, 56—88 (1930).

41. BUBENZER, H., Zur Frage der freien Intervalle beim postencephalitischen Parkinsonismus. Münch. med. Wschr. **86**, 573—575 (1939).

42. BURNELL, G. H., X disease. Med. J. Aust. **1**, 12—16 (1922).

43. CHRISTIANSEN, V., Sur la pathogenèse de la maladie de Parkinson. Rev. neurol. **37**, 605—609 (1921).

44. CLERICI e MEDEA, La malattia di Parkinson e l'eredo-familiarita. Boll. clin. scient. da Poliamb. di Milano 1899. Zit. in Rev. Neurol. **7**, 495—496 (1899).

45. COERS, C., F. KLEYNTJES et J. BRIHAYE, Syndrome parkinsonien d'origine tumorale. Acta neurol. belg. **11**, 737—765 (1952).

46. COHEN, L. H., Speech preservation and astasia-abasia following carbon monoxide intoxication. J. Neurol. Psychopath. **17**, 41—49 (1936).

47. COLE, J. O., and D. J. CLYDE, Extrapyramidal side effects and clinical response to the phenothiazines. Rev. canad. Biol. **20**, 565—574 (1961).

48. COLLINS, J., and L. J. J. MUSKENS, Clinical study of 24 cases of paralysis agitans with remarks on treatment of disease. New York Med. J. **70**, 41—46 (1899).

49. COOPER, I. S., Surgical occlusion of the anterior choroidal artery in parkinsonism. Surg. Gynec. Obstet. **99**, 207—219 (1954).

50. COUPER, J., On the effects of black oxyde of manganese when inhaled into the lungs. Brit. Ann. Med. Pharm. **1**, 41 (1837).

51. COURBON, P., Les syndromes parkinsoniens et les émotions de guerre. Rev. neurol. **37**, 581—583 (1921).

52. CRITCHLEY, M., Arteriosclerotic Parkinsonism. Brain **52**, 23—83 (1929).

53. CRITCHLEY, M., Observations on essential (heredo-familial) tremor. Brain **72**, 113—139 (1949).

54. CROUZON, O., Parkinsonisme traumatique. Presse méd. 1325—1327 (1929).

55. DASTUR, D. K., A family with three cases of Parkinson's syndrome. Indian J. med. Sci. **10**, 281—284 (1956).

56. DAVID, M., et P. REBUFFAT, Syndrome parkinsonien et méningiomes. Neurochirurgia **2**, 127—141 (1960).

57. DEGKWITZ, R., und O. LUXENBURGER, Das terminale extrapyramidale Insuffizienz- bzw. Defektsyndrom infolge chronischer Anwendung von Neurolepticis. Nervenarzt **36**, 173—175 (1965).

58. DEJONG, D., Parkinson's disease: statistics. J. Neurosurg. **24**, suppl., 149—155 (1966).

59. DELAY, J., P. DENIKER, A. BOURGUIGNON et T. LEMPERIERE, Complications d'allure extrapyramidale au cours des traitements par la chloropromazine et la réserpine (étude clinique et EMG). Encéphale **45**, 1039—1098 (1956).

60. DELAY, J., P. DENIKER, A. GREEN, et M. MORDRET, Le syndrome excito-moteur provoqué par les médicaments neuroleptiques. Presse méd. **65**, 1771—1774 (1957).

61. DELLAERT, R., R. NYSSEN et L. VAN BOGAERT, La paralysie agitante à caractère héréditaire et familial. J. belge Neurol. Psychiat. **37**, 747—751 (1937).

62. DE LISI, L., Sull'avvelenamento cerebrale cronico de manganese. Riv. Pat. nerv. ment. **54**, 349—387 (1939).

63. DENNY-BROWN, D., in: Parkinsonism and Its Treatment, chap. 3. DOSHAY, L. J., ed. Philadelphia: Lippincott. 1954.

64. DENNY-BROWN, D., The basal ganglia and their relation to disorders of movement, 144 pp. London: Oxford University Press. 1962.

65. DEREUX, J., Hérédité et maladie de Parkinson. Bull. Acad. nat. Méd. **133**, 117—119 (1949).

66. DEREUX, J., Hérédité et maladie de Parkinson. Rev. neurol. **108**, 48—49 (1963).

67. DIMITZ, L., und P. SCHILDER, Zur Symptomatologie der Stirnhirntumoren. Med. Klin. **18**, 273—277 (1922).

4 a*

68. DIMSDALE, H., Changes in the parkinsonian syndrome in the 20th. century. Quart. J. Med. **15**, 155—170 (1946).

69. DOSHAY, L. J., Parkinson's disease. J. A. M. A. **174**, 1962—1965 (1960).

70. DOSHAY, L. J., Twelve-Years survey of Parkinson morbidity. Geriatrics **17**, 219—228 (1962).

71. DRUCKMAN, R., D. SEELEINGER, and B. THULIN, Chronic involuntary movements induced by phenothiazines. J. nerv. ment. Dis. **135**, 69—76 (1962).

72. DUVOISIN, R. C., and M. D. YAHR, Encephalitis and Parkinsonism. Arch. Neurol. **12**, 227—239 (1965).

73. DUVOISIN, R. C., M. D. YAHR, M. D. SCHWEITZER, and H. B. MERRITT, Parkinsonism before and since the epidemic of encephalitis lethargica. Arch. neurol. **9**, 232—236 (1963).

74. EADIE, M. J., and J. M. SUTHERLAND, Arteriosclerosis in Parkinsonism. J. Neurol. Neurosurg. Psychiat. **27**, 237—240 (1964).

75. EADIE, M. J., J. M. SUTHERLAND, and R. L. DOHERTY, Encephalitis in etiology of parkinsonism in Australia. Arch. Neurol. **12**, 240—245 (1965).

76. ECONOMO, C. VON, Encephalitis lethargica. Wien. klin. Wschr. **30**, 581—587 (1917).

77. EDSALL, D. L., F. P. WILBUR, and C. K. DRINKER, The occurrence, course and prevention of chronic manganese poisoning. J. industr. Hyg. **1**, 183—193 (1919).

78. EISENLOHR, C., Zur Diagnose der Vierhügelerkrankungen. Jb. Hamb. Staatskrankenanstalten **1**, 71 (1896).

79. ERB, zit. nach KEHRER, F., Arch. Psychiat. Nervenkr. **91**, 187—268 (1930).

80. EWALD, Dtsch. Arch. Klin. Med. (1877), zit. nach WILSON, S. A. K., and S. COBB, J. Neurol. Psychopathol. **5**, 44—60 (1924).

81. FINLEY, K. H., Postencephalitis manifestations of viral encephalitides in viral encephalitides. W. FIELDS and R. J. BLATTNER ed., S. 69—94. Springfield, Ill.: Ch. C. Thomas. 1958.

82. FREYHAN, F. A., Psychomotilität, extrapyramidale Syndrome und Wirkungsweisen neuroleptischer Therapien (Chlorpromazine, Reserpine, Prochlorperazine). Nervenarzt **28**, 504—509 (1957).

83. FULTON, J. S., and A. N. BURTON, After effect of Western equine encephalomyelitis infection in man. Canad. med. Ass. J. **69**, 268—272 (1953).

84. GARCIN, R., M. R. KLEIN, M. KLIPPER et R. LE BOZEC, Hemisyndrome parkinsonien gauche par tumeur fronto-calleuse droite disparaissant complètement après ablation de celle-ci. Rev. neurol. **75**, 80—83 (1943).

85. GARCIN, R., et R. LAPLANE, Syndrome parkinsonien d'origine syphilitique. Régression presque totale et durable après traitement spécifique. Bull. Mém. Soc. méd. Hôp. Paris **11**, 531—533 (1935).

86. GARLAND, H. G., Parkinsonism. Brit. med. J. **1**, 153—155 (1952).

87. GARLAND, H. G., Some clinical aspects of Parkinsonism. Proc. roy. Soc. Med. **48**, 867—868 (1955).

88. GIANNELLI, A., Contributo allo studio delle neurobrucellosi. Emiparkinson parainfettivo a evoluzione cronica. Riv. Patol. Nerv. Mentale **80**, 1135—1152 (1959).

89. GOLDMAN, D., Parkinsonism and related phenomena from administration of drugs: their production and control under clinical conditions and possible relation to therapeutic effects. Rev. canad. Biol. **20**, 549—560 (1961).

90. GORDON, E. B., Carbon-monoxyde encephalopathy. Brit. med. J. **1**, 1232 (1965).

91. Goto, A., Follow-up study of Japanese B encephalitis. Psychiat. Neurol. Jap. **64**, 236—266 (1962).

92. Grant, W. T.: Brain tumor with parkinsonian manifestations: report of a case. Bull. Los Angeles Neurol. Soc. **8**, 139 (1943).

93. Grimberg, L., Paralysis agitans and trauma. J. nerv. ment. Dis. **79**, 14—27 (1934).

94. Grinker, R. R., Parkinsonism following carbon monoxyd poisoning. J. nerv. ment. Dis. **64**, 18—28 (1926).

95. Grossman, M., Sequels of acute epidemic encephalitis: study of 92 cases from one to three years after recovery. J. A. M. A. **78**, 959—962 (1922).

96. Guenther, H., Über paralysis agitans. Dtsch. Z. Nervenheilk. **47**, 192—206 (1913).

97. Guillain, G., Le syndrome parkinsonien d'origine syphilitique. Progrès méd. **23**, 978—981 (1935).

98. Guillain, G., et C. Michaux, Syndrome parkinsonien par mésencéphalite syphilitique. Rev. neurol. **61**, 70—73 (1934).

99. Guttmann, E., Beobachtungen bei Chorea minor. Z. ges. Neurol. Psychiat. **107**, 584—617 (1927).

100. Haase, H. J., Psychiatrische Erfahrungen mit Megaphen (Largactil) und dem Rauwolfia alkaloid Serpasil unter dem Gesichtspunkt des psychomotorischen Parkinsonsyndroms. Nervenarzt **26**, 507—510 (1955).

101. Hall, A. J., Encephalitis lethargica. Lancet 1, 731—734 (1923).

102. Hall, A. J., R. B. Jackson, and J. M. Swain, Neurotoxic reactions resulting from chlorpromazine administration. J. A. M. A. **161**, 214—218 (1956).

103. Hanau, R., Clinical contribution to the knowledge of the extrapyramidal syndrome caused by neuroplegics. Riv. Pat. Nerv. Ment. 84, 76—88 (1963).

104. Harris, J. S., and H. A. Cooper, Late results of encephalitis lethargica. Med. Press Circular **194**, 12—14 (1937).

105. Haymaker, W., In: The Shaking Palsy, H. Elliott and B. Nashold, ed. Montreal: McGill University Press. 1959.

106. Henner, K., Klinicky obraz uzdravenych kteri prodelali Roznavskov obdobi od Unora 1952. In: Epidemia Encefalitidy v Roznovskom Prirodnom ohnisku Nakaz, Slovenska Akademia Vied Bratislava, 64—83 (1954).

107. Heyde, W., Zur Frage des traumatischen Parkinsonismus, zugleich ein Beitrag zur Kenntnis extrapyramidal-motorischer Störungen nach Hirnverletzungen. Arch. Psychiat. **97**, 600—643 (1932).

108. Hiller, F., Über die krankhaften Veränderungen im Zentralnervensystem nach Kohlenoxydvergiftung. Z. ges. Neurol. Psychiat. **93**, 594—646 (1924).

109. Hippius, H., Therapeutisch unerwünschte Wirkungen der modernen Psychopharmaka. Internist 1, 453—460 (1960).

110. Hoffmann, H., und F. Wohlwill, Parkinsonismus und Stirnhirntumor. Z. ges. Neurol. Psychiat. **79**, 422—432 (1922).

111. Holt, W. L. jr., Epidemic encephalitis: follow-up study of 266 cases. Arch. Neurol. Psychiat. Chicago 38, 1135—1144 (1937).

112. Hunt, E. L., and J. R. Lisa, Frontal lobe tumor: a case simulating epidemic encephalitis, with Parkinson's syndrome. J. A. M. A. **89**, 1674—1675 (1927).

113. Jacksch, R. von, Über Mangantoxikosen und Manganophobie. Münch. med. Wschr. **54**, 969—972 (1907).

114. Jakob, A., 1923, zit. nach Kehrer, F. Arch. Psychiat. Nervenkr. **91**, 187—268 (1930).

115. Jensch, K., Untersuchungen über die prämorbide Persönlichkeit Encephalitis epidemica-Kranker und die genealogische Zusammensetzung ihrer engeren biologischen Familie. Z. ges. Neurol. Psychiat. **168**, 183—213 (1940).

116. Jentzer, A., et G. de Morsier, Hémiparkinsonisme droit posttraumatique. Schweiz. Arch. Neurol. Psychiat. **53**, 425 (1944) et **60**, 388 (1947).

117. Jones, A. B., and G. S. Bozalis, 1937 St. Louis epidemic of encephalitis: follow-up studies. Missouri State Med. Ass. **37**, 5—7 (1940).

118. Kaufmann, J., Parkinsonisme pouvant induire en erreur dans le diagnostic de méningiomes. Schweiz. Arch. Neurol. Psychiat. **59**, 196—207 (1947).

119. Kehrer, F., Über das erbliche Zittern und die Bedeutung von Langlebigkeit, Kinderreichtum und Zwillingsgeburten in Sippen mit heredodegenerativen Nervenleiden. Dtsch. Z. Nervenheilk. **114**, 165—208 (1930).

120. Kehrer, F., Der Ursachenkreis des Parkinsonismus (Erblichkeit, Trauma, Syphilis). Arch. Psychiat. Nervenkr. **91**, 187—268 (1930).

121. Keschner, N., and P. Sloane, Encephalitic, idiopathic and arteriosclerotic Parkinsonism. Arch. Neurol. Psychiat. Chicago **25**, 1011—1041 (1931).

122. Klaue, R., Parkinsonsche Krankheit (Paralysis agitans) und postencephalitischer Parkinsonismus. Arch. Psychiat. Nervenkr. **111**, 251—321 (1940).

123. Klippel, M., et J. Lhermitte, Syndrome parkinsonien. In: Nouveau Traité de Médecine, Roger-Vidal-Teisser, fasc. **19**, 196—229 (1925).

124. Koppandy, A., Hemiparkinsonismus beim Gliom der Stammgangliengegend. Mschr. Psychiat. Neurol. **109**, 103—107 (1944).

125. Krabbe, K. H., and C. J. Munch-Petersen, Angioblastic meningeom with symptoms of Parkinsonism. Confin. neurol. **2**, 312—319 (1939).

126. Kuckens, H., Über Heredofamiliarität bei Paralysis agitans. Klin. Wschr. **4**, 2289—2291 (1925).

127. Kurland, L. T., Epidemiology: incidence, geographic distribution and genetic considerations. In: Pathogenesis and Treatment of Parkinsonism. W. S. Field ed., 5—49 pp. Springfield, Ill.: Ch. C. Thomas. 1958.

128. Kurland, L. T., and R. W. Darrel, Epidemiologic and genetic characteristics of Parkinsonism. Int. J. Neurol. **2**, 11—24 (1961).

129. Lafora, G. R., Familiäre Paralysis agitans. Z. ges. Neurol. Psychiat. **43**, 853 (1926).

130. Lange, J., Encephalitis epidemica. In: Handbuch der Inneren Medizin, **6**, 528 (1939).

131. Lefebvre, J., Parkinson et vaccinations (mixtes et jénériennes). Acta neurol. psychiat. belg. **50**, 131—140 (1950).

132. Lenz, F., Die krankhaften Erbanlagen. In: Menschliche Erblehre, Baur-Fischer-Lenz, Bd. I, S. 516. München: J. F. Lehmanns. 1936.

133. Leonhard, K., Lange Intervalle zwischen akuter Encephalitis epidemica und dem parkinsonistischen Folgezustand. Nervenarzt **10**, 568—569 (1937).

134. Leonhardt, W., Hirntrauma und extrapyramidale Erkrankungen. Fortschr. Neurol. Psychiat. **21**, 341—354 (1953).

135. Leroux, P. D., Contribution a l'étude des causes de la paralysie agitante. Thèse méd. Paris, 1880.

136. Lessel, S., A. Hirano, J. Torres, and L. T. Kurland, Parkinsonism-dementia complex. Arch. Neurol. **7**, 377—385 (1962).

137. Levy, G., Contribution à l'étude des manifestations tardives de l'encéphalite épidémique. Thèse méd. Paris, 1922.

138. Lewy, F. H., Zur pathologischen Anatomie der Paralysis agitans. Dtsch. Z. Nervenheilk. **50**, 50—55 (1913).

139. Lhirondel, G., Antécédents et causes de la maladie de Parkinson. Thèse méd. Paris, 1883.

140. Lindenberg, R., Die Schädigungsmechanismen der Substantia nigra bei Hirntraumen und das Problem des posttraumatischen Parkinsonismus. Dtsch. Z. Nervenheilk. 185, 637—663 (1964).

141. Lomas, J., R. H. Boardman, and M. Markowe, Complications of chlorpromazine therapy in 800 mental hospital patients. Lancet 1, 1144—1147 (1955).

142. Lundborg, H., Medizinisch-biologische Familienforschungen innerhalb eines 2232köpfigen Bauerngeschlechtes in Schweden (Provinz Bleckinge). Jena 1913, zit. nach Mjönes, H. Acta Psychiat. Scand., suppl., 54, 1—195 (1949).

143. Maier, H. W., Über traumatischen Parkinsonismus. Klin. Wschr. 5, 1827—1830 (1926).

144. Main, T. F., Post-traumatic Parkinsonism and the effect of atropine. Brit. med. J. 1, 170 (1938).

145. Margulies, M. E., Parkinsonism and brain tumors. J. nerv. ment. Dis. 117, 550—551 (1953).

146. Margulies, M. E., and W. R. Slade jr., Parkinsonism produced by brain tumors. N. Y. St. J. Med. 63, 801—804 (1962).

147. Marie, P., et J. A. Barre, zit. nach Klaue, R. Arch. Psychiat. Nervenkr. 111, 251—321 (1940).

148. Marinesco, G., Ann. Med. 18, 327 (1925); zit. nach F. Kehrer, Arch. Psychiat. Nervenkr. 91, 187—268 (1930).

149. Marinesco, G., et S. Draganesco, Sur un cas de parkinsonisme infantile au cours de la maladie de Heine-Medin. Rev. neurol. 50, 165—168 (1928).

150. Matzke, H. A., and A. B. Baker, Poliomyelitis: IV. Study of midbrain. Arch. Neurol. Psychiat. Chicago 65, 1—15 (1951).

151. Mawdsley, C., and F. R. Ferguson, Neurological disease in boxers. Lancet 11, 795—801 (1963).

152. Mella, H., The experimental production of basal ganglion symptomatology in Macacus rhesus. Arch. Neurol. Psychiat. Chicago 11, 405—417 (1924).

153. Mendel, K., Die Paralysis agitans. Berlin 1911, zit. nach F. Kehrer, Arch. Psychiat. Nervenkr. 91, 187—268 (1930).

154. Meyer, B., Encephalitis after measles with severe parkinsonian rigidity: recovery. Brit. med. J. 1, 508 (1943).

155. Meyer, H. H., Zur Frage möglicherweise irreversibler Störungen bei Psychopharmakotherapie. Arch. Psychiat. Nervenkr. 208, 345—359 (1966).

156. Mjönes, H., Paralysis agitans: a clinical and genetic study. Acta Psychiat. Scand., suppl., 54, 1—195 (1949).

157. Mjönes, H., Hereditary extrapyramidal disease. Acta neurol. scand., suppl. 4, 39, 108—118 (1963).

158. Moersh, F. P., Tumors of the frontal lobe presenting a parkinsonian syndrome. Minnesota Med. 2, 734 (1928).

159. Morsier, G. de, Parkinsonisme consécutif à une lésion traumatique du noyau rouge et du locus niger. La dégénérescence du faisceau central de la calotte. Psychiat. Neurol. Basel 139, 60—84 (1960).

160. Moser, K., Zur versorgungs und versicherungsrechtlichen Beurteilung und Begutachtung organischer Nervenkrankheiten (multiple Sklerose, amyotrophische Lateralsklerose, Syringomyelie, Parkinsonismus). Arch. Psychiat. Nervenkr. 91, 411—449 (1930).

161. Mulder, D. W., M. Parrott, and M. Thaler, Sequelae of Western equine encephalitis. Neurology 1, 318—327 (1951).

162. MUNCH-PETERSON, S., Effects of chlorpromazine (largactil) and reserpine (serpasil) within the field of neurology. Acta Psychiat. Neurol. Scand., suppl., 108, 269—280 (1956).

163. MUSELLA, R., and A. R. ELVIDGE, Parkinsonian-like syndrome caused by cyst in posterior fossa. Report of a case. J. Neurosurg. 21, 62—65 (1964).

164. MYRIANTHOPOULOS, N. C., A. A. KURLAND, and L. T. KURLAND, Hereditary predisposition in drug-induced parkinsonism. Arch. Neurol. 6, 5—9 (1962).

165. NAGEL, (1938), zit. nach R. KLAUE, Arch. Psychiat. Nervenkr. 111, 251—321 (1940).

166. NAGENDRANATH, Comptes-Rendus, 4. Congrès Neurologique Intern. 3, 405. Paris: Masson. 1949.

167. NAGGY, M., Familiäres Vorkommen der Parkinson-Krankheit. Argyll-Robertson Symptom bei Parkinson. Mschr. Psychiat. Neurol. 91, 179—184 (1935).

168. NAVILLE, F., Les séquelles de l'épidémie d'encéphalite de 1918—1921 à Genève. Etude de 54 cas. Rev. méd. Suisse rom. 43, 1—27 (1923).

169. NAVILLE, F., et G. DE MORSIER, Traumatismes et syndromes parkinsoniens. Ann. Méd. lég. 12, 1—60 (1932).

170. NAYRAC, LAINE, et FONTAN, Hémiparkinson par gliome temporal controlatéral. Rev. neurol. 79, 453—455 (1947).

171. NEGRO, M. F., Les syndromes parkinsoniens par intoxication sulfocarbonée. Rev. neurol. 54, 518—522 (1930).

172. NETTER, A., Les relations entre l'encéphalite léthargique et la maladie de Parkinson. Rev. neurol. 37, 573—575 (1921).

173. NICHOLSON, A. N., and E. A. TURNER, Parkinsonism produced by parasagittal meningiomas. J. Neurosurg. 21, 104—113 (1964).

174. ODY, F., Tumours of the basal ganglia. Arch. Neurol. Psychiat. Chicago 27, 249—269 (1932).

175. O'HARA, V. S., Extrapyramidal reactions in patients receiving prochlorperazine. New Engl. J. Med. 259, 826—828 (1958).

176. OLIVER, L. C., Parkinson's disease and its surgical treatment, 87 pp. London: H. K. Lewis. 1953.

177. OLIVER, L. C., Parkinsonism due to mid-brain compression. Lancet 2, 817—819 (1959).

178. OTA, Y., S. MIYOSHI, O. UEDA, T. MUKAI, and A. MAEDA, Familial paralysis agitans juvenilis. A clinical, anatomical and genetic study. Folia Psychiat. Neurol. Jap. 12, 112—121 (1958).

179. OTTONELLO, P., La sindrome achinetico-ipertonica nei tumori del lobo frontale. Riv. Pat. nerv. ment. 45, 1—17 (1935).

180. PALLIS, G. A., and R. J. FUDGE, Neurological complications of Behcet's syndrome. Arch. Neurol. Psychiat. Chicago 75, 1—14 (1956).

181. PALMER, R. J., and K. H. FINLEY, Sequelae of encephalitis: report of study after California epidemic. Calif. Med. 84, 98—100 (1956).

182. PAOLOZZI, C., e G. TEDESCHI, Sindrome parkinsoniana de anatoma subdurale regredita dopo l'intervento. Acta Neurol., Napoli 17, 557—559 (1962).

183. PAPO, I., Sindromi achinetico-ipertoniche da tumor frontale. Chirurgia (Milano) 10, 145—157 (1955).

184. PARKER, H. L., Tumors of the brain simulating epidemic encephalitis and involving the third ventricle, the fourth ventricle and the basal ganglia. J. nerv. ment. Dis. 58, 1—24 (1923).

185. Parkinson, J., An essay on the shaking palsy. London: Sherwood, Neely and Jones. 1817. Reprinted in: A. J. Ostheimer, A bibliographic note on "an essay on shaking palsy" by James Parkinson, M.D., Arch. Neurol. Psychiat. Chicago 7, 681—710 (1922).

186. Patrick, H. T., and D. M. Levy, Parkinson's disease: a clinical study of 146 cases. Arch. Neurol. Psychiat. Chicago 7, 711—720 (1922).

187. Paulian, D. E., Syndrome parkinsonien par balle intracrânienne. Sem. Hôp. Paris 2, 83 (1928).

188. Pentschew, A., Regrouping of the extrapyramidal diseases as suggested by manganese encephalopathy. J. Neurosurg. 24, suppl., 255 (1966).

189. Perrottet, E., Tables Psycholeptiques, 71 pp. Genève: Médecine et Hygiène. 1965.

190. Pescetto, G., Nuovi aspetti dell'ereditarieta nel morbo di Parkinson. Riv. Neurobiol. 4, 611—614 (1957).

191. Petit-Dutaillis, D., et B. Pertuiset, Les méningiomes de la faux du cerveau. Neuro-Chirurgie 1, 137—152 (1955).

192. Pieper, S. J. jr., and L. T. Kurland, Sequelae of Japanese B and mumps encephalitis: recent following of patients affected in 1947—1948 epidemia on Guam. Amer. J. Trop. Med. 7, 481—490 (1958).

193. Pires, W., Parkinsonisme par neuro-récidive. Rev. Neurol. 64, 767—772 (1935).

194. Poirier, J., Etiologie des syndromes extrapyramidaux. Concours Médical 87, 987—996 (1965).

195. Pollock, M., and R. W. Hornabrook, The prevalence, natural history and dementia of Parkinson's disease. Brain 89, 422—448 (1966).

196. Pomme, B., et R. Liegois, Au sujet de l'étiologie traumatique du syndrome parkinsonien. Rev. neurol. 58, 224—229 (1931).

197. Poskanzer, D. C., and R. S. Schwab, Studies in the epidemiology of Parkinson's disease predicting its disappearance as a major clinical entity by 1980 Trans. amer. neurol. Ass. 86, 234—245 (1961).

198. Poskanzer, D. C., and R. S. Schwab, Cohort analysis of Parkinson's syndrome: evidence for a single etiology related to subclinical infection about 1920. J. chron. Dis. 16, 961—973 (1963).

199. Radovici, A., et R. Papazian, Parkinsonisme par intoxication oxycarboneuse. Altérations hémorragiques du cerveau dans l'intoxication oxycarboneuse aiguë. Bull. Soc. méd. Hôp. Bucarest 21, 164—167 (1939).

200. Riggs, N., and K. H. Finley, Sequelae of Western encephalitis and St. Louis encephalitis. Cal. Vector Views 7, 35—41 (1960).

201. Rodd, A. G., Epidemic encephalitis: proportion of permanent recoveries. Brit. med. J. 1, 615—616 (1927).

202. Roth, R. L., and J. Bebin, Cerebral hemispheric tumors and extrapyramidal signs and symptoms. Neurology 8, 277—284 (1958).

203. Roussy, G., et L. Cornil, Maladie de Parkinson et émotion. Rev. neurol. 37, 578—581 (1921).

204. Ruggieri, I., Il periodo di incubazione del Parkinsonismo encefalitico e rilievi statistici su 1200 encefalitici cronici. Riv. Int. Norv. Mont. 60, 140—178 (1942).

205. Runge, W., Die Erkrankungen des extrapyramidalen motorischen Systems. Ergebn. inn. Med. Kinderheilk. 26, 351—511 (1924).

206. Samiy, E., Chronic subdural haematoma presenting a parkinsonian syndrome. J. Neurosurg. 20, 903 (1963).

207. SANDS, J. J., The type of personality suspectible to Parkinson's disease. J. Mt. Sinai Hosp. **9**, 792—795 (1942).

208. SAUTER, E., Zum Schicksal der Encephalitiker: katamnestische Untersuchungen der an der akuten Encephalitis lethargica erkrankten und an der Zürcher medizinischen Klinik hospitalisierten Patienten. Schweiz. med. Wschr. **64**, 464—469 (1934).

209. SCARPALEZOS, S., Sur la notion d'hérédité similaire dans la maladie de Parkinson. Données statistiques sur 626 cas d'états parkinsoniens. Rev. neurol. **80**, 184—203 (1948).

210. SCHMIDT, W. R., and L. W. JARCHO, Persistent dyskinesias following phenothiazine therapy. Arch. Neurol. **14**, 369—377 (1966).

211. SCHULTE, W., Zur Frage des traumatischen Parkinsonismus. Z. ges. Neurol. Psychiat. **168**, 669—678 (1940).

212. SCHUSTER, P., Kann ein Stirnhirntumor das Bild der Paralysis agitans hervorrufen? Zugleich ein Beitrag zur Anatomie der Paralysis agitans. Z. ges. Neurol. Psychiat. **77**, 1—24 (1922).

213. SCHWAB, R. S., Discussion paper of L. T. KURLAND. In: Pathogenesis and Treatment of Parkinsonism, W. S. FIELD ed., S. 44—46. Springfield, Ill.: Ch. C. Thomas. 1958.

214. SCHWAB, R. S., L. J. DOSHAY, H. GARLAND, P. BRADSHAW, E. GARVEY, and B. CRAWFORD, Shift to older age distribution in Parkinsonism. Neurology **6**, 783—790 (1956).

215. SCIARRA, B., and B. E. SPROFKIN, Symptoms and signs referable to the basal ganglia in brain tumours. Arch. Neurol. Psychiat. Chicago **69**, 450—461 (1953).

216. SCOTT, M., Parkinsonian-like tremor and cogwheel rigidity in a child secondary to massive ependymoma of the frontal lobe and the caudate nucleus: prefrontal lobectomy, with cessation of tremor and rigidity. Arch. Neurol. Psychiat. Chicago **57**, 649—651 (1947).

217. SCOTT, T. R., and M. G. NETSKY, The pathology of Parkinson's syndrome: a critical review. Int. J. Neurol. **2**, 51—60 (1961).

218. SELKBACH, M., Paralysis agitans, Parkinsonismus und Trauma. Mschr. Psychiat. Neurol. **86**, 37—49 (1933).

219. SHILLITO, F. H., C. R. DRINKER, and T. J. SHAUGHNESSY, The problem of nervous and mental sequelae in carbon monoxyde poisoning. J. A. M. A. **106**, 669—674 (1936).

220. SHIRAKI, H., A. GOTO et H. NARABAYASHI, Le passé et présent de l'encéphalitie japonaise au Japon. Rev. neurol. **108**, 393—396 (1963).

221. SHUMAN, J. S., Paralysis agitans developing during reserpine therapy. J. A. M. A. **158**, 73 (1955).

222. SIEHR, P., Zwei Fälle von Paralysis agitans in jugendlichem Alter. Diss. Königsberg, 1899.

223. SIGWALD, J., et PH. RAVERDY, Maladie de Parkinson et syndromes parkinsoniens. Neurologie, ed. Encycl. méd. chir. Paris, 17062 A[10], p. 10, 1962.

224. SIGWALD, J., D. BOUTTIER, et S. COURVOISIER, Les accidents neurologiques des médicaments neuroleptiques. Rev. neurol. **100**, 553—595 (1959).

225. SIMPSON, G. M., D. AMUSO, J. H. BLAIR, and T. FARKAS, Phenothiazine produced extrapyramidal system disturbances. Arch. gen. Psychiat. **10**, 199—308 (1964).

226. SIRNES, T. B., Drug induced extrapyramidal reactions. Acta neurol. scand. **39**, suppl. 4, 209—217 (1963).

227. SMALL, J. M., zit. nach L. C. OLIVER in Parkinson's Disease and Its Surgical Treatment, S. 3. London: H. K. Lewis. 1953.

228. Souques, A., Rapport sur les syndromes parkinsoniens. Rev. neurol. **37**, 534—573 (1921).

229. Souques, A., Emotions et paralysie agitante. Rev. neurol. **37**, 575—578 (1921).

230. Sourate, V., Du syndrome parkinsonien au cours de l'intoxication chronique par le manganèse. Rev. neurol. **61**, 678—687 (1934).

231. Spellman, G. G., Report of familial cases of parkinsonism. Evidence of a dominant trait in a patient's family. J. A. M. A. **179**, 372—374 (1962).

232. Steck, H., Le syndrome extrapyramidal et diencéphalique au cours des traitements au Largactil et au Serpasil. Ann. med. psychol. **2**, 737—744 (1954).

233. Steck, H., Le syndrome extrapyramidal dans les cures de chloropromazine et de Serpasil, sa symptomatologie clinique et son rôle thérapeutique. Encéphale **45**, 1083—1089 (1956).

234. Stern, A., Latenter Parkinsonismus (mit Dranghandlungen und Blickkrämpfen), ausgelöst durch Largactil. Psychiat. Neurol. Basel **139**, 289—293 (1960).

235. Stewart, P., Paralysis agitans with an account of a new symptom. Lancet **2**, 1258—1260 (1898).

236. Strang, R. R., The ABO-blood-group distribution of 450 swedish patients with Parkinson's disease. Neurology **16**, 1051—1052 (1966).

237. Strong, G., Parkinson's syndrome following severe herpes ophthalmicus. Brit. med. J. **1**, 533 (1952).

238. Tolosa, E., J. Vilato et P. Fuenmayor, Parkinsonisme tumoral. Neuro-Chirurgie **12**, 555—560 (1966).

239. Tyndel, M., Zur Frage der Intervalle zwischen Encephalitis und Beginn des postencephalitischen Parkinsonismus. Nervenarzt **11**, 305—306 (1938).

240. Uhrbrand, L., and A. Faurbye, Reversible and irreversible dyskinesia after treatment with perphenazine, chlorpromazine, reserpine and electroconvulsive therapy. Psychopharmacologica **1**, 408—418 (1960).

241. Urechia, C. I., La syphilis peut-elle reproduire le syndrome de Parkinson? Rev. neurol. **37**, 584—587 (1921).

242. Urechia, C. I., Hémisyndrome parkinsonien produit par une tumeur des noyaux de la base. Rev. neurol. **35**, 925—926 (1928).

243. Van Eck, J. H. M., Parkinsonism as a misleading brain tumor syndrome. Psychiat. Neurol. Neurochir. **64**, 109—123 (1961).

244. Wadia, N., and E. Williams, Behcet's syndrome with neurological complications. Brain **80**, 59—71 (1957).

245. Walker, G. F., Parkinsonism following peripheral trauma. Brit. med. J. **2**, 65 (1937).

246. Walker, A. E., and S. Jablon, A follow-up study of head wounds in World War II. V. A. Medical Monograph, 202 pp. Washington, D. C.: U. S. Government Printing Office. 1961.

247. Walters, J. H., Postencephalitic Parkinson after meningoencephalitis due to coxsackie virus group B type. New Engl. J. Med. **263**, 744—747 (1960).

248. Warembourg, H., Syndrome parkinsonien: séquelle d'une poliomyélite aigue à forme d'encéphalitie léthargique chez un enfant de 20 mois. Sem. Hôp. Paris **38**, 2299—2307 (1962).

249. Weigert, Die Inkubationszeit des postencephalitischen Parkinsonismus. Berlin: Thesis. 1937.

250. Wende, S., Parkinson-Syndrom nach Toxoplasmen-Encephalitis. Nervenarzt **25**, 297—298 (1954).

251. Wenderowic, E., Zur Symptomatologie und Diagnostik der epidemischen Encephalitis. Arch. Psychiat. **70**, 427—451 (1924).

252. WERTHEIMER, J., Syndromes extrapyramidaux permanents consécutifs à l'administration prolongée de neuroleptiques. Schweiz. Arch. Neurol. Psychiat. **95**, 120—173 (1965).
253. WEXBERG, E., Beiträge zur Klinik und Anatomie der Hirntumoren. Z. Neurol. Psychiat. **71**, 76—134 (1921).
254. WILLING, H., Über die Erblichkeit der Parkinsonschen Krankheit. Z. ges. Neurol. Psychiat. **90**, 501 (1938).
255. WILSON, A. K., A case of Parkinsonian syndrome with Argyll-Robertson pupils and positive Wassermann reaction. Disappearance of tremor after hemiplegia. Brain **47**, 247 (1924).
256. WILSON, S. A. K., and S. COBB, Mesencephalitis syphilitica. J. Neurol. Psychopath. **5**, 44—60 (1924).
257. WITZLEBEN, H. D., Intervalle zwischen akuter Erkrankung an Encephalitis epidemica und erstem Auftreten parkinsonistischer Erscheinungen. Nervenarzt **10**, 566—567 (1937).
258. WOLF, A., In: Parkinsonism and Its Treatment. L. J. DOSHAY ed., S. 35. Philadelphia: Lippincott. 1954.
259. WREDE, J., Über hereditären Parkinsonismus. Arch. Psychiat. Nervenkr. **104**, 597—610 (1936).
260. WRIGHT, A. D., Parkinsonism secondary to cerebral tumours. J. Neurol. Neurosurg. Psychiat. **20**, 71—72 (1957).
261. ZEITLER, F., und H. NOETZEL, Über die Beteiligung des Nucleus niger bei Poliomyelitis und das Vorkommen von Parkinson-Symptomen. Beitr. Path. Anat. **128**, 1—11 (1963).
262. ZIEGLER, L. H., Follow-up studies on persons who have had epidemic encephalitis. J. A. M. A. **91**, 138—141 (1928).

V. Pathologie

Das anatomische Substrat der Parkinsonschen Krankheit wurde im muskulären, endokrinen und nervösen System gesucht und in jedem glaubte man, es gefunden zu haben. Drei pathogenetische Theorien wurden in der Vergangenheit daraus formuliert:

A. Muskelläsionen

BLOCQ (siehe SOUQUES [65]) beobachtete in den Muskeln der Parkinson-Kranken Veränderungen, welche er als primär betrachtete. Er unterstützte eine myopathische Theorie der Parkinsonschen Krankheit und näherte diese Krankheit jener von THOMSEN an. In der Folge wurden diese muskulären Veränderungen als unbeständig und banal bezeichnet, und es wurde festgestellt, daß die myopathische Theorie auf keiner soliden Grundlage beruht.

B. Läsionen der endokrinen Drüsen

Endokrine Veränderungen wurden als Ursache der Parkinsonschen Krankheit vorgeschlagen. Die Schilddrüse und die Beischilddrüse wurden zur Verantwortung gezogen. Daher wurden therapeutische hormonale oder chirurgische Versuche gemacht. Diese Theorie wird seit langem nicht mehr vertreten.

C. Läsionen des Nervensystems

In praktisch allen Teilen des Nervensystems wurden Läsionen gefunden, welche als Ursache der Parkinsonschen Krankheit in Betracht gezogen wurden.

Die erste Autopsie eines Parkinson-Kranken wurde von OPPOLZER in Wien im Jahre 1861 [57] beschrieben. Im rechten Thalamus opticus fand er eine apoplektische erbsgroße Zyste. MEYNERT [55] schilderte 1871 einen Fall von starkem Hemitremor, in welchem eine Schrumpfung des Corpus striatum auf der Gegenseite festgestellt wurde. BRISSAUD [12] schlug Ende des letzten Jahrhunderts vor, daß eine Läsion des Locus niger wohl das anatomische Substrat der

Parkinsonschen Krankheit sein könnte. Er stützte seine Theorie auf den Fall von Blocq und Marinesco [10], welche ein Tuberkulom der Substantia nigra bei einem Parkinson-Kranken beschrieben. Brissaud meinte, daß die Paralysis agitans auf eine vaskuläre Läsion dieses Gebietes zurückzuführen sei. Hunt [37, 38] schilderte Atrophien der Ganglienzellen im Corpus striatum. C. und O. Vogt [70] betrachteten die Anatomopathologie der Paralysis agitans als ein Ganzes unter der Bezeichnung „Status desintegrationis" und beschrieben drei Haupttypen von Veränderungen in den basalen Gan-

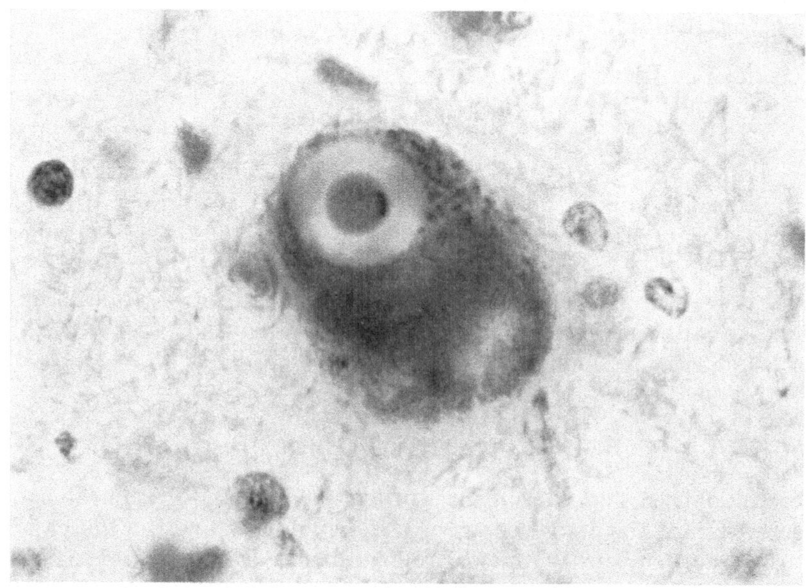

Abb. 1. M. T., 49 J. — Genuiner Morbus Parkinson. Ganglienzellen des Locus coeruleus mit großen, konzentrisch geschichteten Lewy-Körpern. Zellkern am unteren Zellrand etwas unscharf
Luxol fast blue-Nissl. Vergrößerung etwa 2000fach
(Bild aus Forschungsabteilung der Neurologischen Universitätsklinik, Kantonsspital, Zürich, Dir. Prof. Dr. F. Lüthy, Fall 3075)[1]

glien. Bielschowski [9] stimmte in der Hauptsache mit Vogt überein. Jelgersma [39] stellte eine Blässe der Ansa lenticularis fest, was in der Folge bestätigt wurde. Für Alexander [3] und Davison [15] können die Läsionen entweder auf die Substantia nigra oder auf den Globus pallidus oder auf beide, mit oder ohne Beteilung des Thalamus oder Hypothalamus, begrenzt werden. Martin be-

---

[1] Für die freundliche Überlassung der Abbildungen 1 und 2 sind wir Herrn Kollegen J. Ulrich sehr dankbar.

steht auf den Läsionen des Globus pallidus [49] und meint vor allem, daß die Rigidität auf die Degeneration des Putamens zurückzuführen sei [50].

LEWY [43, 44, 45] beschrieb 1913 sphärische Körper bei der Parkinsonschen Krankheit (Abb. 1). In der Folge wurden diese Körper von einzelnen Autoren für das Parkinson-Syndrom als pathognomonisch angenommen und unter dem Namen Lewy-Körper beschrieben. LAFORA [42] unterschied diese Körper von anderen amyloiden Körpern.

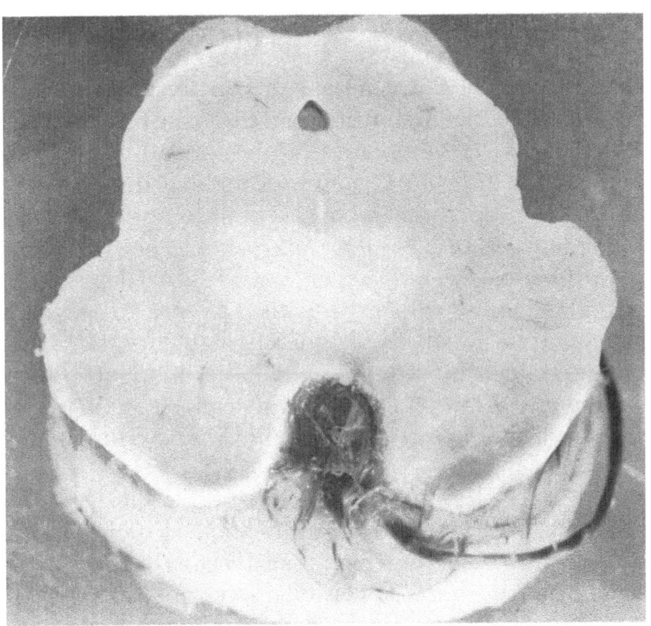

Abb. 2. J. N., 72 J. — Parkinsonismus, wahrscheinlich postenzephalitisch. Mittelhirn. Vollständiger Verlust des Pigments der Substantia nigra
(Bild aus Forschungsabteilung der Neurologischen Universitätsklinik, Kantonsspital, Zürich, Dir. Prof. Dr. F. LÜTHY, Fall 2693)[1]

Die Rolle der Substantia nigra in der Parkinsonschen Krankheit erhielt ihre vollständige Bestätigung erst mit den Studien von TRETIAKOFF [67, 68] im Jahre 1919. Die Forschungen dieses Autors, welche im Laboratorium von PIERRE MARIE durchgeführt wurden, stützten sich auf 9 Fälle von beidseitiger und einen Fall von einseitiger Paralysis agitans. In allen Fällen fand er Läsionen im Locus niger: beidseitig in den ersten 9 und einseitig auf der Gegenseite im letzten. Pigmentverlust (Abb. 2), Schwellung der Zellen mit exzentrischen Kernen, Hypertrophie und Bruchstücke von intra-

nukleären Neurofibrillen, klumpige Entartung und Zellen mit zwei
Kernen wurden beschrieben. Lewy-Körper wurden auch in diesen
Fällen gesehen. TRETIAKOFF untersuchte ebenfalls drei Fälle von
Encephalitis lethargica. In allen Fällen fand er schwere entzünd-
liche und zerstörende Läsionen in der Substantia nigra. LHER-
MITTE und CORNIL [46] berichteten über ausgedehnte Läsionen
überall im Nervensystem von der Hirnrinde bis zum Rückenmark
bei Paralysis agitans. Obwohl diese Autoren die konstanten Veränderungen der Substantia nigra anerkannten, wiesen sie darauf
hin, daß dieser Kern in Fällen auch ohne Parkinsonsche Symptome
schwer beschädigt sein kann. TRETIAKOFF [68] machte darauf aufmerksam, daß Parkinsonismus erst mehrere Monate nach einer
vaskulären Läsion der Substantia nigra auftreten kann und daß es
voreilig wäre, von einer symptomlosen nigralen Läsion zu sprechen.
FOIX [20, 21] sowie GOLDSTEIN [24] bestehen auf der Bedeutung
der Läsionen der Substantia nigra. Abnahme der Größe und der
Pigmentation der Substantia nigra konnte makroskopisch festgestellt werden (Abb. 2), und mikroskopische Untersuchungen
zeigten Atrophie und Zerstörungen der Nervenzellen, besonders im
ventrolateralen und medialen Teil des Kerns. Ausgedehnte Veränderungen waren daneben in anderen pigmentierten Kernen des
Hirnstammes, in der Substantia innominata und im Globus pallidus
beobachtet worden. Konstante Veränderungen in Hypothalamus,
Thalamus, Nucleus dentatus, Zerebellum und Hirnrinde wurden
seltener festgestellt.

HASSLER [29, 30] studierte die Substantia nigra bei nicht erkrankten Menschen und bei Parkinsonisten. Er fand, daß die Substantia nigra bei jedem Fall von Paralysis agitans und postenzephalitischem Parkinsonismus verändert war, und nahm an, daß die
nigralen Läsionen mit der Symptomatologie eng verbunden seien.
Er beobachtete, daß der zentrale Teil des Kerns die stärksten Veränderungen zeigte und daß die medialen und lateralen Gruppen
weniger berührt waren. Diese Verteilung der Veränderungen war so
eindrucksvoll, daß er die Möglichkeit einer somatotoptischen Organisation im Nucleus vorschlug. Er bestätigte die Beständigkeit
der Körper von LEWY in den pigmentierten Zellen des Hirnstammes.

KLAUE [41] unterstützte die Feststellungen von HASSLER. Im
weiteren stellte er bei Untersuchungen von Gehirnen älterer Personen ohne klinische extrapyramidale Symptome ebenfalls Läsionen
in den basalen Ganglien vom gleichen Typ fest.

Auf Grund der in der Literatur beschriebenen Fälle [7, 29, 35,
40, 41, 47, 52, 53] ist HEATH [31] der Meinung, daß keine beständigen
pathologischen Läsionen bei Parkinsonismus bestimmt werden

können, obgleich die häufigsten Alterationen in der Substantia nigra liegen. DENNY-BROWN [17] faßt diese Situation wie folgt zusammen: "Among the most common of extrapyramidal syndromes, parkinsonism presents the most difficult problems in this whole group of diseases." Er analysiert seine 21 Fälle, davon 9 idiopathische, 7 arteriosklerotische und 5 postenzephalitische. In allen Fällen wurde Blässe des Globus pallidus und der Ansa lenticularis festgestellt. Bei Paralysis agitans war die Blässe für gewöhnlich ungleichmäßig. Die Substantia nigra zeigte die kleinen von HASSLER beschriebenen Läsionen in 5, möglicherweise in 2 weiteren Fällen. Keine Zell- oder Fasernläsionen wurden in 2 Fällen beobachtet. Für DENNY-BROWN unterscheiden sich nur die vorhandene Arteriosklerose und der „état criblé" des arteriosklerotischen Parkinsonismus von der Paralysis agitans. Im postenzephalitischen Parkinsonismus ist der schwere Zell- und Pigmentverlust der Substantia nigra beständig.

Die obduzierten medikamentösen Parkinson-Fälle sind selten [5, 27, 60, 63]. Es handelt sich meistens um akute Fälle. Die beobachteten Läsionen befinden sich vor allem in den grauen Substanzen des Hirnstammes. Eine mehr lokalisierte Verteilung scheint nicht möglich zu sein. In keinem Fall wurde eine Veränderung in der Substantia nigra festgestellt. Nur chronische degenerative Veränderungen wurden erwähnt [60].

In den Fällen von Parkinsonismus-Dementia von Guam sind kortikale Atrophie und Depigmentation der Substantia nigra und des Locus coeruleus die makroskopischen neuropathologischen Hauptläsionen. Mikroskopisch werden konstant ausgedehnte Degenerationen der Ganglienzellen des Nervensystems gesehen. Sie berührten primär die Hirnrinde (frontal und temporal), das Ammonshorn, die Amygdalae, den Thalamus, die periaquäduktalen Strukturen, die Substantia nigra und das Tegmentum des Hirnstammes [33, 34].

Im toxischen Parkinsonismus, besonders nach Manganvergiftung, wurde selektive Schädigung des Pallidum-Subthalamus-Systems beschrieben [59]. Nach Kohlenoxydvergiftung wurden Läsionen der Substantia nigra [32], des Globus pallidus [3, 25] sowie diffuse Demyelinisation der weißen Substanzen mit damit verbundenen kortikalen Veränderungen [25] erwähnt.

Die anatomoklinischen Korrelationen des posttraumatischen Parkinsonismus wurden schon im Kapitel zur Ätiologie beschrieben (S. 40).

Die striatonigralen Degenerationen, welche von ADAMS u. Mit. [1, 2] beschrieben wurden, können nicht unabhängig vom Parkinsonismus studiert werden. Die Mehrzahl dieser Fälle war klinisch nicht zu unterscheiden von der Parkinsonschen Krankheit und wurde sogar so diagnostiziert. Das Gehirn ist stark atrophisch und zeigt eine braune Verfärbung des Putamen, meistens beidseitig mit ausgeprägtem Nervenzell- und Faserverlust und Gliose.

Das Problem der Lewy-Körper in den pigmentierten Ganglienzellen der Substantia nigra, des Locus coeruleus und der Substantia innominata wurde exakt studiert. GREENFIELD und BOSANQUET [26] beschrieben diese Körper genau. Die intrazytoplasmischen Körper sind immer von einem leichten Halo umgeben und haben oft einen zentralen Kern, welcher sich anders verfärbt. Die Morphologie dieser Lewy-Körper wurde mittels Elektronenmikroskop [18] oder Mikrospektrophotometer [58] bestimmt. Diese Formationen wurden bei Parkinsonismus oft erwähnt [4, 6, 8, 11, 21, 23, 26, 28, 29, 48, 62, 67, 69]. Die Lewy-Körper wurden in allen idiopathischen Fällen [6, 8] oder in 85% [48] oder nur bei 20% [4] beschrieben. LIPKIN [48] und GREENFIELD und BOSANQUET [26] sahen sie weniger häufig bei postenzephalitischen Fällen und BEHEIM-SCHWARZBACH [6] überhaupt nie. Dagegen beobachteten BETHLEM und DEN HARTOG JAGER [8] diese Körper in allen 4 untersuchten Fällen. Die Lewy-Körper wurden ebenfalls beim Parkinsonismus in den nicht melaninpigmentierten Ganglienzellen gefunden (Ganglien der vertebralen sympathischen Kette und Ganglion coeliacum) [28]. Die Häufigkeit der Lewy-Körper in den Kontrollfällen ist auch veränderlich. CIARLA [14] stellte sie bei allen Patienten über 50 Jahren fest, aber KLAUE [41] fand sie nie. Sie wurden auch bei anderen neurologischen Krankheiten ohne Parkinsonismus beschrieben [48, 56].

Das Pigment der Substantia nigra wurde bei Parkinsonismus untersucht [22, 56], aber es konnten keine besonderen Feststellungen gemacht werden.

Die Rolle der Substantia nigra im Parkinsonismus scheint sehr wichtig zu sein, aber eine einheitliche Theorie des Parkinsonismus kann nicht angenommen werden [u. a. 13, 16, 36, 54, 62, 66]. METTLER [54] hat die Gründe dafür aufgezählt: 1. Neuropathologische Veränderungen wurden in anderen Stellen als der Substantia nigra gefunden. 2. Die Substantia nigra macht retrograde Degenerationen durch, wenn Läsionen anderswo auftreten. 3. Nigrale Degenerationen wurden in Abwesenheit von Parkinsonismus gesehen. 4. Parkinsonismus wurde nach Hemiplegie angetroffen. 5. Die Zuschreibung eines so komplexen klinischen Syndroms zu einer so kleinen und relativ so homogenen Struktur scheint nicht logisch zu sein. 6. Experimentelle Beweise für die Hypothese sind zweideutig.

Globus pallidus, Locus coeruleus, Substantia innominata sind nach der Substantia nigra am häufigsten betroffen. Es wurden Parkinson-Fälle beschrieben, bei denen Läsionen im olivo-pontozerebellären System [51] oder nur in den inferioren olivären Kernen [40] lagen. Das Putamen, der Subthalamus, die Substantia reticularis, der dorsale Vaguskern, der Okulomotorius- und Hypoglossuskern und das Ganglion stellare zeigen oft Veränderungen. Die bulbären Läsionen scheinen mehr die Folge einer lokalen Störung als die Manifestation einer Systemsdegeneration zu sein [19].

Die häufigsten pathologischen Befunde sind: unspezifische Neurodegeneration, Neurofibrillengewirre, intrazytoplasmatische Inklusionskörper, Zerstörung des Myelins und Gliose [64]. Eine Diagnose in Bezug auf die Ursache des Parkinsonismus kann nur auf Grund histologischer Befunde gemacht werden, wenn Zeichen von Entzündung vorhanden sind. Es können deshalb keine spezifischen pathologischen Veränderungen beim idiopathischen und beim postenzephalitischen Parkinsonismus beschrieben werden [64].

Folgerungen

Bei der Paralysis agitans und beim postenzephalitischen Parkinsonismus tritt die Hauptläsion in der Substantia nigra mit Degeneration der melaningefärbten Ganglienzellen in verschiedenen Strukturen und intrazytoplasmatischen Inklusionskörpern von LEWY auf. Die Lewy-Körper erscheinen praktisch immer beim idiopathischen Parkinsonismus. Bei den postenzephalitischen Fällen sind neurofibrilläre Veränderungen mit Vorhandensein von doppelkernigen Nervenzellen häufiger. Degenerationen und Veränderungen in anderen Gehirnteilen sind unbeständiger und nicht charakteristisch.

Literatur

1. ADAMS, R., L. VAN BOGAERT, and H. VAN DER ECKEN, Dégénérescences nigrostriées et cérébello-nigro-striées. Psychiat. Neurol. Basel **142**, 219—259 (1961).
2. ADAMS, R., L. VAN BOGAERT, and H. VAN DER ECKEN, Striato-nigral degeneration. J. Neuropath. exp. Neurol. **23**, 584—608 (1964).
3. ALEXANDER, L., The fundamental types of histopathologic changes encountered in cases of athetosis and paralysis agitans. Res. Publ. Ass. nerv. ment. Dis. **21**, 334—493 (1942).
4. ALVORD, E. C. JR., Pathology of Parkinsonism. In: Pathogenesis and Treatment of Parkinsonism. W. S. FIELD ed., S. 161—186. Springfield, Ill.: Ch. C. Thomas. 1958.
5. AYD, F. J. JR., and M. D. BALTIMORE, Fatal hyperpyrexia during chlorpromazine therapy. J. clin. exp. Psychopathol. and Quart. Rev. Psychiat. Neurol. **17**, 189—192 (1956).

6. BEHEIM-SCHWARZBACH, D., Über Zelleib-Veränderungen im Nucleus coeruleus bei Parkinson-Symptomen. J. nerv. ment. Dis. 116, 619—632 (1952).

7. BENDA, C. E., and S. COBB, On the pathogenesis of paralysis agitans (Parkinson's disease). Medicine 21, 95—142 (1942).

8. BETHLEM, J., and W. A. DEN HARTOG JAGER, Incidence and characteristics of Lewy bodies in idiopathic paralysis agitans (Parkinson's disease). J. Neurol. Neurosurg. Psychiat. 23, 74—80 (1960).

9. BIELSCHOWSKY, M., Weitere Bemerkungen zur normalen und pathologischen Histologie des striären Systems. J. Psychol. Neurol. 27, 233—288 (1922).

10. BLOCQ, P., et G. MARINESCO, Sur un cas de tremblement parkinsonien hémiplégique symptomatique d'une tumeur du pédoncule cérébral. Rev. neurol. 2, 265—268 (1894).

11. BRAUNMÜHL, A. VON, Encephalitis epidemica und Synäresislehre. Grundsätzliches zur Anatomie und Pathogenese des postencephalitischen Parkinsonismus. Arch. Psychiat. Nervenkr. 181, 543—549 (1949).

12. BRISSAUD, E., Leçons sur les maladies nerveuses (Salpétrière 1893—1894). Recueillies et publiées par H. MEIGE. Paris: Masson. 1895.

13. CATALANO, A., Pathologic and especially cyto-architectonic lesions in Parkinsonism due to epidemic encephalitis. Riv. Neurol. 3, 424—477 (1930).

14. CIARLA, E., Sono i corpi di F. H. LEWY caratteristici della paralisi agitante? Riv. sper. Fren. 41, 433—478 (1915).

15. DAVISON, C., The role of the globus pallidus and substantia nigra in the production of rigidity and tremor. A clinico-pathologic study of paralysis agitans. Res. Publ. Ass. nerv. ment. Dis. 21, 267—333 (1942).

16. DENNY-BROWN, D., The pallidal lesion of Parkinsonism. Int. J. Neurol. 2, 25—33 (1961).

17. DENNY-BROWN, D., The basal ganglia and their relation to disorders of movements, 144 pp. London: Oxford University Press. 1962.

18. DUFFY, P. E., and V. T. TENNYSON, Phase- and electronmicroscopic observations of Lewy bodies and melanin granules in the substantia nigra and locus coeruleus in Parkinson's disease. J. Neuropath. exp. Neurol. 24, 398—414 (1965).

19. EADIE, M. J., The pathology of certain medullary nuclei in Parkinsonism. Brain 86, 781—792 (1963).

20. FOIX, C., Les lésions anatomiques de la maladie de Parkinson. Rev. neurol. 37, 593—600 (1921).

21. FOIX, C., et J. NICOLESCO, Anatomie cérébrale: les noyaux gris centraux et la région mésencéphalo-sous-optique. Paris: Masson. 1925.

22. FOLEY, J. M., and D. BAXTER, On the nature of pigment granules in the cells of the locus coeruleus and substantia nigra. J. Neuropath. exp. Neurol. 17, 586—598 (1958).

23. FORNO, L. S., Pathology of Parkinsonism. A preliminary report of 24 cases. J. Neurosurg. 24, suppl., 266—270 (1966).

24. GOLDSTEIN, K., Über anatomische Veränderungen bei postencephalitischem Parkinsonismus. Z. ges. Neurol. Psychiat. 76, 627 (1922).

25. GORDON, E. B., Carbon-monoxide encephalopathy. Brit. med. J. 1, 1232 (1965).

26. GREENFIELD, J. G., and F. D. BOSANQUET, The brain-stem lesions in Parkinsonism. J. Neurol. Neurosurg. Psychiat. 16, 213—226 (1953).

27. GRUNTHAL, E., und H. WALTHER-BÜEL, Über Schädigung der Oliva inferior durch Chlorperphenazin (Trilafon). Psychiat. Neurol. Basel 140, 249—257 (1960).

28. HARTOG JAGER, W. A. DEN, and J. BETHLEM, The distribution of Lewy bodies in the central and autonomic systems in idiopathic Paralysis agitans. J. Neurol. Neurosurg. Psychiat. 23, 283—290 (1960).

29. HASSLER, R., Zur Pathologie der Paralysis agitans und des postenzephalitischen Parkinsonismus. J. Psychol. Neurol. 48, 387—476 (1938).

30. HASSLER, R., Zur pathologischen Anatomie des senilen und des parkinsonistischen Tremors. J. Psychol. Neurol. 49, 193—230 (1939).

31. HEATH, J. W., Clinico-pathologic aspects of Parkinsonism states. Review of the literature. Arch. Neurol. Psychiat. Chicago 58, 484—497 (1947).

32. HILLER, F., Über die krankhaften Veränderungen im Zentralnervensystem nach Kohlenoxydvergiftung. Z. ges. Neurol. Psychiat. 93, 594—646 (1924).

33. HIRANO, A., N. MALAMUD, and L. T. KURLAND, Parkinsonism-dementia complex, an endemic disease on the island of Guam. II. Pathological features. Brain 84, 662—679 (1961).

34. HIRANO, A., N. MALAMUD, T. S. ELIZAN, and L. T. KURLAND, Amyotrophic lateral sclerosis and parkinsonism-dementia complex on Guam: further pathologic studies. Arch. Neurol. 15, 35—51 (1966).

35. HOHMAN, L. B., The histopathology of postencephalitic parkinson's syndrome. Bull. Johns Hopk. Hosp. 36, 403—412 (1925).

36. HOLZER, W., Über die anatomische Grundlage der Paralysis agitans. Arch. Psychiat. 112, 327—342 (1940).

37. HUNT, J. R., Progressive atrophy of the globus pallidus. Brain 40, 58—148 (1917).

38. HUNT, J. R., Primary paralysis agitans. Primary atrophy of efferent striatal and pallidal systems. Arch. Neurol. Psychiat. 30, 1332—1349 (1933).

39. JELGERSMA, G., Neue anatomische Befunde bei Paralysis agitans und bei chronischer Chorea. Zbl. Neurol. 27, 995 (1908).

40. KESCHNER, M., and P. SLOANE, Encephalitic, idiopathic and arteriosclerotic Parkinsonism. A clinico-pathologic study. Arch. Neurol. Psychiat. Chicago 25, 1011—1041 (1931).

41. KLAUE, R., Parkinsonsche Krankheit (Paralysis agitans) und postencephalitischer Parkinsonismus. Arch. Psychiat. Nervenkr. 111, 251—321 (1940).

42. LAFORA, G. R., Contribution à l'histopathologie de la paralysie agitante. Trab. Lab. Invest. Biol. Madrid 11, 43 (1913).

43. LEWY, F. H., Paralysis agitans. M. LEWANDOWSKY, Handbuch der Neurologie, S. 920—933. Berlin: Springer. 1912.

44. LEWY, F. H., Zur pathologischen Anatomie der Paralysis agitans. Dtsch. Z. Nervenheilk. 50, 50—55 (1913).

45. LEWY, F. H., Die Lehre von Tonus und der Bewegung, zugleich systematische Untersuchungen zur Klinik, Physiologie, Pathophysiologie und Pathogenese der Paralysis agitans, 673 pp. Berlin: Springer. 1923.

46. LHERMITTE, J., et L. CORNIL, Recherches anatomiques sur la maladie de Parkinson. Rev. neurol. 37, 587—592 (1921).

47. LIBER, A. F., and M. NEUSTAEDTER, Concerning the pathology of Parkinsonism (idiopathic, arteriosclerotic and postencephalitic). J. nerv. ment. Dis. 86, 267—275 (1937).

48. LIPKIN, L. E., Cytoplasmic inclusions in ganglion cells associated with parkinsonian states. Amer. J. Path. 35, 1117—1127 (1959).

49. MARTIN, J. P., The globus pallidus in postencephalitic parkinsonism. J. neurol. Sci. 2, 344—365 (1965).

50. MARTIN, J. P., The tenth case: a case of postencephalitic parkinsonism with severe rigidity. J. neurol. Sci. 3, 565—576 (1966).

51. MATHIEU, R., et I. BERTRAND, Etudes anatomo-cliniques sur les atrophies cérébelleuses. Rev. neurol. 51, 721—739 (1929).

52. McAlpine, D., The anatomo-pathological basis of the Parkinsonian syndrome following epidemic encephalitis. Brain **49**, 525—556 (1926).

53. McAlpine, D., The pathology of the Parkinsonian syndrome following encephalitis lethargica, with a note on the occurrence of calcification in this disease. Brain **46**, 255—262 (1923).

54. Mettler, F. A., Substantia nigra and Parkinsonism. Arch. Neurol. **11**, 529—542 (1964).

55. Meynert, T., Beiträge zur Differentialdiagnose des paralytischen Irrsinns. Wien. med. Presse **12**, 645 (1871).

56. Okasaki, H., L. E. Lipkin, and S. M. Aronson, Diffuse intracytoplasmic ganglionic inclusions (Lewy type) associated with progressive dementia and quadriparesis in flexion. J. Neuropath. exp. Neurol. **20**, 237—244 (1961).

57. Oppolzer, R., Fall von Paralysis agitans. Wien. med. Wschr. **2**, 249—265 (1861).

58. Pakkenberg, H., The pigment in the substantia nigra in parkinsonism: microspectrophotometric comparison with other sources of human pigment. Brain Research **2**, 173—180 (1966).

59. Pentschew, A., Regrouping of the extrapyramidal diseases as suggested by manganese encephalopathy. J. Neurosurg. **24**, suppl., 255 (1966).

60. Poursines, Y., J. Alliez et M. Toga, Syndrome parkinsonien consécutif à la prise prolongée de chlorpromazine avec ictus mortel intercurent. Aspect des lésions pallidales. Rev. neurol. **100**, 745 (1959).

61. Redfearn, J. W. T., A statistical study of the pathological findings in 162 cases of human parkinsonism showing that the tremor tends to be abolished by concomitant mid-brain lesions apart from the nigral lesion. 1st. Intern. Congress Neurol. Sci., L. van Bogaert ed., vol. 5, p. 113—117. London: Pergamon Press. 1959.

62. Richardson, E. P., Remarks on the pathology of Parkinson's disease. In: Parkinson's Disease, A. Barbeau et al ed., S. 63—68. New York: Grune & Stratton. 1965.

63. Roizin, L., M. Kaufmann, and B. Casselman, Structural changes induced by neuroleptics. Rev. canad. Biol. **20**, 221—239 (1961).

64. Scott, T. R., and M. G. Netsky, The pathology of Parkinson's syndrome: a critical review. Int. J. Neurol. **2**, 51—60 (1961).

65. Souques, A., Rapport sur les syndromes parkinsoniens. Rev. neurol. **37**, 534—573 (1921).

66. Timmer, A. P., Der Zusammenhang zwischen Degeneration der Substantia nigra und Parkinsonismus. Acta Psychiat. Neurol. Scand. **15**, 157—172 (1940).

67. Tretiakoff, C., Contribution à l'étude de l'anatomie pathologique du locus niger de Sommering avec quelques déductions relatives à la pathogénie des troubles du tonus musculaire et de la maladie de Parkinson. Thèse méd. Paris, No. 293, 1919.

68. Tretiakoff, C., Diskussion von J. Lhermitte und L. Cornil. Rev. neurol. **37**, 592—593 (1921).

69. Tygstrup, I., and T. Nørholm, Neuropathological findings in 12 patients operated for parkinsonism. Acta neurol. scand. **39**, suppl. 4, 188—195 (1963).

70. Vogt, C. und O.: Zur Lehre der Erkrankungen des striären Systems. J. Psychol. Neurol. **25**, Erg.-H. 3 (1920).

VI. Pathophysiologie

Vom pathophysiologischen Standpunkt aus gesehen, zieht die Parkinsonsche Krankheit funktionelle Störungen auf verschiedenen Ebenen der sensorisch-motorischen Integration nach sich. Leider ist unsere Kenntnis der motorischen Mechanismen immer noch ausgesprochen unbefriedigend. Wenig zusätzlicher Einblick wurde seit 70 Jahren gegeben, als FERRIER daraus schloß, daß ein sensorisches feedback-Signal bestehen muß [20]. Eine Übersicht der Literatur zeigt einen Mangel an Studien, welche sich direkt mit den basalen Ganglien befassen. Unsere heutige Kenntnis der komplexen Zusammenhänge der subkortikalen Ganglien, die zweifelsohne noch merkliche Lücken aufweist, kann hier nicht eingehend behandelt werden. Dieses Problem müßte gründlich studiert werden, was aber nicht das Ziel dieser Arbeit ist. Wir begnügen uns mit einem kurzen Überblick.

Die Parkinsonsche Krankheit ist eine spezifisch menschliche Krankheit: trotz einer großen Anzahl von Versuchen ist es nicht gelungen, sie experimentell beim Tier zu erzeugen. Die engste Annäherung an das Bild des menschlichen Parkinsonismus wurde von RICHTER 1945 [52] durch chronische Schwefelkohlenstoffvergiftung des Globus pallidus und der Substantia nigra bei Affen erreicht. Es dürfte von Bedeutung sein, daß dieses Ergebnis durch den Gebrauch eines systematisch angewendeten toxischen Stoffes erreicht wurde sowie durch örtlich begrenzte chirurgisch oder elektrisch vorgenommene Läsionen. Selbst hier hat RICHTER gezeigt, daß diese tierexperimentell wahrscheinlich engste Annaherung an den Parkinsonismus keineswegs identisch ist mit ihm, da „insbesonders der charakteristische Tremor fehlt".

Es ist kaum anzunehmen, daß relativ gut lokalisierte Läsionen (Substantia nigra, Globus pallidus, Locus coeruleus usw.) ein so komplexes, in seinem Aspekt veränderliches klinisches Bild ergeben können, wie das des Parkinsonismus: manchmal Tremor, manchmal Rigor oder Akinesie im Vordergrund. Dazu lehrt uns die klinische Symptomatologie, daß es nicht nur deutliche Unterschiede zwischen der Funktion der verschiedenen Teile der basalen Ganglien gibt, sondern daß auch eine somatotopische Lokalisation in den individuellen Kernen vorhanden ist. Die Parkinsonsche Symptomatologie ist in ihren frühen Stadien nicht allein auf eine Körperseite begrenzt, sondern sogar auf eine Extremität, ja selbst auf einen Finger. Langsam, mit fortschreitender Krankheit, wird die eine Extremität, dann die andere Extremität auf derselben Seite und schließlich der ganze Körper befallen. Sodann kann sich die Krankheit in jedem Teil des Körpers ausbreiten. Dies würde bedeuten, daß es eine somatotopische Lokalisation innerhalb jenes Teiles der basalen Ganglien gibt, der zerstört sein muß, damit die Erscheinung des Parkinsonismus auftreten kann [8].

Diese Probleme sind nicht gelöst. Wir wissen, daß zerstörende Läsionen der basalen Ganglien durch drei Gruppen von Symptomen charakterisiert sind: abnorme unfreiwillige Bewegungen, Änderungen des Muskeltonus und Verlust der automatischen Mitbewegungen. Die Pathophysiologie des Parkinsonismus kann jedoch in seiner Gesamtheit noch nicht erläutert werden.

Im Moment müssen wir die pathophysiologische Studie eines jeden einzelnen Symptoms vornehmen. Wir begrenzen uns auf die wichtigsten unter ihnen: den Tremor, den Rigor und die Akinesie.

A. Pathophysiologie des Parkinsonschen Tremors

Der pathophysiologische Zugang zu den Mechanismen des Parkinsonschen Tremors kann auf zwei verschiedene Arten gewonnen werden: durch die Studie des Verschwindens des menschlichen Tremors mittels lokalisierter Läsionen und durch die Studie des Auftretens eines experimentellen Tremors.

Die anatomopathologische Studie der Gehirne von Parkinson-Kranken zeigt uns, daß Läsionen in der Substantia nigra oder in den afferenten oder efferenten Fasern der Substantia nigra einen Tremor erzeugen können. Es ist möglich, beim Menschen durch eine extranigrale Läsion einen Tremor hervorzurufen [26]. Es wurde versucht, mit mehreren chemischen Mitteln einen experimentellen Tremor beim Tier zu erzeugen: durch Schwefelkohlenstoff [52], Manganchlorid [43], Tremorin [17, 37], Reserpin [18, 72] und Chlorpromazin [38]. Die erhaltenen pathologischen Läsionen sind jedoch diffus, und der Tremor ist nicht typisch für Parkinsonismus. Das gleiche gilt für lokalisierte, stereotaktische oder nichtstereotaktische Läsionen im Brachium conjunctivum [5, 15, 15 a, 19, 20, 39, 44, 49, 66], im Nucleus dentatus [15], in der Substantia nigra [14, 26, 48, 50, 58, 71], in der Substantia reticularis und im Nucleus ruber [4, 9, 11, 36, 46, 47, 56, 71], im Subthalamus [63], im Pallidum und in der Capsula interna [45] oder für gemischte striopallidale und kortikale (Area 6) Läsionen [40]. Bei anderen Autoren waren einige dieser Läsionen stumm [12, 13, 23]. Ein Tremor kann durch die elektrische Reizung verschiedener zerebraler Strukturen, wie des Hirnstammes [3, 21, 30, 31, 73], der Amygdala [3], des Tractus pyramidalis [3], des Brachium conjunctivum [3], erhalten werden.

Der Parkinsonsche Tremor kann durch verschiedene lokalisierte Läsionen von der Hirnrinde bis zum Rückenmark zum Verschwinden gebracht werden (siehe Kap. X, B. 1. und X, B. 2.). All diese experimentellen und klinischen Daten unterstützen die Annahme, daß der Tremor mehrere Ursachen haben könnte. Eine einheitliche Theorie für die Ursache des tremorigenen Impulses besteht noch nicht. Folgende Hypothesen können vorgeschlagen werden [35]:

a) Ursache des tremorigenen Impulses im kortikospinalen System [siehe 7 und 26].

b) Ursache des tremorigenen Impulses im Pallidum und in der Substantia nigra.

c) Ursache des tremorigenen Impulses in der mesenzephalischen Formatio reticularis [22, 58, 68, 71].

d) Ursache des tremorigenen Impulses im Nucleus ruber oder im Zerebellum [16].

e) Ursache des tremorigenen Impulses im intraneuronalen bulbo-spinalen System [27, 29, 32, 33, 34, 53].

f) Ursache des tremorigenen Impulses in der Gleichgewichts-störung des Alpha- und Gamma-Systems [61, 69].

Somit kann man die Voraussetzung von ARONSON annehmen: "It would appear that tremor is the result of upsetting of a sensitive balance in the control of motor units normally regulated by the reticular apparatus which in turn is dependent upon integrative data from many sources." [2].

B. Pathophysiologie der Parkinsonschen Rigidität

Daß Rigidität ähnlich wie Spastik aus einem örtlichen Reflex-bogen entsteht, der seinen Ursprung peripher und vermutlich im Muskel selbst hat, ist von WALSHE 1924 [67] gezeigt worden, der die Parkinsonsche Rigidität durch Injektion von Novocain in den Muskel zum Schwinden brachte, und von POLLOCK und DAVIS 1930 [51], die sie beseitigten, indem sie die den befallenen Muskeln zu-gehörigen spinalen Wurzeln durchschnitten. Nach diesen Beob-achtungen besteht nur noch wenig Zweifel, daß die Rigidität bei Krankheiten der basalen Ganglien, wie die Spastik der kapsulären Hemiplegie, ein extrapyramidales Enthemmungsphänomen dar-

stellt, das dann zustande kommt, wenn absteigende hemmende
Bahnen zerstört werden. Wie die Parkinsonsche Rigidität nur beim
Menschen gefunden wird, während doch Enthemmungsrigidität und
kapsuläre Hemiplegie beim Tier hervorgerufen werden können, ist
die Rigidität des ersteren wenig erforscht und viel weniger begriffen
worden als die Spastik der letzteren. Beide dürften wohl wirklich
sehr ähnlich sein. Jedenfalls ist die genaue Bahn unbekannt, deren
Zerstörung jene Reflexe befreit, welche die Rigidität entstehen
lassen (BUCY [8]).

Das Problem der Regulierung des Muskeltonus wurde zum Teil
gelöst durch die Annahme, daß die dünneren Nervenfasern in den
peripheren motorischen Nerven die Muskelspindeln innervieren und
deren Empfindlichkeit verändern, wodurch der Muskeltonus regu-
liert werden könne. Der exakte Beweis dafür stammt von LEKSELL

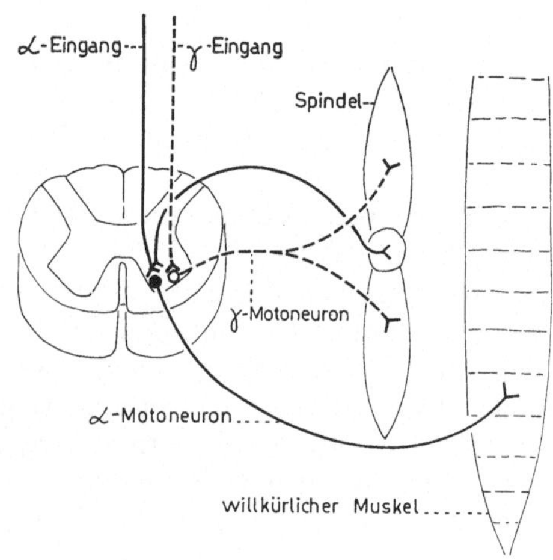

Abb. 3. Schematische Darstellung des Alpha- und Gamma-Systems (nach STERN
und WARD [61]).

[42], welcher bestätigt hat, daß die kleinkalibrigen Gamma-Fasern
des Muskels eine wichtige Rolle in der tonischen Innervation
spielen. GRANIT, HOLMGREN und MERTON [24] haben zwei Wege von
Muskelinnervation vorgeschlagen, welche sie als Alpha- und
Gamma-System bezeichnen. Das Alpha-System innerviert via
Vorderhornzellen die Muskeln. Das Gamma-System leitet Impulse,
welche zu den schmalen Gamma-Zellen des Vorderhorns führen.
Es wurde später bewiesen, daß die Gamma-Motoneurone die
Muskelspindeln, die Stretch-Rezeptoren von Muskeln, inner-
vieren und daß deren Aktivierung eine vermehrte Spindel-

entladung verursache, welche mittels eines spinalen Reflexbogens sekundär eine Reizung der Alpha-Motoneurone mit sich bringe (siehe Abb. 3). Eine Störung der supraspinalen Gamma-Motoneurone scheint bei der Rigidität sehr wichtig zu sein [34]. Das Überwiegen des Alpha- auf das Gamma-System in der Parkinsonschen Rigidität ist nicht ohne Vorbehalt angenommen worden. RUSHWORTH [55] ist im Gegenteil der Meinung, daß im Parkinsonismus das Gamma-System in einem ständigen Reizzustand ist. Als Hauptintegrationszentrum dieses Gamma-Apparates erwies sich die Substantia reticularis im Hirnstamm [25]; eine dienzephale Kontrolle ist dazu gesichert (besonders Thalamus und Pallidum [1, 28, 41, 54, 61, 69]). Die Interaktionen des Tremors mit dem Rigor können nicht klar getrennt werden [64, 65].

C. Pathophysiologie der Akinesie

Von allen pathologischen Mechanismen des Parkinsonismus bleibt jener der Akinesie bis heute der geheimnisvollste und am schwierigsten erklärbare.

Nach JUNG und HASSLER [34] kann eine Interferenz mit den supraspinalen Einflüssen auf die Gamma-Motoneuronen die Armut der willkürlichen, synergetischen und mitspielenden Bewegungen durch den Mangel von „Start-Funktion" erklären. Obwohl die Bewegungen zum Teil durch die Rigidität gehemmt sind, ist die letztere nicht die einzige Ursache der Hypokinesie, weil Rigidität und Hypokinesie oft unabhängig voneinander in verschiedenen Körperteilen auftreten können.

Verschiedene Läsionen können eine Hypokinesie hervorrufen: im Globus pallidus [13], im Nucleus ruber [10], im medialen Thalamus [62], in der Substantia nigra [12, 60], im ventromedialen Teil des Tegmentum mesencephali [47, 48, 50, 08, 71]. Der Einfluß des Nucleus caudatus ist wichtig [57, 59], und BUCHWALD u. Mit. erwähnen, daß die sogenannte "caudate inhibitory loop" eine Rolle in der Physiologie der Leistungshemmung spielen kann [6].

Es besteht eine fundamentale Unabhängigkeit zwischen sensorischen und motorischen Mechanismen in der Physiologie des Bewegungsbeginnes. Vor jeglicher Aktivierung der Bewegungen muß das Gehirn eine afferente Synthese ausführen, welche ihrerseits die Formulierung der Idee, die Intention und das Ziel der Bewegung erlaubt. Die anatomophysiologische Stütze der Akinesie kann somit nicht leicht analysiert und interpretiert werden.

Literatur

1. APPELBERG, B., The effect of electrical stimulation of nucleus ruber in the gamma motor system. Acta physiol. scand. **55**, 150—159 (1962).

2. ARONSON, N. I., Neurophysiology of tremor. J. Neurosurg. **24**, suppl., 207—209 (1966).

3. ARONSON, N. I., B. E. BECKER, and W. A. McGOVERN, A study in experimental tremor. Confin. neurol. **22**, 397—429 (1962).

4. BERTRAND, C., S. N. MARTINEZ, C. POIRIER, and C. GAUTHIER, Experimental studies and surgical treatment of extrapyramidal diseases. In: Pathogenesis and Treatment of Parkinsonism, W. S. FIELD ed., S. 299—316. Springfield, Ill.: Ch. C. Thomas. 1958.

5. BOTTERELL, E. H., and J. F. FULTON, Functional localization in the cerebellum of primates. I. Unilateral section of the peduncle. J. comp. Neurol. **69**, 31—46 (1938).

6. BUCHWALD, N. A., E. J. WYERS, C. W. LAUPRECHT, and G. HEUSER, The caudate spindle. IV. A behavioral index of caudate induced inhibition. Electroenceph. clin. Neurophysiol. **13**, 531—537 (1961).

7. BUCY, P. C., The cortico-spinal tract and tremor. In: Pathogenesis and Treatment of Parkinsonism, W. S. FIELD ed., S. 271—293. Springfield, Ill.: Ch. C. Thomas. 1958.

8. BUCY, P. C., Die basalen Ganglien und die Tätigkeit der Skelett-Muskulatur. In: Einführung in die stereotaktischen Operationen, G. SCHALTENBRAND und P. BAILEY ed., Bd. I, S. 331—353. Stuttgart: G. Thieme. 1959.

9. CAREY, J. H., and R. N. DEJONG, Preliminary studies on the production of Parkinson's syndrome. Trans. amer. neurol. Ass. **79**, 28—35 (1954).

10. CARPENTER, M. B., A study of the red nucleus in the rhesus monkey. Anatomic degenerations and psychologic effects resulting from localized lesions of the red nucleus. J. comp. Neurol. **105**, 195—250 (1956).

11. CARPENTER, M. B., Brain stem and infratentoriel neuraxis in experimental dyskinesia. Arch. Neurol. **5**, 504—524 (1961).

12. CARPENTER, M. B., and R. E. McMASTERS, Lesions of the substantia nigra in rhesus monkey. Efferent fiber degeneration and behavioral observations. Amer. J. Anat. **114**, 293—319 (1964).

13. CARPENTER, M. B., and J. R. WHITTIER, Study of methods for producing experimental lesions of the central nervous system with special reference to stereotaxic techniques. J. comp. Neurol. **97**, 73—132 (1952).

14. CARPENTER, M. B., J. R. WHITTIER, and F. A. METTLER, Tremor in the rhesus monkey produced by diencephalic lesions and studied by a graphic method. J. comp. Neurol. **93**, 1—16 (1950).

15. CARREA, R. M. E., and F. A. METTLER, The anatomy of the primate brachium conjunctivum and associated structures. J. comp. Neurol. **101**, 565—689 (1954).

15 a. CARREA, R. M. E., and F. A. METTLER, Function of the primate brachium conjunctivum and related structures. J. comp. Neurol. **102**, 151—322 (1955).

16. COOPER, I. S., A cerebellar mechanism in resting tremor. Neurology **16**, 1003—1015 (1966).

17. EVERETT, G. M., L. E. BLOCKUS, and I. M. SHEPPERD, Tremor induced by Tremorine and its antagonism by anti-Parkinson drug. Science **124**, 79 (1956).

18. FERINGA, E. R., and W. F. WINDLE, Induction of hypokinesia, rigidity and tremor in primates with reserpine. In: Ist. Intern. Congress Neurol. Sci., L. VAN BOGAERT and J. RADERMECKER ed., vol. I, p. 411—414. London: Pergamon Press. 1960.

19. Ferraro, A., and S. E. Barerra, The effects of lesions of the superior cerebellar peduncle in the macacus rhesus monkey. Bull. neurol. Inst. N.Y. 5, 165—179 (1936).
20. Ferrier, D., and W. A. Turner, A record of experiments illustrative of the symptomatology and degeneration following lesions of the cerebellum and its peduncles and related structures in monkey. Proc. roy. Soc. 54, 476—478 (1893/94).
21. Folkerts, J. F., and E. A. Spiegel, Tremor on stimulation of the midbrain tegmentum. Confin. neurol. 13, 193—202 (1953).
22. French, J. D., The reticular formation. In: Handbook of Physiology, J. Field et al. ed., Amer. Physiol. Soc., Washington DC, Neurophysiology II, S. 1281—1305 1960.
23. Ganes, T., B. R. Kaada, and R. Nyberg-Hansen, Failure to produce postural tremor by mesencephalic lesions in cats. J. comp. Neurol. 128, 127—131 (1966).
24. Granit, R., B. Holmgren, and P. A. Merton, Two routes of excitation of muscle and their subservience to the cerebellum. J. Physiol. London 130, 213—224 (1955).
25. Granit, R., and B. R. Kaada, Influence of stimulation of central nervous structures on muscle spindles in cat. Acta physiol. scand. 27, 130—160 (1952).
26. Gybels, J. M., The neural mechanism of parkinsonian tremor, 161 pp. Bruxelles: Arscia. 1963.
27. Hofmann, W. W.: Regulatory mechanisms in parkinsonian tremor. J. Neurol. Neurosurg. Psychiat. 25, 109—115 (1962).
28. Hofmann, W. W., Observations on peripheral servo mechanisms in Parkinsonian rigidity. J. Neurol. Neurosurg. Psychiat. 25, 203—207 (1962).
29. Hufschmidt, H. J., Über die reflektorische Grundlage des Parkinsontremors. Dtsch. Z. Nervenheilk. 179, 298—308 (1959).
30. Ingram, W. R., S. W. Ranson, F. I. Hannett, F. R. Zeiss, and E. H. Terwilliger, Results of stimulation of the tegmentum with the Horsley-Clarke stereotaxic apparatus. Arch. Neurol. Psychiat. Chicago 28, 513—541 (1932).
31. Jenkner, F. L., and A. Ward, Bulbar reticular formation and tremor. Arch. Neurol. Psychiat. 70, 489—502 (1953).
32. Jinnai, D., A. Nishimoto, M. Numoto, and I. Adachi, Electrophysiological studies in stereotaxic surgery for extrapyramidal disorders. III. Mechanism of parkinsonian tremor. Confin. neurol. 24, 289—300 (1964).
33. Jung, R., Physiologische Untersuchungen über den Parkinsontremor und andere Zitterformen beim Menschen. Z. ges. Neurol. Psychiat. 173, 263—332 (1941).
34. Jung, R., and R. Hassler, The extrapyramidal motor system. In: Handbook of Physiology, J. Field et al., Amer. Physiol. Soc., Washington DC, Neurophysiology II, 863—927, 1960.
35. Kaada, B. R., The pathophysiology of parkinsonian tremor, rigidity and hypokinesia. Acta neurol. scand. 39, suppl. 4, 39—51 (1963).
36. Kaelber, W. W., Tremor at rest from tegmental lesions in the cat. J. Neuropath. exp. Neurol. 22, 695—701 (1963).
37. Kaelber, W. W., and E. G. Hamel, Drug (Tremorine)-induced tremor in the cat. Abolition by differential transsections of the neuraxis. Arch. Neurol. Psychiat. Chicago 2, 338—340 (1960).
38. Kaelber, W. W., and R. J. Joynt, Tremor production in cats given chlorpromazine. Proc. Soc. exp. Biol. N.Y. 92, 399—402 (1956).
39. Keller, A., and W. K. Hare, The rubrospinal tract in the monkey; effects of experimental section. Arch. Neurol. Psychiat. Chicago 32, 1253—1272 (1934).

40. KENNARD, M. A., Experimental analysis of the functions of the basal ganglia in monkeys and chimpanzees. J. Neurophysiol. 7, 127—148 (1944).

41. LANGFITT, T. W., K. KAMEL, G. Y. KOFF, and S. M. PEACOCK, JR., Gamma neuron control by thalamus and globus pallidus. Arch. Neurol. 9, 593—606 (1963).

42. LEKSELL, L., The action potential and excitatory effects of the small ventral root fibers to skeletal muscle. Acta physiol. scand. 10, suppl. 31, 1—84 (1945).

43. MELLA, H., The experimental production of basal ganglion symptomatology in Macacus rhesus. Arch. Neurol. Psychiat. Chicago 11, 405—417 (1924).

44. METTLER, F. A., The experimental production of static tremor. Fed. Proc. 5, 72—73 (1946).

45. METTLER, F. A., Substantia nigra and Parkinsonism. Arch. Neurol. 11, 529—542 (1964).

46. METTLER, F. A., Experimentally produced tremor: temporal factors in its development and disappearance in the monkey. Arch. Neurol. 15, 241—245 (1966).

47. PETERSON, E. W., H. W. MAGOUN, W. S. McCULLOGH, and D. D. LINDSLEY, Production of postural tremor. J. Neurophysiol. 12, 371—384 (1949).

48. POIRIER, L. J., Experimental and histological study of midbrain dyskinesias. J. Neurophysiol. 23, 534—545 (1960).

49. POIRIER, L. J., Production expérimentale du tremblement postural. Rev. canad. Biol. 20, 137—142 (1961).

50. POIRIER, L. J., Neuroanatomical study of an experimental postural tremor in monkeys. J. Neurosurg. 24, suppl., 191—193 (1966).

51. POLLOCK, L. J., and L. DAVIS, Muscle tone in parkinsonian states. Arch. Neurol. Psychiat. 23, 303—311 (1930).

52. RICHTER, R., Degeneration of the basal ganglia in monkeys from chronic carbon disulfide poisoning. J. Neuropath. exp. Neurol. 4, 324—353 (1945).

53. RONDOT, P., et H. KORN, Suppression de tremblements étendus à tout un membre par anesthésie d'un seul groupe musculaire. C. R. soc. Biol. 160, 950—953 (1966).

54. RUSHWORTH, G., Spasticity and rigidity: an experimental study and review. J. Neurol. Neurosurg. Psychiat. 23, 99—118 (1960)

55. RUSHWORTH, G., The gamma system in Parkinsonism. Int. J. Neurol. 2, 34—50 (1961).

56. SCHREINER, L., C. S. MacCARTY, and J. H. GRINDLAY, Production and relief of tremor in the monkey. In: Pathogenesis and Treatment of Parkinsonism, W. S. FIELD ed., S. 118—137. Springfield, Ill.: Ch. C. Thomas. 1958.

57. SPIEGEL, E. A., Problems in Parkinson research regarding the mechanisms of rigor, akinesia and tremor. In: Parkinson's Disease, A. BARBEAU et al. ed., S. 114—133. New York: Grune & Stratton. 1965.

58. SPIEGEL, E. A., and H. T. WYCIS, Pallido-ansotomy: anatomic-physiologic foundation and histopathological control. In: Pathogenesis and Treatment of Parkinsonism, W. S. FIELD ed., S. 86—105. Springfield, Ill.: Ch. C. Thomas. 1958.

59. SPIEGEL, E. A., H. T. WYCIS, E. G. SZEKELY, A. CONSTANTINOVICI, J. J. EGYED, P. GILDENBERG, R. LEHMAN, and M. WERTHAN, Role of the caudate nucleus in Parkinsonian bradykinesia. Confin. neurol. 26, 336—341 (1965).

60. STERN, G., The effects of lesions in the substantia nigra. Brain 89, 449—478 (1966).

61. STERN, G., and A. A. WARD, Inhibition of the muscle spindle discharge by ventrolateral thalamic stimulation: its relation to parkinsonism. Arch. Neurol. 3, 193—204 (1960).
62. VANDERWOLF, C. H., Medial thalamic functions in voluntary behavior. Canad. J. Psychol. 16, 318—330 (1962).
63. VERNIER, V. G., and K. R. UNNA, Effects of anti-Parkinsonian drugs on tremor monkeys. Fed. Proc. 12, 376 (1953).
64. WACHS, H., J. BRUMLIK, and B. BOSHES, Studies in parkinsonism: relationships between tone and tremor in parkinsonism and in normals. J. nerv. ment. Dis. 131, 32—38 (1960).
65. WACHS, H., J. BRUMLIK, and B. BOSHES, Relation between tone and tremor in parkinsonians and in normals. Arch. Neurol. 4, 110—111 (1961).
66. WALKER, A. E., and E. H. BOTTERELL, The syndrome of the superior cerebellar peduncle in the monkey. Brain 60, 329—353 (1937).
67. WALSHE, F. M. R., Observations on the nature of the muscular rigidity of paralysis agitans and on its relationship to tremor. Brain 47, 159—177 (1924).
68. WARD, A. A. JR., Physiological basis of involuntary movements. In: Pathogenesis and Treatment of Parkinsonism, W. S. FIELD ed., S. 106—117. Springfield, Ill.: Ch. C. Thomas. 1958.
69. WARD, A. A. JR., Physiological mechanisms in parkinsonism. Rev. canad. Biol. 20, 345—350 (1961).
70. WARD, A. A. JR., Introduction to the Panel. J. Neurosurg. 24, suppl., 184 (1966).
71. WARD, A. A. JR., W. S. MCCULLOGH, and H. W. MAGOUN, Production of an alternating tremor at rest in the monkey. J. Neurophysiol. 11, 317—330 (1948).
72. WINDLE, W. F., and J. CAMMERMEYER, Functional and structural observations on chronically reserpinized monkeys. Science 127, 1503—1504 (1958).
73. WYCIS, H. T., E. G. SZEKELY, and E. A. SPIEGEL, Tremor on stimulation of the midbrain tegmentum after degeneration of the brachium conjunctivum. J. Neuropath. exp. Neurol. 16, 79—84 (1957).

VII. Biochemie

Der biochemische Zugang zur Parkinsonschen Krankheit hat in den letzten Jahren große Fortschritte gemacht. Diese hängen zum größten Teil von der Verbesserung der biochemischen Analysenmethoden ab. Es ist aber immer noch schwierig, die Verbindungen der verschiedenen biochemischen Hirnsubstanzen mit ihren Störungen, die ein Parkinson-Syndrom auslösen, herzustellen.

A. Biochemische und morphologische Basis der cholinergischen Funktion

Lange bevor etwas über cholinergische Funktionen bekannt war, wurden anticholinergische Medikamente, wie zum Beispiel Atropin, mit Erfolg verabreicht. Die biochemische Basis der cholinergischen Medikamente ist vielfältig [64]. Das Vorhandensein von Cholinesterasegehalt im Gehirn und von Rezeptoren, die auf die Acetylcholine reagieren, hat man schon seit langem anerkannt. Die Feststellung von Acetylcholinen ist aber jüngeren Datums [35, 71, 79]. Die Rolle des Acetylcholins im Gehirn ist komplex und noch nicht definitiv bekannt.

Während die Cholinesterasegehalte normalerweise im Putamen und im Globus pallidus erhöht sind [63], wurden nach WEBER im Jahre 1952 in zwei Fällen von postenzephalitischem Parkinsonismus keine nennenswerten Mengen dieses Enzyms nachgewiesen [83]. DUVOISIN [37] hat bei Menschen einen gemeinsamen Antagonismus von anticholinergischen und cholinergischen Mitteln auf die klinischen Manifestationen des Parkinsonismus gezeigt. Der Striatum würde die Hauptlokalisation eines solchen Systems bedeuten. Lokale Injektionen von Acetylcholin in den Globus pallidus erhöhen den kontralateralen Tremor (CONNOR u. Mit.[33], NASHOLD, zit. nach BERNHEIM [19]). Da Injektionen von anticholinergischen Mitteln an der gleichen Stelle den Tremor vermindern, wird die Rolle dieser Lokalisation unterstützt. Normalerweise ist das Striatum an beiden, Acetylcholin und Dopamin, reich und enthält sehr ausgebreitete cholinergische und dopaminergische neuronale Systeme. Der Dopaminmangel im Parkinsonismus (siehe weiter unten) kann diese Ausgleichsstörung gut erklären. Theoretisch könnte somit angenommen werden, daß die cholinergischen striatalen Systeme dem Einfluß eines afferenten dopaminergischen Systems unterstellt sind und daß dies im Parkinsonismus ein Zustand von übermäßiger Zentralinhibition ist, welche durch das cholinergische System des Striatums vermittelt wird [37].

B. Biochemische und morphologische Basis der adrenergischen Funktion

Das extrapyramidale System zeigt biochemische Charakteristika, welche kürzlich festgestellt wurden. Der reiche Gehalt von Eisen, Acetylcholinesterase, Gangliosiden und Melanin je nach den Regio-

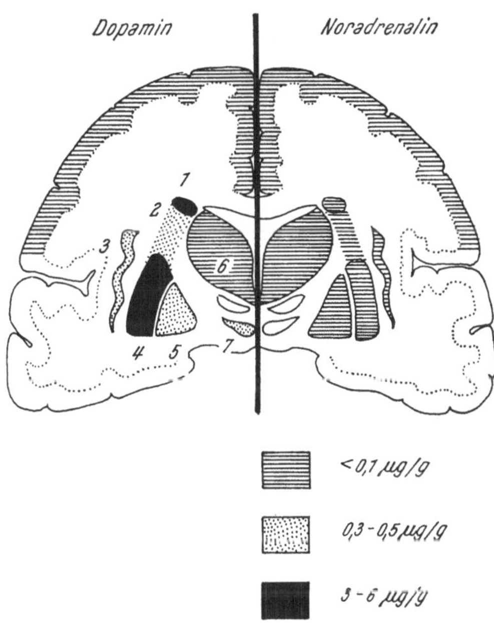

Abb. 4. Verteilung des Dopamins und des Noradrenalins im Gehirn
(Nach BERTLER, A., Occurrence and localization of catecholamines in the human brain. Acta physiol. scand. 51, 97—107 [1961])
1 Nucleus caudatus, *2* Capsula interna, *3* Claustrum, *4* Putamen, *5* Globus pallidus, *6* Thalamus, *7* Substantia nigra

nen ist jetzt bewiesen. Das gleiche gilt für die Katecholamine. In ihren Untersuchungen der Konzentration und der Verteilung der zerebralen Katecholamine bei verschiedenen Säugetieren fanden CARLSSON u. Mit. [31], BERTLER und ROSENGREN [23, 24, 25],

SANO u. Mit. [72] und HORNYKIEWICZ [52], daß das Dopamin vorzugsweise im extrapyramidalen System lokalisiert war, besonders im Striatum, in der Substantia nigra und im Globus pallidus (Abb. 4). Das Vorhandensein von Neuronen, welche Monoamine enthalten, wurde bewiesen [36, 43]. Die typische Verteilung von Dopamin in zerebralen Gebieten, welche nur kleine Mengen von Noradrenalin enthalten, und die verschiedenen Lokalisationen der beiden Amine [30] lassen vermuten, daß das Dopamin nicht nur eine Vorstufe des Noradrenalins ist (Abb. 5), sondern daß es eine zentrale

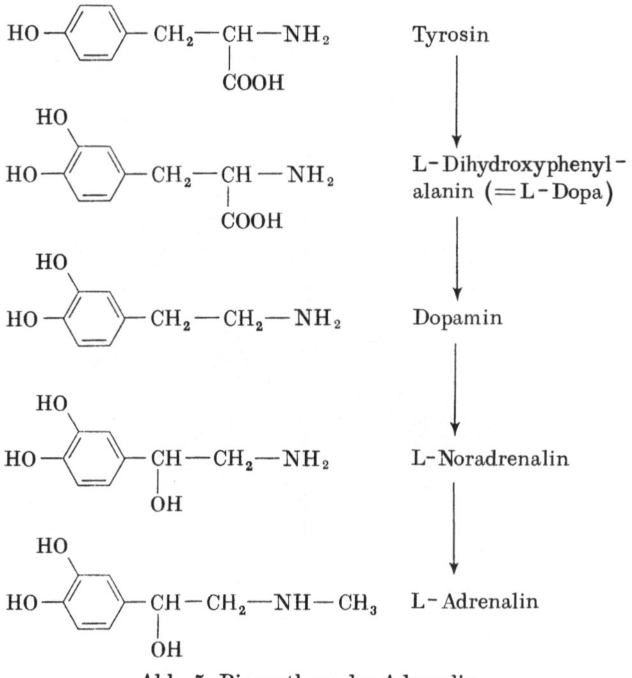

Abb. 5. Biosynthese des Adrenalins

Nervenfunktion auslöst [24, 48, 49, 72]. Die Verteilung von Serotonin wurde auch untersucht [23] und wurde nur in diesen Strukturen gefunden, welche entweder Dopamin oder Noradrenalin enthielten. Es wurde im allgemeinen angenommen, daß die Katecholamine als chemische Vermittler oder Regler der synaptischen Transmission in neuronalen Hirnbahnen wirken. Ihre Anwesenheit und Verteilung im Gehirn und das Vorhandensein von Enzymen für ihre Synthese und Degradation sprechen für eine funktionelle Rolle. Die Übertragungsfunktion von Dopamin im Gehirn wurde festgestellt [48, 49].

Die Studien, welche eine Korrelation zwischen dem Parkinson-Syndrom und den Katecholaminen feststellen, begannen im Jahre 1959. Es wurde praktisch gleichzeitig gezeigt, daß der Dopaminwert im Gehirn der Parkinsonisten vermindert (EHRINGER und HORNY-KIEWICZ, 1960 [38]) und daß die Dopaminausscheidung im Urin bei Parkinsonismus stark reduziert war (BARBEAU u. Mit., 1960—1961 [5, 14]). Diese beiden Autorengruppen haben gleicherweise die folgenden Bemerkungen gemacht: diese Dopaminverminderung im Urin sowohl als in den basalen Ganglien kann nur beim Parkinsonismus festgestellt werden, und nicht bei anderen hyperkinetischen Syndromen [18, 20]. Es wurde aber bewiesen, daß Adrenalin- und Noradrenalinausscheidung bei Parkinson-Kranken nicht besonders verschieden war von der an anderen basalen Ganglien leidenden Patienten [14, 65]. BERNHEIMER u. Mit. berichteten später über eine Abnahme des zerebralen Serotoninwertes im Parkinsonismus [20] und BARBEAU und JASMIN über eine Verminderung der 5-hydroxyindolacetischen Säure im Urin [12], sowie einer „PK"-Substanz [9]. Diese Resultate lassen einen relativen Dopa-Decarboxylase-Mangel vermuten, welches Enzym zur Bildung des Dopamins und des Serotonins dient. Diese Feststellungen haben zu einer therapeutischen Konsequenz geführt, und mehrere Mittel, welche die zerebralen Amine erhöhen, wurden getestet: a) die Aminosäuren, welche vermutlich auf der Höhe der zerebralen Zellen decarboxyliert werden; b) die Hemmstoffe der Monoaminoxydase, welche die Oxydation der Strukturen der endogenen zerebralen Amine verhindern [siehe 76 und Literatur im Kapitel X, A.1).

Das Vorhandensein von nigrostriatalen Dopaminfasern wurde angenommen [2, 3, 4, 35, 43, 54, 70]. Die hohe Homovanilinsäurekonzentration im Pallidum und in der Substantia nigra [22] läßt auch das Vorhandensein von nigropallidalen Dopaminfasern vermuten [56].

Es scheint klar zu sein, daß der wichtigste neuropathologische Befund bei Parkinsonismus der Degeneration des Melanins in der Pars compacta der Substantia nigra entspricht [47]. Der Zellverlust in der Substantia nigra ist auffallender beim postenzephalitischen als beim idiopathischen Parkinsonismus [47]. Somit ist es wichtig, herauszufinden, daß dieser morphologische Unterschied zwischen den beiden Parkinsonschen Erkrankungen durch den verschiedenen Dopamin- und Homovanilinsäuregehalt im Striatum der entsprechenden Fälle vorhanden ist. Bei idiopathischer Parkinsonscher Krankheit wurde die Dopamin- und Homovanilinsäureverminderung des Striatum weniger ausgeprägt gefunden als beim postenzephalitischen Parkinson-Syndrom [38]. In Anbetracht dieser Feststellung

6*

wurde eine neurochemische Relation zwischen der Substantia nigra
und dem Dopaminwert des Striatums vorgeschlagen [52, 70].
Melanin- und Dopaminmangel können verbunden werden, da beide
Substanzen aus dem gleichen Vorstufer, dem Tyrosin, kommen.
VANDER WENDE und SPOERLEIN [81] haben gezeigt, daß das Dopamin im Gehirn direkt in Melanin oxydiert werden kann. Die möglichen Korrelationen zwischen Melanogenese und extrapyramidalen
Funktionen sind ins Auge zu fassen [34]. Unter den Säugetieren
zeigen die Primaten die stärkste Pigmentationsintensität [59, 73].
Interessanterweise können die Primaten extrapyramidale Störungen
nach Mangan- [61] oder Reserpinvergiftung [41, 84] entwickeln. Die
Pferde, welche auch Pigmente in der Substantia nigra haben, zeigen
nach Einnahme von gelben Sterndisteln eine nigropallidale Nekrose,
welche der Parkinsonschen Krankheit gleicht, wie sie beim Menschen
auftritt [62]. COTZIAS u. Mit. [34] waren unfähig, Beweise für
experimentelle oder spontane extrapyramidale Störungen bei den
Tieren, welche kein sichtbares Pigment in der Substantia nigra
haben (Mäuse, Ratten, Meerschweinchen), zu erbringen.

Die Abnahme des striatalen Dopamins nach Läsion der Substantia nigra wurde festgestellt. Der Dopaminwert war besonders niedrig
im Caudatum, im Putamen und in der Substantia nigra auf der Seite
der pallidalen Läsion bei Kaninchen nach 4 Tagen. Der Wert blieb
normal auf der Gegenseite [69, 75] und wurde nach thalamischen
oder kortikalen Zerstörungen nicht verändert [1]. Ähnliche Veränderungen wurden nach Läsionen der Substantia nigra bei Affen beschrieben [78]. Ein seitenverschiedenes Verhalten des Dopamins wurde im Gehirn eines Falles von Hemiparkinsonismus festgestellt [18].

Bei längerer Verabreichung von Psycholeptika, z. B. von Reserpin in der Schizophreniebehandlung, zeigen sich extrapyramidale
Bilder, welche einem Parkinson-Syndrom gleichen (siehe S. 41).
Im Tierversuch wurde von verschiedenen Autoren [32, 51, 68] die
bei Reserpinverabreichung beobachtete Hemmung der spontanen
Motorik mit einer nachweisbaren Verarmung des Gehirns an Dopamin, Serotonin und Noradrenalin in Beziehung gebracht.

Die Verhältnisse Dopamin / basale Ganglien und Parkinsonismus
brauchen nicht mehr erläutert zu werden [6, 7, 8, 10, 13, 15, 17, 21,
26, 27, 28, 29, 39, 40, 42, 44, 46, 50, 53, 55, 58, 60, 66, 77, 80, 82].
Weitere Untersuchungen müssen noch gemacht werden, um die
engen physiopathogenen Mechanismen der Parkinsonschen Krankheit abzuklären.

Andere biochemische Zugänge zum Parkinsonismus müssen noch
erwähnt werden, wie z. B. der verminderte Wert des Blutmagne-

siums bei dieser Krankheit [11]. Diese Beobachtung konnte jedoch nicht bestätigt werden [74].

Das Problem der Ribonukleinsäure (RNA) ist interessanter. PAKKENBERG [67] beschrieb Veränderungen des RNA-Gehaltes in Nervenzellen des Globus pallidus von Parkinson-Patienten. HYDEN u. Mit. [45, 57] fanden im Biopsiematerial des Globus pallidus von Parkinson-Kranken einen erhöhten RNA-Wert der glialen und neuronalen Zellen. Auf Grund einer präzisierteren Untersuchung dieser Feststellung schließen die Autoren darauf, daß die Parkinsonsche Krankheit primär eine gliale Zellstörung mit sekundären Alterationen in den Nervenzellen ist.

In den vergangenen zehn Jahren hat die biochemische Studie der Parkinsonschen Krankheit enorme Fortschritte gemacht, und es scheint, daß sich die Lösung des Problems in der Biochemie findet und daß die kommenden Jahre neue, wichtige Erkenntnisse bringen werden.

Literatur

1. ADLER, M. W., K. KURIYAMA, and E. W. MAYNERT, Norepinephrine and 5-Hydroxytryptamine in rat brain stem following cortical lesions. Life Sci. **4**, 141—144 (1965).

2. ANDÉN, N. E., A. CARLSSON, A. DAHLSTRÖM, K. FUXE, N. A. HILLARP, and K. LARSSON, Demonstration and mapping out of nigro-neostriatal dopamine neurons. Life Sci. **3**, 523—530 (1964).

3. ANDÉN, N. E., A. DAHLSTRÖM, K. FUXE, and K. LARSSON, Further evidence for the presence of nigro-neostriatal dopamine neurons in the rat. Amer. J. Anat. **116**, 329—333 (1965).

4. ANDÉN, N. E., K. FUXE, B. HABERGER, and T. HÖKFELT, A quantitative study on the nigro-neostriatal dopamine neuron system in the rat. Acta physiol. scand. **67**, 306—312 (1966).

5. BARBEAU, A., Preliminary observations on abnormal catecholamine metabolisme in basal ganglia diseases. Neurology **10**, 446—451 (1960).

6. BARBEAU, A., Dopamine and basal ganglia diseases. Arch. Neurol. **4**, 97—102 (1961).

7. BARBEAU, A., The pathogenesis of Parkinson's disease: a new hypothesis. Can. med. Ass. J. **87**, 802—807 (1962).

8. BARBEAU, A., Some biochemical disorders in Parkinson's disease. A review J. Neurosurg. **24**, suppl., 162—164 (1966).

9. BARBEAU A., J. A. DE GROOT, J. G. JOLY, D. RAYMOND-TREMBLAY, and J. DONALDSON, Urinary excretion of a 3,4 dimethoxyphenylethylamine-like substance in Parkinson's disease. Rev. canad. Biol. **22**, 469—472 (1963).

10. BARBEAU, A., and Y. DUCHASTEL, Tranylcypromine and the extrapyramidal syndrome. Can. Psychiat. Ass. J. **7**, suppl., 91—95 (1962).

11. BARBEAU, A., Y. DUCHASTEL, M. FRANCŒUR et R. DEMERS, Magnesium sanguin dans la maladie de Parkinson. Rev. canad. Biol. **21**, 63—64 (1962).

12. BARBEAU, A., et G. JASMIN, Dosage de l'acide 5-hydroxyindolacétique urinaire dans la maladie de Parkinson. Rev. canad. Biol. **20**, 837—838 (1961).

13. BARBEAU, A., G. JASMIN, and Y. DUCHASTEL, Biochemistry of Parkinson's disease. Neurology **13**, 56—58 (1963).

14. BARBEAU, A., G. F. MURPHY, and T. L. SOURKES, Excretion of dopamine in disease of basal ganglia. Science **133**, 1706—1707 (1961).

15. BARBEAU, A., and D. RAYMOND-TREMBLAY, Recent biochemical studies in Parkinson's disease and position of the problem. In: Parkinson's Disease, A. BARBEAU et al. ed., S. 79—94. New York: Grune & Stratton. 1965.

16. BARBEAU, A., and T. L. SOURKES, Some biochemical aspects of extrapyramidal diseases. Rev. canad. Biol. **20**, 197—203 (1961).

17. BARBEAU, A., T. L. SOURKES, and G. F. MURPHY, Les catécholamines dans la maladie de Parkinson. In: Monoamines et Système Nerveux Central. Symposium Bel-Air, Genève, 1961, J. DE AJURIAGUERRA ed., S. 247—262. Genève: Georg. 1962.

18. BAROLIN, G. S., H. BERNHEIMER und O. HORNYKIEWICZ, Seitenverschiedenes Verhalten des Dopamins (3-Hydroxytyramin) im Gehirn eines Falles von Hemiparkinsonismus. Schweiz. Arch. Neurol. Psychiat. **94**, 242—248 (1964).

19. BERNHEIM, F., The role of acetylcholine in the central nervous system. J. Neurosurg. **24**, suppl., 168—169 (1966).

20. BERNHEIMER, H., W. BIRKMAYER und O. HORNYKIEWICZ, Verteilung des 5-Hydroxytryptamins (Serotonin) im Gehirn des Menschen und sein Verhalten bei Patienten mit Parkinson-Syndrom. Klin. Wschr. **39**, 1056—1059 (1961).

21. BERNHEIMER, H., W. BIRKMAYER und O. HORNYKIEWICZ, Zur Biochemie des Parkinson-Syndroms des Menschen. Einfluß der Monoaminooxydase-Hemmer-Therapie auf die Konzentration des Dopamins, Noradrenalins und 5-Hydroxytryptamins im Gehirn. Klin. Wschr. **41**, 465—469 (1963).

22. BERNHEIMER, H., und O. HORNYKIEWICZ, Herabgesetzte Konzentration der Homovanillinsäure im Gehirn von Parkinson-Kranken als Ausdruck der Störung des zentralen Dopaminstoffwechsels. Klin. Wschr. **43**, 711—715 (1965).

23. BERTLER, A., Occurrence and localization of catecholamines in the human brain. Acta physiol. scand. **51**, 97—107 (1961).

24. BERTLER, A., and E. ROSENGREN, Occurrence and distribution of dopamine in brain and other tissues. Experientia **15**, 10—11 (1959).

25. BERTLER, A., and E. ROSENGREN, Occurrence and distribution of catecholamines in brain. Acta physiol. scand. **47**, 350—361 (1959).

26. BIRKMAYER, W., und O. HORNYKIEWICZ, Der L-3,4-Dioxyphenylalanin-(= DOPA-)Effekt bei der Parkinson-Akinese. Wien. klin. Wschr. **73**, 787—788 (1961).

27. BIRKMAYER, W., und O. HORNYKIEWICZ, Der L-Dioxyphenylalanin-(=L-DOPA-) Effekt beim Parkinson-Syndrom des Menschen: zur Pathogenese und Behandlung der Parkinson-Akinese. Arch. Psychiat. Nervenkr. **203**, 560—574 (1962).

28. BRUCK, J., F. GERSTENBRAND, E. GRUENDIG und P. PROSENZ, Stoffwechselveränderungen bei extrapyramidalen Syndromen und vorläufige therapeutische Konsequenzen. Fortschr. Neurol. Psychiat. **33**, 677—690 (1965).

29. BRUNO, A., and S. C. BRUNO, Effects of L-DOPA on pharmacological parkinsonism. Acta psychiat. scand. **42**, 264—271 (1966).

30. CARLSSON, A., The occurrence, distribution and physiological role of catecholamines in the nervous system. Pharmacol. Reviews **11**, 490—493 (1959).

31. CARLSSON, A., T. LINDQUIST, T. MAGNUSSON, and B. WALDECK, On the presence of 3-hydroxytyramine in brain. Science **127**, 471 (1958).

32. CARLSSON, A., E. ROSENGREN, A. BERTLER, and J. NILSSON, Effect of reserpine on the metabolism of catecholamines. In: Psychotropic Drugs. Proc. Intern. Symposium on Psychotropic Drugs, Milan 1957, S. GARATTINI and V. GHETTI ed., 606 pp. Amsterdam: Elsevier. 1957.

33. CONNOR, J. D., G. V. ROSSI, and W. W. BAKER, Analysis of the tremor induced by injection of cholinergic agents into the caudate nucleus. Int. J. Neuropharmacology 5, 207—216 (1966).

34. COTZIAS, G. C., P. S. PAPAVASILIOU, M. H. VAN WOERT, and A. SAKAMOTO, Melanogenesis and extrapyramidal diseases. Fed. Proc. 23, 713—718 (1964).

35. CROSSLAND, J., and P. H. REDFERN, Chromatographic behavior of acetylcholine in brain extracts. Life Sci. 10, 711—716 (1963).

36. DAHLSTRÖM, A., and K. FUXE, Evidence for the existence of monoamine-containing neurons in the central nervous system. Acta physiol. scand. 62, suppl., 232 (1964).

37. DUVOISIN, R. C., The mutual antagonism of cholinergic and anticholinergic agents in Parkinsonism. Trans. amer. neurol. Ass. 91, 73—79 (1966).

38. EHRINGER, H., und O. HORNYKIEWICZ, Verteilung von Noradrenalin und Dopamin (3-Hydroxytyramin) im Gehirn des Menschen und ihr Verhalten bei Erkrankungen des extrapyramidalen Systems. Klin. Wschr. 38, 1236-1239 (1960).

39. ERNST, A. M., Phenomena of the hypokinetic rigid type caused by O-methylation of dopamine in the para-position. Nature, London 193, 178—179 (1962).

40. ERNST, A. M., Experiments with an O-methylated product of dopamine on cats. Acta physiol. pharm. neerl. 11, 48—53 (1962).

41. FERRARI, W., G. L. GESSA, and L. VARGIU, Stretching activity in dogs intracisternally injected with a synthetic melanocyte-stimulating hexapeptide. Experientia 17, 90 (1961).

42. FRIEDHOFF, A. J., L. HEKIMIAN, M. ALPERT, and E. TOBACH, Dihydroxyphenylalanine in extrapyramidal disease. J. A. M. A. 184, 285—286 (1963).

43. FUXE, K., Evidence for the existence of monoamine neurons in the central nervous system. Acta physiol. scand. 64, suppl. 247, 37—84 (1065).

44. GERSTENBRAND, F., K. PATEISKY und P. PROSENZ, Erfahrungen mit L-Dopa in der Therapie des Parkinsonismus. Psychiat. Neurol. Basel 146, 246—261 (1963).

45. GOMIRATO, G., and H. HYDEN, A biochemical glia error in the Parkinson disease. Brain 86, 773—780 (1963).

46. GREER, M., and L. M. WILLIAMS, Dopamine metabolism in Parkinson's disease. Neurology 13, 73—76 (1963).

47. HASSLER, R., Zur Pathologie der Paralysis agitans und des postenzephalitischen Parkinsonismus. J. Psychol. Neurol. 48, 387—476 (1938).

48. HEYMANS, C., and A. DE SCHAEPDRYVER, Dopamine and central neurotransmission. In: Semaine d'Etude sur Cerveau et Expérience Consciente. Pontificiae Academiae Scientiarum Scripta varia 30, 761—778 (1965).

49. HEYMANS, C., and A. DE SCHAEPDRYVER, Dopamine and central neurotransmisssion. In: Brain and Conscious Experience, J. C. ECCLES ed., S. 506—521. New York: Springer. 1066.

50. HIRSCHMANN, J., und K. MAYER, Zur Beeinflussung der Akinese und anderer extrapyramidal-motorischer Störungen mit L-Dopa (L-Dihydroxyphenylalanin). Dtsch. med. Wschr. 89, 1877—1880 (1964).

51. HOLZBAUER, M., and M. VOGT, Depression by reserpine of the noradrenaline concentration in the hypothalamus of the cat. J. Neurochem. 1, 8—18 (1956).

52. HORNYKIEWICZ, O., Die topische Lokalisation und das Verhalten von Nor-
    adrenalin und Dopamin (3-Hydroxytyramin) in der Substantia nigra des
    normalen und Parkinson-Kranken Menschen. Wien. klin. Wschr. **75**, 309—312
    (1963).
53. HORNYKIEWICZ, O., The role of brain dopamin in Parkinsonism. Biochem.
    Pharmacol. **12**, suppl., 223—246 (1963).
54. HORNYKIEWICZ, O., Zur Frage des Verlaufs dopaminerger Neurone im Gehirn
    des Menschen. Wien. klin. Wschr. **76**, 834—835 (1964).
55. HORNYKIEWICZ, O., Dopamine (3-hydroxytyramine) and brain function. Phar-
    macol. Rev. **18**, 925—964 (1966).
56. HORNYKIEWICZ, O., Metabolism of brain dopamine in human Parkinsonism:
    neurochemical and clinical aspects. In: Biochemistry and Pharmacology of the
    Basal Ganglia, E. COSTA, L. J. COTE, and M. D. YAHR ed., S. 171—181. New
    York: Raven Press, Hewlett. 1966.
57. HYDEN, H., Production of RNA in neurons and glia in Parkinson's disease
    indicating genic stimulation. In: Biochemistry and Pharmacology of the Basal
    Ganglia, E. COSTA, L. J. COTE, and M. D. YAHR ed., S. 195—201. New York:
    Raven Press, Hewlett. 1966.
58. KIRSHNER, N., The function of the catecholamines in the brain. J. Neurosurg.
    24, suppl., 165—167 (1966).
59. MARSDEN, C. D., Pigmentation in the nucleus substantiae nigrae of mammals.
    J. Anat. Lond. **95**, 256—261 (1961).
60. MARKHAM, C. H., W. G. CLARK, and W. D. WINTERS, Effect of alpha-methyl
    dopa and reserpine in Huntington's chorea, Parkinson's disease and other
    movement disorders. Life Sci. **9**, 697—705 (1963).
61. MELLA, H., Experimental production of basal ganglion symptomatology in
    Macacus rhesus. Arch. Neurol. Psychiat. Chicago **11**, 405—417 (1924).
62. METTLER, F. A., and G. M. STERN, Observations on the toxic effects of yellow
    star thistle. J. Neuropath. exp. Neurol. **22**, 164—169 (1963).
63. NACHMANSOHN, D., Distribution de la cholinesterase dans le cerveau humain.
    C. R. Soc. Biol. **128**, 24—26 (1938).
64. NACHMANSOHN, D., The biochemical basic of cholinergic drug effects. In:
    Biochemistry and Pharmacology of the Basal Ganglia, E. COSTA, L. J. COTE,
    and M. D. YAHR ed., S. 1—15. New York: Raven Press, Hewlett. 1966.
65. NASHOLD, B. S., and N. KIRSHNER, The metabolism of adrenalin and nor-
    adrenalin in patients with basal ganglia disease. Neurology **13**, 753—757 (1963).
66. O'REILLY, S., M. LONCIN, and B. COOKSEY, Dopamine and basal ganglia dis-
    orders. Neurology **15**, 980—984 (1965).
67. PAKKENBERG, H., RNA content of the nerve cells in the globus pallidus in
    Parkinsonism. Acta neuropath. **1**, 507—513 (1962).
68. PLETSCHER, A., P. A. SHORE, and B. B. BRODIE, Serotonin as a mediator of
    reserpine action in brain. J. Pharmacol. exp. Ther. **116**, 84—97 (1956).
69. POIRIER, L. J., et T. L. SOURKES, Influence du Locus niger sur la concentration
    des catécholamines du striatum. J. Physiol. Paris **56**, 426—427 (1964).
70. POIRIER, L. J., and T. L. SOURKES, Influence of the substantia nigra on the
    catecholamine content of the striatum. Brain **88**, 181—192 (1965).
71. RYALL, R. W., The identification of acetylcholine in presynaptic terminals iso-
    lated from brain. Biochem. Pharmacol. **12**, 1055—1056 (1963).
72. SANO, I., T. GAMO, Y. KAKIMOTO, K. KANIGUCHEI, M. TAKESADA, and K. NIS-
    LEINUMA, Distribution of catechol compound in human brain. Biochem. Bio-
    phys. Acta **32**, 586—587 (1959).

73. Scherer, H. J., Melanin pigmentation of substantia nigra in Primates. J. comp. Neurol. **71**, 91—98 (1939).

74. Schwab, R. S., A. Poryali, and A. Arnes, Normal serum magnesium levels in Parkinson's disease. Neurology **14**, 855—856 (1964).

75. Seitelberger, F., Verhalten des Dopamins (= 3-Hydroxytyramin) im Nucleus caudatus nach elektrischer Koagulation des Globus pallidus. Naturwissenschaften **51**, 314—315 (1964).

76. Sourkes, T. L., Formation of dopamine in vivo: relation to the function of the basal ganglia. Rev. canad. Biol. **20**, 187—196 (1961).

77. Sourkes, T. L., Effect of brain stem lesions on the concentration of catecholamines in basal ganglia of the monkey. J. Neurosurg. **24**, suppl., 194—195 (1966).

78. Sourkes, T. L., and L. Poirier, Influence of the substantia nigra on amines of the striatum of the monkey. Fed. Proc. **24**, 371 (1965).

79. Szerb, J. C., Nature of acetylcholine-like activity released from brain in vivo. Nature **197**, 1016—1017 (1963).

80. Umbach, W., und O. Tzavellas, Zur Behandlung akinetischer Begleitsymptome beim Parkinson-Syndrom. Dtsch. med. Wschr. **90**, 1941—1944 (1965).

81. Vander Wende, C., and M. T. Spoerlein, Oxidation of dopamine to melanin by an enzyme of rat brain. Life Sci. **6**, 386—392 (1963).

82. Walaas, E., and O. Walaas, Biochemical aspects of cooper and aromatic amines in relation to the extrapyramidal system. Acta neurol. scand. **39**, suppl. 4, 83—94 (1963).

83. Weber, G., Zum Cholinesterasegehalt des Gehirns bei Hirntumoren und bei Parkinsonismus. Bull. schweiz. Akad. med. Wiss. 8, 263—268 (1952).

84. Windle, W. F., J. Joralemon, J. Cammermeyer, E. R. Feringa, J. O. Smart, and M. P. McQuillen, Tremor in African green monkeys. Fed. Proc. **15**, 202 (1956).

VIII. Klinisches Bild

A. Einführung

Die Diagnose eines fortgeschrittenen Parkinson-Syndroms macht keine Schwierigkeiten. Der Zeitpunkt des Beginns der Krankheit ist jedoch nicht leicht festzustellen. Der Tremor, die Bewegungsarmut oder das Maskengesicht werden oft nur von der näheren Umgebung des Patienten bemerkt. Die Krankheit kann sich am Anfang durch einen feinen Fingertremor, Schreibstörungen, Gangbeschwerden, krampfartige Schmerzen oder weitere isolierte Formen der klassischen Symptomatologie manifestieren.

Die kardinale Symptomatologie des Parkinson-Syndroms besteht aus der Trias von Tremor, muskulärer Rigidität oder Erhöhung des extrapyramidalen Tonus und Akinesie oder Beeinträchtigung der primären Bewegungsautomatismen. Daneben aber kann man verschiedene Symptome isolieren, und SCHWAB [128] hat 20, BIRKMAIER [10] 26 Beschwerden eines Parkinson-Patienten nach einer gewissen Krankheitsdauer zusammengestellt.

Die klinische Untersuchung eines Patienten, welcher eine Parkinsonsche Symptomatologie zeigt, sollte bestimmt werden. Mehrere Schemata wurden bereits vorgeschlagen. Unser Schema erlaubt es, einen Kranken unter Berücksichtigung aller Symptome relativ rasch zu untersuchen (Tab. 11).

Die meisten Patienten mit Parkinsonscher Krankheit haben eine allmähliche Zunahme der Symptome, und es ist ungewöhnlich, daß die Krankheit (abgesehen von wenigen Ausnahmen [138]) während mehrerer Jahre unverändert bleibt. Von Patient zu Patient ändert sich das Fortschreiten der Krankheit, und die Prognose ist somit unterschiedlich. Bei einigen Patienten, welche eine einseitige Symptomatologie zeigen, ist das Fortschreiten sehr langsam, und die Prognose ist deshalb günstig. Bei anderen, welche innerhalb des ersten Jahres beidseitige Zeichen entwickeln, besonders mit Akinesie, ist das Fortschreiten gewöhnlich schnell und die Prognose schlecht [125]. HOEHN, DUVOISIN und YAHR [69] haben den Grad der Krankheit in 5 Stufen, je nach Fortschritt, vorgeschlagen:

I. Einseitige Symptomatologie.
II. Beidseitige Zeichen.

Tabelle 11. *Von uns zusammengestellter Untersuchungsbogen*

Neurochirurgische Universitätsklinik
und Poliklinik
Neurologische Universitätsklinik
und Poliklinik
Zürich

PARKINSON-UNTERSUCHUNG

Name: Datum:

geboren:

Beruf:

Arbeitsfähigkeit:

I. *Ätiologie*

    a) Familiäre Form   Ja/Nein/Fraglich

    b) Enzephalitis   Ja/Nein/Fraglich
       Wenn Ja oder Fraglich:
                      Was:
                    Wann:

    c) Intoxikation   Ja/Nein/Fraglich

    d) Hirntrauma   Ja/Nein/Fraglich

    e) Lange Behandlung mit „Tranquillizern"   Ja/Nein

    f) Syphilis   Ja/Nein/Fraglich

    g) Arteriosklerose:
       Augenfundus arteriosklerotisch   Ja/Nein
       Hypertonie   Ja/Nein

    h) Hirntumor   Ja/Nein

    i) „Idiopathische" Form   Ja/Nein

II. *Anamnese*

    — vom Patienten selbst

    — von Angehörigen

    — sehr/etwas/ungenaue anamnestische Angaben
                  gute anamnestische Angaben

    a) *Erstes Symptom*   *Beginn:*

           Art: Verlangsamung / Zittern / Steifigkeit / Speichelfluß / Schwitzen / Sprachstörungen / Blickkrämpfe / Doppelbilder / Krämpfe / Schmerzen / Parästhesien / Gehschwierigkeit / Ungeschicklichkeit / Schluckstörungen / Schreibstörungen.

           Lokalisation: Kopf / Nacken / Kiefer / Wange / Zunge / Obere Extremitäten / Untere Extremitäten.
           Links/Rechts/Beidseits.

Tabelle 11 *(Fortsetzung)*

b) *Zweites Symptom*   *Beginn:*

                 Art: Verlangsamung / Zittern / Steifigkeit / Speichelfluß / Schwitzen / Sprachstörungen / Blickkrämpfe / Doppelbilder / Krämpfe / Schmerzen / Parästhesien / Gehschwierigkeit / Ungeschicklichkeit / Schluckstörungen / Schreibstörungen.

                 Lokalisation: Kopf / Nacken / Kiefer / Wange / Zunge / Obere Extremitäten / Untere Extremitäten.

                 Links / Rechts / Beidseits.

                 Zeitlicher Abstand vom I. Symptom:

c) *Weitere Entwicklung:*

d) *Heutige Beschwerden:* Was steht im Vordergrund?

e) *Bisherige Behandlungen:*

III. *Symptomatologie bei der Untersuchung*

Unter dem Einfluß von Pharmaka: Ja/Nein

     Welche: Dosis: Seit wann:

Symptome: Einseitig / Beidseitig

a) Maskengesicht   Ja/Nein   Leicht/Stark
    Salbengesicht   Ja/Nein   Leicht/Stark
    Seltener Lidschlag   Ja/Nein
    Blepharospasmus   Ja/Nein   Leicht/Stark
    Tics (Wange usw.)   Ja/Nein
    Nystagmus   Ja/Nein
    Nasopalpebralreflex   Ja/Nein

b) *Tremor*

      Ruhetremor   Ja/Nein   Leicht/Stark
      Haltetremor   Ja/Nein   Leicht/Stark
      Intentionstremor   Ja/Nein   Leicht/Stark

Lokalisation: Kopf / Lider / Lippen / Unterkiefer / Zunge / Gaumen / Arm / Hand / Finger / Bein / Fuß / Zehen

      Pillendrehen   Ja/Nein
      Links / Rechts

              { Rechts überwiegend
      Beidseits { Links überwiegend
              { Gleich

      OE überwiegend / UE überwiegend
      Ständig   Ja/Nein

Tabelle 11 *(Fortsetzung)*

c) *Rigor*

Nacken / Kiefer / Schultergelenk / Ellbogen / Handgelenk / Fingergelenk / Hüftgelenk / Kniegelenk / Fußgelenk / Zehengelenk.

Zahnradphänomen: Ellbogen / Handgelenk / Fingergelenk / Kniegelenk / Zehengelenk.

Kontrakturen oder Deformationen: Hand / Finger / Fuß.

Links / Rechts

Beidseits { Rechts überwiegend / Links überwiegend / Gleich

OE überwiegend / UE überwiegend

d)

Sialorrhöe	Ja/Nein	Leicht/Stark
Schwitzen	Ja/Nein	Leicht/Stark
Schluckstörungen	Ja/Nein	
Mühsame Atmung	Ja/Nein	
Schlaf	Gut/Schlecht	
Abnorme Ermüdbarkeit	Ja/Nein	

e) *Gehen*

allein / mit Stock / mit Hilfe / möglich

Propulsion / Dextropulsion / Sinistropulsion / Retropulsion

Nachziehen rechtes Bein / linkes Bein

Mitbewegen des Armes rechts: Ja/Nein
links: Ja/Nein

f) *Selbständigkeit*

— Ankleiden	Ja/Nein
— Knöpfen	Ja/Nein
— Schuhebinden	Ja/Nein
— Waschen	Ja/Nein
— Kämmen	Ja/Nein
— Zähneputzen	Ja/Nein
— Rasieren	Ja/Nein
— Essen	Ja/Nein
— Suppe mit dem Löffel	Ja/Nein
— Trinken aus der Tasse	Ja/Nein
— Fleischschneiden	Ja/Nein
— Aufstehen:	mühsam / sehr mühsam / nur zeitweise möglich
	nur mit leichter / starker Hilfe möglich
— Absitzen	Ja/Nein
— Im Bett	Ja/Nein

Tabelle 11 *(Fortsetzung)*

g) *Sprache*

    — Gut artikuliert   Ja/Nein
    — Monoton   Ja/Nein
    — Dysphonisch (Leise)   Ja/Nein
    — Aphonisch   Ja/Nein
    — Heiser   Ja/Nein
    — Verlangsamt   Ja/Nein
    — Dysarthrisch   Ja/Nein

h) *Andere und besondere Zeichen :*

i) *Schriftprobe* (Ohne Unterstützung mit der anderen Hand)
   Kopieren hier:

Name, Datum und „Wo ist die technische Hochschule?"
(Mit Zeitmessung)

Großer Kreis:

Spirale:

Großes Quadrat:

Großes Dreieck:

Tabelle 11 *(Fortsetzung)*

k) *Besonderes :*

III. Erste Zeichen von Gleichgewichtsstörungen.
IV. Zunehmende Invalidität.
V. Bettlägerig oder Rollstuhl.

GRANGER [58] hat die Verschlechterungen in 3 Gruppen unterteilt:

I. Nach Abstellen der antiparkinsonschen Medikamente.
II. Nach verschiedenen Formen von Streß oder offenbar spontan.
III. Nach Einnahme von Alkohol oder anderen Mitteln.

Es scheint, daß die Patienten, welche vaskuläre Störungen wie hypertensive oder allgemeine Arteriosklerose haben, eine mehr oder weniger raschere Zunahme der Krankheit zeigen als jene ohne vaskuläre Störungen [83].

B. Tremor

1. Qualitative Beurteilung

Der Tremor ist ein besonders eindrückliches, aber keineswegs obligates Symptom der Parkinsonschen Krankheit. Er ist jedoch sehr häufig, denn zusammen mit dem Verlust der feinen Bewegungen der Finger wird er in 80% der Parkinsonisten beobachtet [126]. Nach PARKINSON [103] ist der Tremor pathognomonisch für diese Krankheit. Deswegen wurde die Krankheit von PARKINSON als „shaking palsy" bezeichnet und als „Paralysis agitans" von MARSHALL HALL [84] im Jahre 1841 übersetzt. Das Fehlen eines Tremors in einem Parkinson-Syndrom regte die Bezeichnung zur „Paralysis agitans sine agitatione" an [158].

Es handelt sich um einen Ruhetremor, der rhythmisch mit einer Frequenz von 3 bis 8/sec in wechselnder Intensität abläuft. Er tritt jedoch nur auf, wenn die Ruhe nicht absolut ist. Wenn die muskuläre Entspannung vollkommen ist, verschwinden Tremor und Rigor. Besonders betroffen sind die distalen Abschnitte der Extremitäten. Man beobachtet ihn am besten in einer spontanen halbruhigen Lage der Hand. Die Hand liegt auf der kubitalen Seite, mit halbgestreckten, sich berührenden Fingern und mit dem gegen den Zeigefinger gerichteten Daumen; ein diskreter Tremor tritt auf und nimmt allmählich rhythmisch zu. Die Finger führen hierbei charakteristische rhythmische Bewegungen aus, die an „Pillendrehen" oder „Geldzählen" erinnern. In den unteren Extremitäten erscheint der Tremor anfangs erst, wenn der Patient auf

einem erhöhten Stuhl, den Boden leicht berührend, sitzt. Beuge-
und Streckbewegungen des Fußes mit Fersenschlagen werden beobachtet, und der „gentle tap-tapping of his feet on the floor" von
WILSON wird gehört. Im Positionsversuch kann ein diskreter bis
leichter Haltetremor beobachtet werden. Ein deutlicher Intentionstremor ist bei einem klassischen Parkinson-Syndrom ungewöhnlich.
Der Tremor wird nicht nur in den Gliedern lokalisiert. Er breitet
sich früh auf das Gesicht, besonders auf Lippen und Zunge, sowie
die Massetermuskulatur aus, woraus sich der Eindruck eines fort-
gesetzten Schwätzens ergibt. Der Tremor erreicht dann die Stimm-
bänder. Rhythmisches Schlagen der Lider, welches im Gegensatz
zu der gewöhnlich fixierten Augenöffnung steht, wird auch beobachtet. Emotionen verstärken das Zittern. Im Schlaf verschwindet
es unter gewissen Umständen [3], und Ausspannung, Extrem-
stellung der Gelenke sowie intentionierte Bewegungen verringern
den Tremor. Am Anfang ist er am häufigsten einseitig, und mit der
Zunahme der Krankheit wird er beidseitig. Im Verlauf der Krankheit kann der Tremor außerordentlich stark sein. In Fällen von
schwerem Parkinsonismus können sich die Bewegungen während
mehrerer Tage sogar auf das Bett übertragen.

Ein Parkinson-Frühzeichen, das Salutierzeichen, wurde beschrieben. Es handelt sich um das Auftreten einer leicht zu beobachten-
den Zitterbewegung der Hand bei der militärischen Salutstellung
[110].

Die Verstärkung des Parkinsonschen Tremors, welche bei Aufregung eintritt, wurde auf Adrenalin zurückgeführt, und es wurde
gezeigt, daß die Verabreichung von Adrenalin bei Parkinson-
Patienten deren Tremor erhöht [6, 33]. Die zentrale Wirkung des
Adrenalins wurde vorgeschlagen [33] und die Wirkung von verschiedenen Reizungen studiert. Eine Störung der propriozeptiven
Ausgangsenergie hat einen hemmenden Einfluß auf den Ruhetremor. Tonus und Tremor im Parkinsonismus sind trennbar, aber
wenn sie beim gleichen Patienten vorhanden sind, gibt es eine ge-
meinsame Wechselwirkung und Veränderungen in einer direkten
qualitativen Beziehung [24, 153].

2. Quantitative Beurteilung

Eine objektive quantitative Beurteilung des Tremors kann nicht
durch eine klinische Schätzung gemacht werden. Die Methoden,
welche den Tremor mit + oder ++ oder durch irgendein anderes
analoges Mittel schätzen [48, 127], haben kein wiederholbares
Kriterium. Nur eine graphische Methode würde den Tremor objek-

tivieren, wie die Elektromyographie [21, 24, 25, 55, 93, 133], die Akzelerometrie [1, 16, 35, 63, 97, 152] und „strain-gauge"-Methoden [149], die Elektromekanographie [25, 38, 52], die Photographie [26] oder eine photoelektrische Zelle. Nach SCHERRER u. Mit. [121] kann man von Tremor nicht nur auf Grund einer elektromyographischen Kurve reden.

Der Parkinson-Tremor konnte elektromyographisch definiert werden [144]. Seine Frequenz liegt zwischen 3 und 8 Hertz. Die Rhythmik ist vorwiegend eine kontinuierliche, eines ihrer besonderen Charakteristika ist die alternierend-reziproke Innervation gegensinnig wirkender Muskeln. Bei gleichzeitiger Ableitung und paralleler Registrierung zweier Antagonisten rücken daher die Tremorpotentialgruppen „auf Luke", im EMG entsteht dann das von STEINBRECHER so genannte Phänomen der „Lukenbildung" („blank-formation") [144].

Die Beurteilung einer graphischen Tremorkurve ist nicht einfach. Die Tremormessung ist nicht schwierig, wenn nur die Frequenz von Interesse ist. Der Tremor ist eine komplexe Bewegung an verschiedenen Gelenken mit Amplitudevariationen und wenig Frequenzveränderungen. Die Bewegung kann in verschiedenen Ebenen von vertikalen zu variierten Rotationsgraden des zitternden Gliedes auftreten. Die emotionellen Variationen des Parkinsonschen Zustandes sind schwierig zu kontrollieren. Die Probleme der zeitlichen Veränderungen, der multiplen Einflüsse und der spatialen Verhältnisse erlauben es nicht, die Tremorregistrierung im Zeitablauf zu vergleichen. Es gibt nach WACHS und BOSHES bis 37 Faktoren, welche den Tremor beeinflussen können [152].

C. Rigor

1. Qualitative Beurteilung

Die muskuläre Rigidität kann als ein zunehmender Widerstand zur passiven Bewegung definiert werden. Sie ist von plastischem oder viskösem Typ, da der Widerstand zu passiver Bewegung bemerkt wird. Dies steht im Gegensatz zu der „clasp knife"-Rigidität der pyramidalen Läsion, wo der Widerstand zur passiven Bewegung während der ersten Phase der Bewegung bemerkt wird und in einem bestimmten Stadium plötzlich verschwindet.

Die Parkinsonsche Rigidität sitzt besonders am proximalen Gliedteil, wobei alle Muskeln beteiligt sind. Sie wird ausgeprägter bei aktiven Bewegungen und verschwindet fast vollkommen während der Ruhestellung. Aus diesem Grund muß die klinische Untersuchung einer Rigidität entweder in sitzender oder stehender Stellung ausgeführt werden. Der Rigor kann unter dem Einfluß einer Aufregung vorübergehend verschwinden. Er ist nicht von abnorm lebhaften Sehnenreflexen oder von Veränderungen der kutanen Reflexe begleitet.

a) Zahnradphänomen

Das Zahnradphänomen, welches 1901 von CAMILLO NEGRO (siehe [98]) beschrieben wurde, ist ein typisches Zeichen der Rigidität: wenn man passiv den gebeugten Vorderarm streckt, werden feine Zuckungen in der muskulären Dekontraktion bemerkt. Dieses Phänomen ist auch oft am Handgelenk deutlich nachweisbar. Die Beteiligung des Tremors im Zahnradphänomen wird am meisten angenommen.

b) Haltung und Deformationen

Die Haltung des Parkinson-Kranken beim Stehen ist sehr typisch (Abb. 6). Er steht nach vorn gebeugt, mit etwas flektierten Knien und leicht angewinkelten Ellenbogen; diese Körperhaltung wird auch beim Gehen beibehalten. Die nach vorn geneigte Haltung nimmt parallel mit der Vermehrung der Rigidität zu. Die seitliche Krümmung der Wirbelsäule, welche beim postenzephalitischen Parkinsonismus relativ häufig ist, scheint nach J. P. MARTIN [86] nicht auf die Rigidität zurückzuführen zu sein, sie weist aber auf eine eventuelle Läsion im Nucleus caudatus oder auf irgendeine zentrale Läsion [8]; für ONUAGULUCHI [102] spielt der Rigor aber doch eine wichtige Rolle. Dieser Autor beschreibt, wie die Muskeln der rigiden Seite relativ schwach sind; diejenigen der Gegenseite dagegen sind relativ kräftig und übernehmen zum größten Teil die Funktionen. Diese Überfunktion beugt die Wirbelsäule, so daß die Konkavität der Skoliose gegen die weniger rigide Seite des Körpers geneigt ist. Die nach vorn gebeugten oder seitlichen Stellungen des Kopfes folgen dem gleichen Mechanismus.

Die Hand- und Fußdeformationen beziehen sich ebenfalls auf den Rigor.

c) Zunahme des Haltetonus

Am Ende einer passiven Bewegung spannt der Parkinson-Kranke jene Muskeln, die zur Fixierung der eingenommenen Haltung führen, abnorm stark an. So kontrahiert sich beispielsweise der Musculus tibialis anterior aktiv kräftig, wenn man den Fuß des Patienten passiv dorsal extendiert.

d) Zunahme des Antagonistentonus

Beim plötzlichen Wegfall eines Widerstandes, gegen den ein Muskel angespannt wurde, wird die Bewegung durch die ebenfalls abnorm angespannten Antagonisten übertrieben brüsk abgebremst. Mit dem Test des schaukelbaren Tisches konnte J. P. Martin [87] keine Beziehungen zwischen der Rigorstärke und den Reaktionen auf die schaukelnden Bewegungen feststellen. Diese Zunahme des Antagonistentonus wird bei Parkinson-Patienten beobachtet, die auf dem Rücken ohne aufgestützten Kopf liegen, wie wenn sie ein unsichtbares Kissen („oreiller psychique") hätten. Die Feststellung eines „head-dropping test" [154] entspricht dem gleichen Phänomen. Wenn der Kopf locker von der Unterlage abgehoben und dann plötzlich losgelassen wird, fällt er nicht schlaff herunter, sondern sinkt langsam ab oder bleibt während längerer Zeit vom Kissen abgehoben.

2. Quantitative Beurteilung

Die Rigidität läßt sich quantitativ besser analysieren als der Tremor. Die Elektromyographie erlaubte interessante Feststellungen [67, 68, 145]. Die Rigidität wird aber besser bei Drehkraft zur Gliedstellung während statischer und dynamischer Zustände beurteilt. Mehrere Drehkraftgeräte wurden hergestellt und mit verschiedenen Parametern benutzt [1, 18, 22, 25, 88, 96, 113, 143, 156, 157]. Weitere mehr oder weniger analoge Methoden wurden entwickelt (unter anderen [17, 34, 60, 74, 90, 120, 141]). Alle aktiven Widerstandsfaktoren gegen die passiven Bewegungen können aber nicht ganz ausgeschlossen werden. Ein idealer Registrierapparat ist somit schwierig zu entwickeln.

D. Akinesie

1. Qualitative Beurteilung

Die akinetischen Erscheinungen bestehen hauptsächlich in einem Mangel an Ausdrucks- und Mitbewegungen und gehen parallel mit Veränderungen des Ablaufes von Reaktionsbewegungen. Dieses Phänomen ist sehr komplex, kann aber als eine Neigung zum plötzlichen Anhalten der willkürlichen Bewegungen während einer beabsichtigten Aktion beschrieben werden: die Glieder sind unerwartet „gefroren". Die Ausführung einer motorischen Handlung sowie deren Aushaltung auf normaler Höhe von Leistung und Amplitude wird unmöglich. Parkinson sprach von Muskeln, die unfähig sind, mit Genauigkeit die Diktate des Willens zu beantworten [103]. Die Akinesie ist die extreme Form der Bewegungsarmut und wird oft in mißbräuchlicher Weise angenommen. Die Hypokinesie oder Bradykinesie wird oft erwähnt, um ein weniger fortgeschrittenes Stadium zu definieren.

Bewegungsarmut schließt Gesichtspunkte wie verminderte automatische Bewegungen, Immobilität während kleiner muskulärer Tätigkeit zum Schreiben, Sprechen, Essen, Kauen und Schlucken und Mangel der Rumpfmobilität aus. Diese allgemeine Bewegungsarmut scheint nicht mit der Schwäche zusammenzuhängen und ist wahrscheinlich nicht auf die Rigidität zurückzuführen, da die Akinesie oft ohne klinischen Hypertonus bemerkbar ist [36].

Als Akinesie werden die Beeinträchtigungen der primären Bewegungsautomatismen des Parkinson-Kranken bezeichnet, so z. B. starre Mimik, seltener Lidschlag, Drehen des Kopfes zugleich mit Schulter und Rumpf, langsamer und „harziger" Ablauf aller Bewegungen. Dadurch erhalten die Kranken ein wenig den Aspekt steifer Holzpuppen [95]. Die langsame und mikrographische Schrift sowie der kleinschrittige Gang mit Fehlen der Mitbewegungen der Arme und Verlust der lauten Stimme sind auch ein Ausdruck dieser Bewegungsarmut.

Manchmal ist es schwierig zu unterscheiden, was auf die reine Akinesie und was auf die sekundären psychologischen Schädigungen zurückzuführen ist [47]. Diese letzteren entsprechen der Bradyphrenie oder der „viscosité mentale", welche schon vor vielen Jahren beschrieben wurde.

2. Quantitative Beurteilung

In der Physiologie des Bewegungsbeginnes besteht eine fundamentale Unabhängigkeit zwischen sensorischen und motorischen Mechanismen. Vor jeder aktivierenden Bewegung muß das Gehirn eine afferente Synthese durchführen, welche es in der Folge erlauben wird, die Idee, die Intention und das Ziel der Bewegungen zu formulieren. Zahlreiche Faktoren müssen in Betracht gezogen werden; deshalb ist es schwierig, sie zusammen zu analysieren. TALLAND [147] schildert drei Phasen von Bewegungsmechanismen: 1. Die Geschwindigkeit des Anfangs der Antwort (= einfache Reaktionszeit). 2. Die Häufigkeit der möglichen Wiederholung einer Bewegung. 3. Die Geschwindigkeit und Genauigkeit von komplexen Bewegungen.

Zahlreiche Tests wurden entwickelt und Meßapparate gebaut. Die Mehrzahl dieser Apparate befaßt sich mit der Messung der

Reaktionszeit (unter anderem [5, 23, 25, 41, 71, 129, 130, 155]).
Die Akinesie, in ihrer Gesamtheit, läßt sich noch nicht messen.
Einige ihrer Aspekte können quantitativ erfaßt werden, aber die
Komplexität der Handlung kann noch nicht unterteilt werden.

3. Die paradoxe Kinesie (Akinesia paradoxica)

Die paradoxe Kinesie, welche von SOUQUES [142] beschrieben
wurde, bezeichnet die Tatsache, daß im Gegensatz zur üblichen
Bewegungshemmung des Parkinson-Kranken dieser z. B. unter dem
Einfluß heftiger Emotionen plötzlich rasch gehen oder fleißig und
lebhaft sprechen kann [95]. Viele Beispiele wurden von solchen
Patienten beschrieben, die fast bettlägerig waren und die bei
Feuersgefahr aus dem Bett springen und fliehen konnten und dann
plötzlich wieder in ihren akinetischen und invaliden Zustand zurück-
fielen [134].

E. Andere somatische Symptome

1. Halte- und Gangstörungen

Der Parkinson-Kranke steht nach vorn gebeugt (Abb. 6) und
geht kleinschrittig ohne Mitbewegungen der Arme. Diese Symptomatologie kann zum Teil auf die Rigidität, zum Teil auf die Akinesie
zurückgeführt werden.

Die Rolle der Rigidität in der Haltung und ihre Mitbeteiligung
in den Krümmungen der Wirbelsäule wurden bereits beschrieben
(S. 98). Der Mechanismus des Verlustes von Armschwingen während des Gehens wurde den folgenden Hypothesen zugeschrieben:
1. Rotationsfehlen des Rumpfes, welcher normalerweise beim Mitbewegen der Arme ausgewogen ist. 2. Die allgemeine Bewegungsarmut oder der Verlust von Automatismen. 3. Rigor. Die Studien
von BUCHTHAL u. Mit. [24] haben gezeigt, daß die fehlende Mit-
bewegung der Arme auf die falsche zeitliche Aktivation der Beug-
oder Streckmuskeln oder auf beides zurückzuführen ist. Das Fehlen
von Armmitbewegungen ist vom Aktivationsmangel oder von der
Rigidität unabhängig; es ist von zentraler Ursache. Die Verbindung
dieser Mitbewegungsarmut der Arme mit dem kleinschrittigen Gang
wurde bewiesen [124]: in natürlicher Haltung hat der Arm als
zweigliedriges Pendel bei einer Gliedlänge von etwa je 30 cm eine
Schwingungsperiode von 0,7 sec, was der Dauer eines zwanglosen

Schrittes eines mittelgroßen Menschen entspricht. Der Parkinson-Kranke mit seinen kleinen Schritten müßte entweder unter normalen zeitlichen Bedingungen eine Armlänge von 4 cm haben oder, wenn seine Bewegungen in stark verlangsamter Zeitfolge ablaufen würden, eine Armlänge von 4 m!

Die Pulsionen hängen von der Verschiebung des Schwerpunkts ab. Es handelt sich meistens um Propulsionen, aber Lateropulsionen (Dextro- oder Sinistropulsionen) sowie Retropulsionen sind nicht selten. Die Krümmung des Körpers, welche die Schwerpunktstörung mit sich bringt, kann auf die vorwiegende Rigidität der vorderen oder seitlichen Muskeln zurückgeführt werden; ein zentrales Phänomen aber, das vestibuläre Störungen zur Folge hat, welche nach stereotaktischen Operationen gesehen werden [50, 51, 118, 119], muß ebenfalls erwogen werden. Die progressive Beschleunigung des kleinschrittigen Ganges ist eine Form von paradoxer Kinesie. Im Gegensatz dazu tritt manchmal beim Gehen ein der plötzlich entstehenden Katalepsie ähnlicher Zustand auf. Die Kranken verlieren plötzlich jegliche Herrschaft über ihre Muskulatur; sie können sich weder vor- noch rückwärts bewegen und verharren minutenlang in der gleichen Stellung. Sie versuchen krampfhaft, wieder in Bewegung zu kommen, was ihnen schließlich mit winzigen Schritten gelingt.

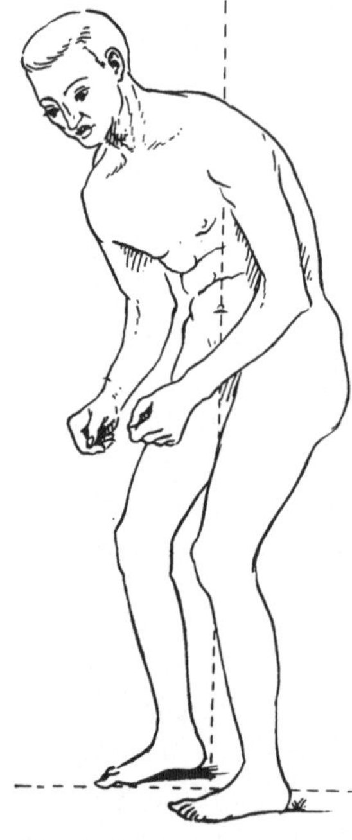

Abb. 6. Typische Haltung eines Parkinson-Kranken

2. Sprachstörungen

Die Sprache der Parkinson-Kranken ist mit der Zeit in klassischer Weise verändert. ALAJOUANINE u. Mit. [2] legen auf folgende Eigenschaften besonders Gewicht: a) die schwache Intensität, b) die Monotonie, c) den geringen Klang und d) die gestörte Geschwindigkeit, entweder konstant oder intermittierend. Nach den objektiven Analysen von CANTER [27] zeigen die vokalen Intensitäten und die Sprachgeschwindigkeit von Parkinson-Patienten keine Unterschiede gegenüber einer Kontrollgruppe. Die Tonhöhe war aber höher bei den Parkinson-Patienten als bei den Normalen. Die an Parkinsonismus Leidenden waren unfähig, eine gemäßigte Phonation bei gleichem tiefem Ton wie bei den Kontrollpatienten mit gleichem Schalldruck zu bilden. In der durchschnittlichen Phonation waren beide Gruppen im allgemeinen vergleichbar. Die Mehrzahl der Patienten zeigte eine reduzierte Fähigkeit, „laute" und „schreiende" Töne hervorzubringen. Reduktionen in maximalen Tonreihen waren typisch für diese Gruppe von Patienten. Die Fähigkeit, den Tonus zu halten, war bei der Mehrzahl der Parkinson-Patienten vermindert. Deutliche explosive Konsonanten und Dyskoordination von phonetischer und artikulatorischer Tätigkeit waren das Hauptmerkmal der Artikulationsprobleme der Parkinson-Gruppe. Alle Arten der artikulatorischen Diadochokinesie waren mit der Klarheit der Artikulation verbunden. Die Hauptbezeichnung lag zwischen Artikulation und Geschwindigkeit der Zungenbewegungen. CISLER [29] hat ebenfalls die Hemmung der Zungen- und Lippenbewegungen sowie eine ungenügende Funktion des Gaumensegels festgestellt. LEYSER [78] wies auf die reduzierte Extension der Artikulationsbewegungen (Unterkiefer und Lippe) beim postenzephalitischen Parkinsonismus hin. Nach R. SCHILLING [122] verändert die Melodie der Stimme die monotonen Charakteristika besonders deshalb, weil die expressive Melodie (Tonfall und Tonveränderungen, Inflektionen oder Gleiten, und Intonation) verschwindet. Schwierigkeiten in der Atmungsregulation spielen nach diesem Autor eine große Rolle, was wir auch vermuten [80]. GREWEL [59] hat in ausführlicher Weise die Dysarthrie des Parkinsonismus analysiert, welche er auf folgende Momente bezieht: 1. auf die verminderte Leistung von beabsichtigten Innervationen, 2. auf das Phänomen der Propulsion, 3. auf die Rigidität und die Hypokinesie, 4. und wahrscheinlich als wichtigstes auf die verminderte feine Muskelkoordination (Pseudodysdiadochokinesie), welche ihre Auswirkungen auf die Sprachatmung, Phonation und Artikulation hat. Auf Grund einer klinischen und spektrographischen Studie [80] wurde von uns folgendes festgestellt: Die schwache Intensität könnte mit der üblich verminderten Atmungsfunktion (Verminderung der exspiratorischen Kapazität) (siehe [15, 137]) in Zusammenhang stehen und die Monotonie durch die Rigidität der bukkopharyngealen Muskulatur mit verminderter Resonanz ausgelöst sein.

Sprachstörungen in der Art der Iteration, der Palilalie und solche mit bulbären Komponenten gehören nach STERN (zit. nach KLAUE [72]) oder nach RORDORF [116] u. a. zum Bild des postenzephalitischen Parkinsonismus und sollen beim Morbus Parkinson fehlen. Bei der Palilalie wird der Redefluß immer schneller und undeutlicher und besteht zuletzt nur noch aus rhythmischem Wiederholen und Grunzen [78]. Die Dysarthrie und die Anarthrie sind in einem sehr fortgeschrittenen Stadium der Krankheit oft als Parkinsonscher Mutismus bezeichnet [4, 61, 142, 159]. Als weitere seltenere Sprachstörung beim Parkinsonismus wird die „Tachyphémie paroxystique" erwähnt, wobei ganze Wörter und Sätze anfallsweise immer rascher hintereinander wiederholt werden [49]. Trotz einer gewissen Ähnlichkeit handelt es sich nicht um dasselbe wie die Palilalie; denn bei letzterer werden nur einzelne Silben oder Laute rhythmisch wiederholt, zudem unter immer leiser und schwächer werdendem Redefluß. Die beiden Grundelemente der Iteration und Propulsion sind aber hier wie dort vorhanden.

3. Atemstörungen

PARKINSON [103] erwähnte bereits, daß Kranke, welche an Paralysis agitans leiden, Atembeschwerden haben. Diese Störungen hängen nach den angenommenen Theorien von einem Verlust der Thoraxelastizität infolge der muskulären Hypertonie und auch der Akinesie ab [91, 137]. Die respiratorische Funktion des Parkinsonisten wurde oft studiert [49, 75, 99, 112, 123, 137] und die Häufigkeit der Störungen beschrieben. Eine schwere Form von Atmungsanomalien mit Laryngospasmen während der Entwicklung des Parkinsonismus wurde von VAS u. Mit. [150] erwähnt. Wir konnten in unserem Material einen solchen Fall beobachten; er wurde mit gutem Resultat stereotaktisch im ventrolateralen Thalamuskern auf einer Seite operiert.

4. Augensymptome

Für die meisten Autoren werden die Augensymptome praktisch nur bei der postenzephalitischen Form des Parkinson-Syndroms beobachtet. Diese Störungen können wie folgt zusammengestellt werden:

a) Die Augenzubehöre (Lider und Tränen).
b) Die äußerliche okuläre Motilität.
c) Die innerliche okuläre Motilität.
d) Der okuläre Tonus.

a) Die Augenzubehöre (Lider und Tränen)

Die Störungen der Augenzubehöre sind folgende:

1. Seltener Lidschlag, ein Phänomen, welches bei allen Parkinson-Formen vorkommt.

2. Verkleinerung der Lidspalte (eine falsche Ptose).

3. Lidtremor.

4. Eine okulopalpebrale Asynergie (von-Graefesches Zeichen).

5. Blepharospasmen, welche beim Postenzephalitiker bis zu mehr oder weniger dauerndem krampfhaftem Schließen der Augenlider führen.

6. Lakrymale Hypersekretion, welche von vegetativen Störungen abhängt. Elektromyographische Studien der Lider haben es erlaubt, einige Modalitäten der beobachteten Störungen zu bestimmen [79].

b) Die äußerliche okuläre Motilität

Die äußerlichen okulären Motilitätsstörungen entsprechen den okulogyren Krisen. Ausschließlich bei den postenzephalitischen Formen finden sich die okulogyren Krisen. Die Patienten haben während Minuten bis Stunden einen zwangshaften Blick, der stark nach oben gewendet ist, wobei gelegentlich auch der Kopf nach hinten geneigt gehalten wird. Okulogyre Krisen können der einzige Hinweis dafür sein, daß der Patient früher eine Encephalitis lethargica durchgemacht hat [43, 102]. Die Häufigkeit schwankt beträchtlich (29,8% für ONUAGULUCHI [101, 102], 15,6% für HALL [62] und 17% für McCowan und Cook [89]). In unserem Material wurden die okulogyren Krisen bei 7% der postenzephalitischen Parkinson-Patienten gesehen.

Die Augenmuskellähmungen sind auch bei den postenzephalitischen Formen anzutreffen [42].

Der Eindruck der Parkinsonschen Starrheit des Blickes ist auf das Verschwinden der willkurlichen Bewegungen, ohne Blicklähmung, zurückzuführen.

Ein Nystagmus wird manchmal beobachtet (25,5% [50]) sowie Zahnradbewegungen [56]. Wegen der vertikalen Zahnradbewegungen und der vertikalen Störungen der Augenbewegungen ist es für Parkinson-Patienten von Vorteil, zwei Brillen anstatt einer bifokalen Brille zu tragen [140].

c) Die innerliche okuläre Motilität

Die inneren okulären Motilitätsstörungen bestehen aus Veränderungen der Pupillenreaktion auf Licht und Konvergenz. Auch ohne Syphilis wird eine Lichtreaktionsstörung bei einem postenzephalitischen Syndrom festgestellt. DUKEELDER schätzt diese Störung auf 1% (siehe PATZIERKOWSKY [105]). Die verlangsamte oder fehlende Lichtreaktion ist von postenzephalitischer Ursache. Für BARRÉ [7] ist sie fast konstant und für VELTER [151] häufig. Diese Störungen gehören somit nicht zum Parkinson-Syndrom.

d) Der okuläre Tonus

Eine klare okuläre Hypotonie wurde beschrieben [20, 105]. Diese Feststellung schließt dennoch die Möglichkeit des Auftretens eines Glaukoms in seltenen Fällen nicht aus. Die okuläre Hypotonie gehört zum Parkinson-Syndrom und ist dessen okuläres Hauptzeichen [105].

5. Schriftstörungen

Der typische Aspekt der Parkinsonschen Schrift ist die Mikrographie: Die Schrift wird abnorm klein (Abb. 20, 21). Es handelt sich um eine kombinierte Störung der Rigidität und der Akinesie. Wenn der Tremor vorhanden ist, wird die Schrift zitterig. Die Mikrographie manifestiert sich manchmal erst im Verlauf des Schreibens. Am Anfang sind die Buchstaben und die Wörter noch normal, dann verkleinern sie sich. Oft stehen die Zeilen schief, werden nicht mehr parallel und ergeben einen nach rechts geöffneten Fächer. Die Kranken sind oft unfähig, während langer Zeit zu schreiben, und bleiben nach einigen Wörtern an einem Buchstaben hängen. Die Schriftstörungen sind oft das erste Zeichen eines beginnenden Parkinson-Syndroms [46].

6. Schmerzzustände und Akathisie

Wenn man mit Sorgfalt einen Patienten befragt, werden von ihm oft Schmerzen oder Parästhesien erwähnt. Mehr als die Hälfte der Parkinsonisten sind von diesen Beschwerden befallen [139]. Deren Erscheinung ist manchmal frühzeitig und kann sogar als erstes Zeichen der Krankheit vorkommen. Die Krämpfe sind die häufigsten schmerzhaften Manifestationen. Sie werden besonders in Oberschenkel, Wade, Oberarm oder Schulter beschrieben und treten immer wieder an der gleichen Stelle auf. Alle Muskelgruppen können betroffen werden, und Schmerzen im Nacken, im Kreuz und im Bauch kommen auch vor. Parästhesien, wie Unruhe oder Reizungen, sind oft erwähnt. Schmerzen und Parästhesien treten vor allem in Ruhe auf. Wenn sie stark sind, werden sie von Angstgefühl begleitet, und ein Bewegungsdrang, wie Aufstehen und Gehen, macht sich bemerkbar; dies ist die Akathisie [66]. Die Schmerzen können so unerträglich sein, daß sie die Indikation zur stereotaktischen Operation geben (siehe S. 200).

7. Deformationen

CHARCOT [28] wies auf die Ähnlichkeit zwischen Parkinsonismus und rheumatischer Arthritis hin, besonders auf die gleichen Deformationen der Hände und Füße bei beiden Krankheiten. PENNE-

CHIETTI [106] hat ebenfalls festgestellt, daß ein Parkinsonismus als eine rheumatische Arthritis wegen ähnlicher Deformationen der Hände und Füße diagnostiziert wurde. Die Deformationen der

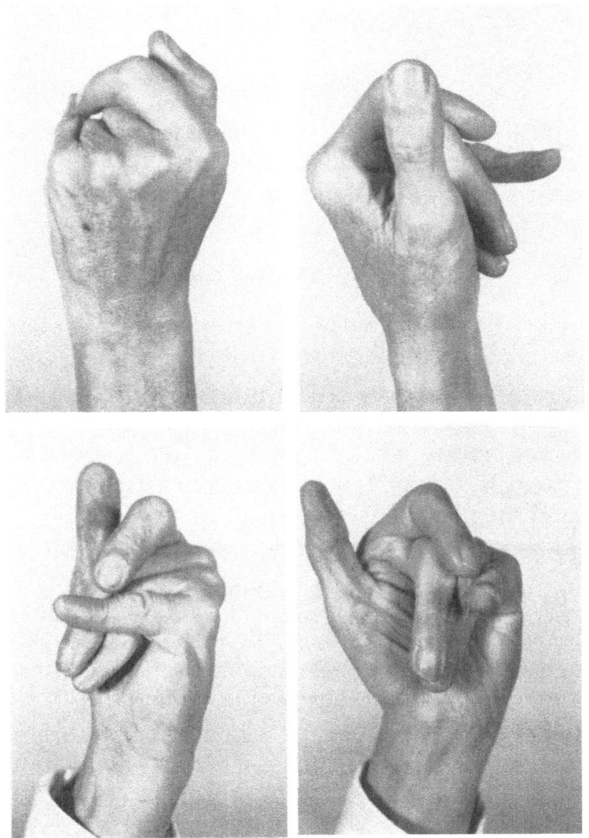

Abb. 7. Deformation der Hände in einer postenzephalitischen Form des Parkinsonismus

Extremitäten sind häufiger bei der postenzephalitischen Form des Parkinsonismus [111]. Sie sind auf lokalisierte extrapyramidale, muskuläre Rigidität zurückzuführen [57, 102, 111] (Abb. 7).

8. Vegetative Symptome

a) Salbengesicht

Eine abnorm starke Talgsekretion im Gesicht, was zum sogenannten Salbengesicht führt, ist oft beobachtet.

b) Speichelfluß

Ein starker Speichelfluß ist besonders bei der postenzephalitischen Form des Parkinsonismus vorhanden. Die Speichelhypersekretion zusammen mit der Verminderung der spontanen Schluckbewegungen stört den Patienten sehr stark.

c) Schwitzen

Eine Hypersekretion der Schweißdrüsen ist häufiger bei der postenzephalitischen Form als bei der anderen. Eigentliche Schwitzanfälle können auch vorkommen [101].

9. Motorische Schwäche

Obwohl eine Parese objektiv nicht festgestellt werden kann, ist eine gewisse motorische Schwäche oft nachweisbar, welche eine Hemmung in der vollen Kraftentfaltung darstellt. Sehr oft beklagen sich die Patienten über diese muskuläre Schwäche, daher der Ausdruck *Paralysis* agitans (shaking *palsy*). Unter gewissen Umständen allerdings, so z. B. bei plötzlicher Erregung, ist wieder ein voller Kraftaufwand möglich.

10. Reflexbild

Die Sehnenreflexe können normal, lebhaft oder schwach sein. Wenn der Rigor ausgeprägt ist, kann es schwierig sein, einen Sehnenreflex auszulösen. EKBOM [45] beobachtet die Veränderlichkeit der Reflexe bei Patienten mit einem relativ starken Tremor; der Patellarreflex konnte einmal ausgelöst und einmal nicht ausgelöst werden, je nach dem Vorhandensein des Tremors im Moment der Stimulation.

Eine Steigerung des Nasopalpebralreflexes ist charakteristisch. Beim Klopfen der Glabella blinzeln beide Augenlider synchron mit dem raschen oder langsamen Klopfen und folgen ihm andauernd; normale Menschen werden nur nach dem ersten Klopfen blinzeln.

11. Weitere Symptome

Ticks sind beim Parkinsonismus, besonders bei der postenzephalitischen Form, manchmal vorhanden und schließen Gähnkrämpfe, Singultus, Kau- oder Schluckbewegungen, Blepharospasmen usw. ein.

Auditive [70] und *vestibuläre Störungen* [50] wurden beschrieben.

Die Mehrzahl der Patienten mit einseitigem Parkinsonismus hat eine signifikante *Temperaturerhöhung* auf der betroffenen Seite, wenn unwillkürliche Bewegungen sehr stark auftreten [82, 107].

Unterernährung und *Untergewicht* kommen als Folge der Akinesie, Müdigkeit und Unfähigkeit zu motorischen Akten sowie Unbehagen vor Unbekannten beim Essen vor [126].

Gastrointestinale Schwierigkeiten [44] und *Verstopfung* [37] sind häufig.

Eine möglicherweise vaskulosympathische *Osteoporose* wurde in Fällen von Deformationen der Extremitäten bewiesen [136].

F. Psychische Symptome

Der Parkinson-Kranke kann besonders im fortgeschrittenen Zustand seiner Krankheit psychische Symptome von verschiedenen Arten zeigen; er kann an Laune- und Charakterveränderungen leiden. Nach CLAUDE [30] würden sozusagen keine psychiatrischen Störungen bestehen. Trägheit, Betäubung und Antriebslosigkeit stehen dagegen im Vordergrund [53]. BOSTROEM [19] hat von einer „motorischen Einengung der Persönlichkeit" gesprochen. Es gibt Kranke, die noch leistungsfähig sind, wenn Antrieb und Anregung von außen an sie herangebracht werden, die aber von sich aus überhaupt nichts unternehmen würden: sie bringen aus eigener Kraft nicht den Elan auf, die motorischen Hindernisse zu überwinden. Oft sind sie auch so mit ihrem Mangel an Spontanbewegungen und Automatismen und mit ihren gehemmten Willkürbewegungen so sehr beschäftigt, daß Einwirkungen von außen nur noch wenig realisiert und verarbeitet werden können [65]. Der in seinem Verhältnis zur Umwelt gestörte Parkinson-Kranke erlebt sich als passives Individuum. Die Folge ist eine innerliche Verkrampfung. Die Persönlichkeit des Parkinsonisten wurde in mehreren Publikationen beschrieben [13, 14, 32, 40, 54, 81, 114, 117, 131, 132, 135, 148], und verschiedene Definitionen wurden vorgeschlagen.

Die bei extrapyramidalen Erkrankungen, besonders jedoch beim Parkinsonismus beobachteten Symptome, die sich mit den Stichwörtern „abnorme Stimmungslage, Störungen des Antriebs, Bradyphrenie, Bradykinesie" zusammenfassen lassen, können nun aber zwanglos dem Obergriff des hirnlokalen Psychosyndroms von BLEULER zugeordnet werden [11, 12].

Neben Charakterveränderungen und intellektuellen Störungen können selten Psychosen beobachtet werden. Die Depressionen sind häufiger (ca. 25% unter den 35% von psychischen Störungen in der Serie von PATRICK und LEVY [104]). Paranoische Psychose, Halluzinationen und Melancholie wurden erwähnt.

Die Häufigkeit der psychischen Störungen beim Parkinsonismus ist nach den Autoren sehr verschieden (mehr als 75% nach LEWY [77], 35% nach PATRICK und LEVY [104], 40% nach MJÖNES [92], 33% bei Parkinsonisten über 61 Jahren nach MONROE [94] und 40% nach DILLER und RIKLAN (39)]. Sie sollen häufiger sein bei der arteriosklerotischen [108] oder postenzephalitischen Form [9].

Die psychologischen Aspekte der Parkinson-Patienten wurden oft studiert. Die Intelligenz wurde quantitativ bestimmt. Für DILLER und RIKLAN [39] verteilte sich der Intelligenzquotient untersuchter Parkinson-Patienten im Rahmen einer Gaußschen Kurve. Eine Korrelation zwischen dem Grad des intellektuellen Verlustes und der Stärke des Parkinsonismus [64, 100] oder dem Krankheitsalter [115] wurde angenommen. Die psychologischen Tests, welche sich auf die intellektuellen Antworten, die Wahrnehmung, die Leistung, das Gedächtnis usw. beziehen, sind vielseitig (unter anderen [8, 14, 39, 40, 41, 64, 73, 76, 81, 109, 115]).

Literatur

1. AGATE, F. J. JR., L. J. DOSHAY, and F. K. CURTIS, Quantitative measurement of therapy in paralysis agitans. J. A. M. A. **160**, 352—354 (1956).
2. ALAJOUANINE, T., O. SABOURAUD et F. GREMY, Etude oscillographique de la parole dans la maladie de Parkinson. Effets précoces de la coagulation pallidale. Rev. franç. Et. clin. biol. **9**, 411—419 (1964).
3. APRIL, R. S., Observations on parkinsonian tremor in all-night sleep. Neurology **16**, 720—724 (1966).
4. BABINSKI, J., Kinésie paradoxale, mutisme parkinsonien. Rev. neurol. **37**, 1266—1269 (1921).
5. BARBEAU, A., The problem of measurement of akinesia. J. Neurosurg. **24**, suppl., 331—334 (1966).
6. BARCROFT, H., E. PETERSON, and R. S. SCHWAB, Action of adrenaline and noradrenaline on tremor in Parkinson's disease. Neurology **2**, 154—160 (1952).
7. BARRÉ, M., Sur les troubles oculo-moteurs de la maladie de Parkinson et du syndrome parkinsonien encéphalitique. Rev. neurol. **37**, 644—646 (1921).
8. BILLENKAMP, K., Untersuchungen zur Psychologie des Parkinsonismus. Arch. Psychiat. Nervenkr. **198**, 672—686 (1959).
9. BILLENKAMP, K., Experimenteller Beitrag zur Frage des Antriebsverhaltens bei Parkinson-Kranken. Arch. Psychiat. Nervenkr. **203**, 270—279 (1962).
10. BIRKMAYER, W., Das Parkinson- und Chorea-Syndrom. In: Almanach für Neurologie und Psychiatrie 1967, W. SCHULTE Hrsg., S. 77—86. München: J. F. Lehmann. 1967.
11. BLEULER, M., Von Erscheinungsbildern zu Grundformen seelischen Krankseins. Vierteljahresschrift Naturvorstehender Gesellschaft, Zürich 88, 55—66 (1943).

12. BLEULER, M., Die Ähnlichkeit zwischen den endokrinen und hirnlokalen Psychosyndromen und ihre theoretische Bedeutung. Fol. psychiat. neerl. **56,** 3—11 (1953).

13. BOOTH, G., Organ function and form perception. Psychosom. Med. 8, 367—385 (1946).

14. BOOTH, G., Psychodynamics in parkinsonism. Psychosom. Med. **10,** 1—14 (1948).

15. BOSHES, B., Voice changes in Parkinsonism. J. Neurosurg. **24,** suppl., 286—288 (1966).

16. BOSHES, B., Measurement of tremor. J. Neurosurg. **24,** suppl., 324—330 (1966).

17. BOSHES, B., and A. H. NORTON, Graphic studies in tone and tremor. Quart. Bull. Northwestern Univ. Med. School **29,** 314—324 (1955).

18. BOSHES, B., H. WACHS, J. BRUMLIK, M. MIER, and M. PETROVICK, Studies of tone, tremor and speech in normal persons and parkinsonian patients. I. Methodology. Neurology **10,** 805—813 (1960).

19. BOSTROEM, A., Der amyostatische Symptomen-Komplex. Berlin: Springer. 1922.

20. BRAND, I., Änderungen des Augenbinnendruckes bei Parkinsonismus. Ophthalmologica **133,** 53—60 (1957).

21. BRAZIER, M. A. B., Tremors of combat neuroses: comparison with tremors of paralysis agitans, delirium tremens and the psychoneuroses of civilian lifes: electromyographic studies. Arch. Neurol. Psychiat. Chicago **54,** 175—180 (1945).

22. BRUMLIK, J., and B. BOSHES, Quantitation of muscle tone in normals and in Parkinsonism. Arch. Neurol. 4, 399—406 (1961).

23. BRUMLIK, J., and B. BOSHES, The mechanism of bradykinesia in Parkinsonism. Neurology **16,** 337—344 (1966).

24. BUCHTHAL, F., and M. L. FERNANDEZ-BALLESTEROS, Electromyographic study of the muscles of the upper arm and shoulder during walking in patients with Parkinson's disease. Brain 88, 875—896 (1965).

25. BURNS, B. D., and J. D. DEJONG, A preliminary report on the measurement of Parkinson's disease. Neurology **10,** 1096—1102 (1960).

26. CAMPBELL, W. R., Tremor, normal and pathological: a preliminary report. Trans. Ass. amer. Physicians **60,** 151—159 (1947).

27. CANTER, G. J., Speech characteristics of patients with Parkinson's disease. I. Intensity, pitch and duration. J. Speech Dis. **28,** 221—229 (1963), II. Physiological support for speech, id. **30,** 44—49 (1965), III. Articulation, diadochokinesis and over-all speech adequacy, id. **30,** 217—224 (1965).

28. CHARCOT, J. M., De la paralysie agitante. Leçons sur les maladies du systême nerveux faites à la Salpétrière. Recueillies et publiées par A. BOURNEVILLE, S. 155—188. Paris: Delahaye et Lecrosnier. 1880.

29. CISLER, J., Sur les troubles du langage articulé et de la phonation au cours de l'encéphalite épidémique. Arch. int. Laryng. **33,** 1054—1057 (1927).

30. CLAUDE, H., Sur certains troubles mentaux survenus au cours du syndrome parkinsonien. Rev. neurol. **37,** 648—649 (1921).

31. CLAUDE, H., et DUPUY-DUTEMPS, Forme céphalique du syndrome de Parkinson avec tachyphémie, troubles oculaires et sympathiques. Rev. neurol. **37,** 710—720 (1921).

32. CLEGHORN, R. A., and D. PIVNICKI, Psychodynamic aspects of altered proprioception and motility in Parkinson's disease. Rev. canad. Biol. **20,** 643—648 (1961).

33. CONSTAS, C., The effects of adrenaline, noradrenaline and isoprenaline on Parkinsonian tremor. J. Neurol. Neurosurg. Psychiat. **25,** 116—121 (1962).

34. COOPER, J. D., A. M. HALLIDAY, and J. W. T. REDFEARN, Apparatus for the study of human tremor and stretch reflexes. Electroenceph. clin. Neurophysiol. 9, 546—550 (1957).

35. COWELL, T. K., C. D. MARSDEN, and D. A. L. OWEN, Objective measurement of parkinsonian tremor. Lancet, 2, 1278—1279 (1965).

36. CRUCHET, R., The independence of bradykinesia and hypertonus in respect of Parkinsonism. Brit. med. J. 2, 541—544 (1927).

37. CULVER, P. J., zit. nach A. C. ENGLAND and R. S. SCHWAB, Management of Parkinson's disease. Arch. intern. Med. 104, 439—468 (1959).

38. DEJONG, J., J. DAVID, and B. D. BURNS, An investigation of Parkinson's disease. Neurology 12, 402—409 (1962).

39. DILLER, L., and M. RIKLAN, Psychosocial factors in Parkinson's disease. J. amer. geriat. Soc. 4, 1291—1300 (1956).

40. DILLER, L., and M. RIKLAN, Rorschach correlates in Parkinson's disease. Psychosom. Med. 19, 120—126 (1957).

41. DINNERSTEIN, A. J., M. LOWENTHAL, G. BLAKE, and R. E. MALLIN, Tactile delay in Parkinsonism. J. nerv. ment. Dis. 139, 521—524 (1964).

42. DUVERGER, C., et J. A. BARRE, Troubles des mouvements associés des yeux chez les tabétiques, les Parkinsoniens, dans l'encéphalite épidémique et chez les labyrinthiques. Essai pathogénique. Rev. neurol. 37, 439—454 (1921).

43. DUVOISIN, R. C., and M. D. YAHR, Encephalitis and Parkinsonism. Arch. Neurol. 12, 227—239 (1965).

44. EADIE, M. J., and J. H. TYRER, Alimentary disorder in Parkinsonism. Austral. Ann. med. 14, 13—22 (1965).

45. EKBOM, K. A., Deep reflexes in Parkinson's syndrome: a clinical study. Acta med. scand. 138, 36—41 (1950).

46. ELIASBERG, W. G., Pen, paper and Parkinsonism. Geriatrics 14, 705—708 (1959).

47. ENGLAND, A. C. JR., Testing for akinesia. J. Neurosurg. 24, suppl., 279—280 (1966).

48. ENGLAND, A. C., and R. S. SCHWAB, The management of Parkinson's disease. Arch. intern. Med. 104, 439—468 (1959).

49. FAIRMAN, D., L. DILLER, M. RIKLAN, N. POLOUKHINE, G. BRAVO, N. DAVIDSON, and I. COOPER, Preoperative studies in selection of Parkinsonian patients for surgery. St. Barnabas Symp. on Surg. Ther. of Extrapyramidal Disorders. Baltimore: Williams and Wilkins. 1956.

50. FISCH, U., und J. SIEGFRIED, Prä- und postoperative Untersuchungen über die Vestibularisprüfung bei Parkinsonismus. Schweiz. Arch. Neurol. Psychiat. 96, 286—305 (1965).

51. FISCH, U., et J. SIEGFRIED, Influence du thalamus sur les centres vestibulaires et auditifs. Rev. Oto-Neuro-Ophtal. 39, 301—304 (1967).

52. FRIEDLANDER, W. J., Characteristics of postural tremor in normal and in various abnormal states. Neurology 6, 716—724 (1956).

53. FROMENT, J., Le déficit psychique dans les états parkinsoniens postencéphalitiques. Rev. neurol. 37, 649—651 (1921).

54. FÜNFGELD, E. W., Krankheitserleben und Persönlichkeit dargestellt anhand von Beobachtungen beim Parkinsonismus. Nervenarzt 36, 30—32 (1965).

55. GIRVIN, J., A needle electromyographic investigation of Parkinsonian muscle. J. Neurosurg. 24, suppl., 227—231 (1966).

56. GIVNER, I., Ophthalmologic aids in neurologic diagnosis. Arch. Neurol. Psychiat. Chicago 47, 1067—1068 (1942).

57. Gortvai, P., Deformities of the hands and feet in Parkinsonism and their reversibility by operation. J. Neurol. Neurosurg. Psychiat. **26**, 33—36 (1963).

58. Granger, M. E., Exacerbation in Parkinsonism. Neurology **11**, 538—549 (1961).

59. Grewel, F., Dysarthria in postencephalitic parkinsonism. Acta psychiat. scand. **32**, 440—449 (1957).

60. Grimmer, R. V., and O. R., Langworthy, An apparatus to record movement of the extremities. J. Lab. clin. Med. **26**, 1344—1347 (1941).

61. Gurewitsch, M., und R. Tkatschew, Beiträge zur Klinik der chronischen epidemischen Enzephalitis. Z. Neurol. **99**, 485—502 (1925).

62. Hall, A. J., Chronic epidemic encephalitis with special reference to ocular attacks. Brit. med. J. **2**, 833—837 (1931).

63. Handa, H., and M. Ito, Quantitative measurement of rigidity and tremor especially the latter one. Neurologìa medico-chirurgica, Tokyo **6**, 205—206 (1964).

64. Hardyck, C., and L. F. Petrinovich, The pattern of intellectual functioning in Parkinson patients. J. Consult. Psychol. **27**, 548 (1963).

65. Hartmann-von Monakow, K., Das Parkinson-Syndrom. Klinik und Therapie, 152 pp. Basel: S. Karger. 1960.

66. Hodge, J. R., Akathisia, the syndrome of motor restlessness. Amer. J. Psychiat. **116**, 337—338 (1959).

67. Hoefer, P. F. A., Innervation and tonus of striated muscle in man. Arch. Neurol. Psychiat. Chicago **46**, 947—972 (1941).

68. Hoefer, P. F. A., and T. J. Putnam, Action potentials of muscles in rigidity and tremor. Arch. Neurol. Psychiat. Chicago **43**, 704—725 (1940).

69. Hoehn, M. M., R. C. Duvoisin, and M. D. Yahr, Parkinsonism: studies of its natural history with particular reference to longevity and causes of death. Neurology **15**, 273 (1965).

70. Jerger, J., M. Mier, B. Boshes, and G. Canter, Auditory behavior in parkinsonism. Acta Oto-laryng. **52**, 541—550 (1960).

71. King, M. E., Defective psychomotor movement in Parkinson's disease: exploratory observations. Percept. Motor Skills **9**, 326 (1959).

72. Klaue, R., Parkinsonsche Krankheit (Paralysis agitans) und postencephalitischer Parkinsonismus. Arch. Psychiat. Nervenkr. **111**, 251—321 (1940).

73. Krayenbühl, H., J. Siegfried, M. Kohenof, and M. G. Yasargil, Is there a dominant thalamus? Confin. neurol. **26**, 246—249 (1965).

74. La Joie, W. J., and J. N. Gersten, An objective method of evaluating muscle tightness. Arch. Phys. Med. **33**, 595—602 (1956).

75. Laszewski, Z., Role of the department of rehabilitation in preoperative evaluation of parkinsonian patients. J. amer. geriatrics Soc. **4**, 1280—1284 (1956).

76. Levita, E., M. Riklan, and I. S. Cooper, Cognitive and perceptual performance in parkinsonism as a function of age and neurological impairment. J. nerv. ment. Dis. **139**, 516—520 (1964).

77. Lewy, F. H., Die Lehre vom Tonus und der Bewegung. Berlin: Springer. 1923.

78. Leyser, E., Über einige Formen von dysarthrischen Sprachstörungen bei organischen Erkrankungen des Zentralnervensystems. Z. ges. Neurol. Psychiat. **88**, 383—419 (1924).

79. Loeffler, J. D., B. Slatt, and W. F. Hoyt, Motor abnormalities of the eyelids in Parkinson's disease: electromyographic observations. Arch. Ophthal. Chicago **76**, 178—185 (1966).

80. Luchsinger, R., J. Siegfried, M. Kohenof und C. Dubois, Klinische und experimentell-phonetische Untersuchungen der Sprache vor und nach stereotaktischen Operationen bei Parkinson-Patienten. Folia phoniat. 18, 197—217 (1966).

81. Machover, S., Rorschach study of the nature and origin of common factors in the personalities of parkinsonians. Psychosom. Med. 19, 332—338 (1957).

82. Margherita, G., Il comportamento della resistenza elettrica cutanea nelle sindromi parkinsoniane. Acta neurol. Napoli 19, 698—706 (1964).

83. Markovich, S., and R. S. Schwab, Prognosis and progression in Parkinson's disease in patients under medical treatment. Arch. Intern. Studies Neurol. 2, 1—9 (1952).

84. Marshall Hall, zit. nach M. Devic et F. Michel, Le tremblement des syndromes parkinsoniens. Rev. Prat. 15, 4173—4187 (1965).

85. Martin, J. P., L. J. Hurwitz, and F. H. Finlayson, The negative symptom of basal ganglia disease. A survey of 130 postencephalitic cases. Lancet 2, 62—66 (1962).

86. Martin, J. P., Curvature of the spine in post-encephalitic Parkinsonism. J. Neurol. Neurosurg. Psychiat. 28, 395—400 (1965).

87. Martin, J. P., L. J. Hurwitz et F. H. Finlayson, Le test de la table basculante dans le syndrome parkinsonien. Rev. neurol. 106, 483—484 (1962).

88. Martinez, N., Measurement of rigidity with a strain gauge myokinetograph. J. Neurosurg. 24, suppl., 315—316 (1966).

89. McCowan, P. K., and L. C. Cook, Oculogyric crises in chronic epidemic encephalitis. Brain 51, 285—309 (1928).

90. McKinley, J. C., and N. J. Berkwitz, Quantitative studies on human muscle tonus: description of methods. Arch. Neurol. Psychiat. Chicago 19, 1036—1056 (1928).

91. Mier, M., B. Boshes, and R. de la Torre, Suggested mechanisms leading to tissue hypoxia in Parkinsonism. Arch. Neurol. 4, 122 (1961).

92. Mjönes, H., Paralysis agitans: a clinical and genetic study. Acta psychiat. scand., suppl., 54, 1—195 (1949).

93. Moldaver, J., and D. Fairman, Electromyographic studies of tremor in parkinson's disease, before and after chemopallidectomy. J. amer. geriatrics Soc. 4, 1266—1274 (1956).

94. Monroe, R. T., Diseases in old age, 407 pp. Cambridge, Mass.: Harvard Univ. Press. 1951.

95. Mumenthaler, M., Klinik und medikamentöse Therapie des Parkinson-Syndroms. Schweiz. med. Wschr. 96, 479—484 (1966).

96. Nashold, B. S. jr., An electronic method of measuring and recording resistance to passive muscle stretch. J. Neurosurg. 24, suppl., 310—314 (1966).

97. Nashold, B. S. jr., Measurement of tremor. J. Neurosurg. 24, suppl., 320—323 (1966).

98. Negro, F., Le phénomène de la roue dentée. Encéphale 23, 203—224 (1928).

99. Nugent, C. A., H. W. Harris, J. Cohn, C. C. Smith, and F. H. Tyler, Dyspnea as a symptom in Parkinson's disease. Amer. Rev. Tuberc. 78, 682—691 (1958).

100. Nyssen, R., et M. Wens, Contribution à l'étude du déficit de l'intelligence chez les parkinsoniens encéphalitiques. Acta neurol. belg. 48, 287—307 (1948).

101. Onuaguluchi, G., Crises in postencephalitic Parkinsonism. Brain 84, 395—414 (1961).

102. Onuaguluchi, G., Parkinsonism, 168 pp. London: Butterworths. 1964.

103. PARKINSON, J., An essay on the shaking palsy. With a bibliographic note thereon by a A. J. OSTHEIMER, Arch. Neurol. Psychiat. Chicago 7, 681—710 (1922).

104. PATRICK, H. T., and D. M. LEVY, Parkinson's disease: a clinical study of one hundred and forty six cases. Arch. Neurol. Psychiat. Chicago 7, 711—720 (1922).

105. PATZIERKOVSKY, M., Manifestations oculaires de la maladie de Parkinson et des syndromes parkinsoniens. Thèse méd. Rennes No. 168, polycop. 153 pp. 1961.

106. PENNECHIETTI, M., Sulla acrodeformazione con artropathie nel Parkinsonismo postencephalitico: studio clinico ed anatomopathologico. Minerva med. 1, 423—432 (1936).

107. PENNES, H. H., Temperatures of skeletal muscle in cerebral hemiplegia and paralysis agitans. Arch. Neurol. Psychiat. Chicago 62, 269—279, (1949).

108. POLLOCK, M., and R. W. HORNABROOK, The prevalence, natural history and dementia of Parkinson's disease. Brain 89, 429—448 (1966).

109. PROCTOR, F., Judgement of visual and postural vertical by parkinsonian patients. Neurology 14, 287—293 (1964.)

110. RAKONITZ, E., Über ein präklinisches neues Parkinsonzeichen. Wien. klin. Wschr. 73, 620—622 (1961).

111. REYNOLDS, F. W., and G. C. PETROPOULOUS, Hand deformities in Parkinsonism. J. chron. Dis. 18, 593—595 (1965).

112. RICHTER, K., P. HAGEMANN und M. ALBERT, Die Lungenfunktion beim Parkinson-Syndrom. Psychiat. Neurol. Med. Psychol. 13, 125—130 (1961).

113. RIEBEL, J. D., and B. S. NASHOLD, JR. Electronic method of measuring and recording resistance to passive muscle stretch. J. amer. phys. ther. Ass. 42, 21—28 (1962).

114. RIKLAN, M., Psychological factors in geriatric parkinsonism. St. Barnabas Med. Bull. 1, 47—50 (1962).

115. RIKLAN, M., H. WEINER, and L. DILLER, Somato-pyschologic studies in Parkinson's disease. I. An investigation into the relationship of certain disease factors to psychological functions. J. nerv. ment. Dis. 129, 263—272 (1959).

116. RORDORF, R., et G. COCCHIARARO, Un symptôme rare dans le syndrome postencéphalitique parkinsonien: la palilalie. Rev. neurol. 42, 144—153 (1926).

117. SANDS, I. J., Type of personality susceptible to Parkinson's disease. J. Mt. Sinai Hosp. 9, 792—794 (1942).

118. SCHAEFER, J. H., Über die Veränderungen der Vestibularisfunktion bei stereotaktischen Thalamus-Eingriffen am Menschen. Confin. neurol. 28, 117—156 (1966).

119. SCHAEFER, J. H., J. SIEGFRIED and U. FISCH, Vestibuläre Reaktionen bei thalamischen Eingriffen am Menschen. Pract. oto-rhino-laryng. 29, 375—384, (1967).

120. SCHALTENBRAND, G., Die Muskelspannungmessung (Myographie) und ihre Bedeutung für die klinische Diagnostik. Zbl. inn. Med. 1, 1—28 (1940).

121. SCHERRER, J., P. RONDOT et H. KORN, Etude comparée des mouvements anormaux et des réflexes par EMG et accélérométrie. Rev. neurol. 115, 138—140 (1966).

122. SCHILLING, R., Experimentell-phonetische Untersuchungen bei Erkrankungen des extrapyramidalen Systems. Arch. Psychiat. Nervenkr. 75, 419—471 (1925).

123. SCHMIDT, K., und G. KANIAK, Die Atmungsfunktionsstörungen beim Parkinson-Syndrom. Neurochirurgia 3, 182—193 (1960).

124. SCHWAB, R. S., Über die Parkinsonsche Krankheit. Dtsch. med. Wschr. **84,** 1485—1489 (1959).

125. SCHWAB, R. S., Progression and prognosis in Parkinson's disease. J. nerv. ment. Dis. **130,** 556—566 (1960).

126. SCHWAB, R. S., Symptomatology and medical treatment of Parkinson's disease. Int. J. Neurol. **2,** 61—75 (1961).

127. SCHWAB, R. S., Objective methods of measurement. In: Parkinson's Disease, A. BARBEAU et al. ed., S. 38—43. New York: Grune & Stratton. 1965.

128. SCHWAB, R. S., Parkinson's disease: symptoms and drug therapy. In: Parkinson's Disease, A. BARBEAU et al. ed., S. 48—51. New York: Grune & Stratton. 1965.

129. SCHWAB, R. S., M. E. CHAFETZ, and S. WALKER, Control of two simultaneous voluntary motor acts in normal and in Parkinsonism. Arch. Neurol. Psychiat. **72,** 591—598 (1954).

130. SCHWAB, R. S., A. C. ENGLAND and E. PETERSON, Akinesia in Parkinson's disease. Neurology **9,** 65—72 (1959).

131. SCHWAB, R. S., H. FABING, and J. PRICHARD, Psychiatric symptoms and syndromes in Parkinson's disease. Amer. J. Psychiat. **107,** 901—907 (1951).

132. SCHWAB, R. S., and J. S. PRICHARD, Situational stresses and extrapyramidal disease in different personalities. Res. Publ. Ass. nerv. ment. Dis. **29,** 48—60 (1950).

133. SCHWAB, R. S., and J. S. PRICHARD, An assessment of therapy in Parkinson's disease. Arch. Neurol. Psychiat. Chicago **65,** 489—501 (1951).

134. SCHWAB, R. S., and I. ZIEPER, Effects of mood, motivation, stress and alertness on the performance in Parkinson's disease. Psych. Neurol. Basel **150,** 345—357 (1966).

135. SCHULTE, W., Zum Selbsterleben des Parkinson-Kranken. Acta neuroveg. **26,** 537—543 (1964).

136. SERRATRICE, G., et J. EISINGER, Les ostéoporoses neurologiques. Sem. Hôp. Paris **42,** 19—21 (1966).

137. SIEGFRIED, J., et J. J. PITTELOUD, Etude de la fonction pulmonaire dans le parkinsonisme avant et après opérations stéréotaxiques portant sur le thalamus. Confin. neurol. **25,** 227—233 (1965).

138. SIGWALD, J., D. BOUTTIER et J. SOLIGNAC, Les formes fixées ou peu évolutives des syndromes parkinsoniens (à propos de 90 observations). Rev. neurol. **101,** 663—664 (1959).

139. SIGWALD, J., et J. SOLIGNAC, Manifestations douloureuses de la maladie de Parkinson et paresthésies provoquées par les neuroleptiques. Sem. Hôp. Paris **36,** 2222—2225 (1960).

140. SMITH, J. L., Ocular signs of Parkinsonism. J. Neurosurg. **24,** suppl., 284—285 (1966).

141. SMITH, A. E., D. S. MARTIN, P. H. GARVEY, and W. O. FENN, A dynamic method for measurement of muscle tone in man. J. clin. Invest. **8,** 597—622 (1930).

142. SOUQUES, A., Rapport sur les syndromes parkinsoniens. Rev. neurol. **37,** 534—573 (1921).

143. SPIEGEL, E. A., H. T. WYCIS, H. W. BAIRD III, D. ROVNER, and C. THUR, Pallidum and muscle tone. Neurology **6,** 350—356 (1956).

144. STEINBRECHER, W., Zur Pathogenese, elektromyographischen Analyse und Behandlung des extrapyramidalen Tremors. Klin. Wschr. **39,** 679—683 (1961).

145. STRUPPLER, A., F. J. SCHULTE, R. SCHEININGER und M. KUKKU, Eine elektro-myographische Untersuchung bei Spastik und Rigor. Das Verhalten der Motorneurone bei chemischer Arbeitssteigerung der Muskelspindeln. Dtsch. Z. Nervenheilk. **183**, 134—147 (1961).

146. SUBCZINSKI, J., K. MATSUMOTO, T. H. LIN, and I. S. COOPER, The influence of various stimuli upon Parkinsonian tremor and rigidity. J. Neurol. Neurosurg. Psychiat. **26**, 269—274 (1963).

147. TALLAND, G. A., Manual skill in Parkinson's disease. Geriatrics **18**, 613—620 (1963).

148. TEITELBAUM, H. A., Psychosomatic neurology, S. 303—319. New York: Grune & Stratton. 1964.

149. TUTTLE, W. W., C. D. JANNEY, D. WILKERSON, and C. J. IMIG, Effect of exercises of graded intensity on neuromuscular tremor as measured by a strain gauge technique. J. appl. Physiol. **3**, 732—739 (1951).

150. VAS, C. J., M. PARSONAGE, and O. C. CORD, Parkinsonism associated with laryngeal spasm. J. Neurol. Neurosurg. Psychiat. **28**, 401—403 (1965).

151. VELTER, Les troubles oculomoteurs dans les syndromes parkinsoniens. Rev. neurol. **37**, 646—648 (1921).

152. WACHS, H., and B. BOSHES, Tremor studies in normals and in parkinsonism. Arch. Neurol. **4**, 66—82 (1961).

153. WACHS, H., J. BRUMLIK, and B. BOSHES, Studies in Parkinsonism: relationship between tone and tremor in Parkinsonism and in normals. J. nerv. ment. Dis. **131**, 32—38 (1960).

154. WARTENBERG, R., Head-dropping test. Brit. med. J. 1, 687—689 (1952).

155. WEAVER, L. A., and G. W. BROOKS, The effects of drug-induced parkinsonism on the psychomotor performance of chronic schizophrenia. J. nerv. ment. Dis. **133**, 148—154 (1961).

156. WEBSTER, D. D., Dynamic measurement of rigidity, strength and tremor in Parkinson patient before and after destruction of mesial globus pallidus. Neurology **10**, 157—163 (1960).

157 WEBSTER, D. D., Rigidity in extrapyramidal disease. J. Neurosurg. **24**, suppl., 299—307 (1966).

158. WILSON, S. A. K., Physiologie pathologique de la rigidité et du tremblement parkinsoniens. Rev. neurol. **37**, 609—613 (1921).

159. WUNDERLI, J., Über Anarthrie und Dysarthrie bei Parkinsonismus, infantiler Pseudobulbärparalyse und Schädeltrauma. Schweiz. Arch. Neurol. Psychiat. **90**, 74—103 (1962).

IX. Ergänzende Untersuchungen

A. Das Elektroenzephalogramm

Die ersten elektroenzephalographischen Studien bei Parkinson-Kranken haben gezeigt, daß weder die kortikale, auf dem Skalp registrierte elektrische Aktivität [15, 16, 23, 28, 33, 35] noch die Aktivität des Corpus striatum [21] oder des Pallidums [31] mit der Frequenz des Tremors im Zusammenhang steht. Signifikante Abnormitäten wurden auch nicht bewiesen. Ungefähr 20 Jahre später fanden SCHWAB u. Mit. [29] ein abnormes EEG bei etwa 50% der untersuchten Patienten. Die abnormen Veränderungen bestanden im allgemeinen aus unregelmäßig diffus verteilten langsamen Aktivitäten im Theta- und Delta-Band, welche häufig auf die Hinterhauptregionen beschränkt waren. Gelegentlich dominierten diese Veränderungen auf einer Seite, und in einigen wenigen Fällen waren sie auf eine Seite beschränkt. Es bestanden keine augenfälligen Korrelationen zwischen EEG und der klinischen Diagnose eines postenzephalitischen, arteriosklerotischen oder idiopathischen Parkinson-Syndroms. Abnorme Veränderungen standen weder in Beziehung zum Alter des Patienten noch zur Dauer seiner Krankheit. Dagegen sind nach HARTMANN und MONNIER [13] im EEG bei postenzephalitischem Parkinsonismus die Blockierung des Alpha-Rhythmus durch Lichtreize und die Koordination der elektrischen Tätigkeit bei der Hirnhemisphäre mangelhaft. Die Prozentzahl der EEG-Veränderungen bei Parkinson-Patienten schwankt nach den Autoren von 0 bis 100% (!) [1, 4, 8, 9, 10, 11, 15, 16, 19, 23, 25, 28, 30, 32, 33, 34, 35, 36]. Eine Korrelation zwischen der EEG-Abnormität und den klinischen Zeichen wurde angenommen [17, 20]. GANGLBERGER [8, 9, 10] ist der Meinung, daß die EEG-Störungen nicht direkt mit der Schwere der Symptome, aber mit der Schwere der zerebral-vaskulären Krankheit verbunden sind. Der Aspekt der elektrischen Veränderungen ist nach den Autoren nicht gleichartig. Auf einem langsamen Grundrhythmus [10, 14, 18, 20, 30] können diffuse [20, 30], bitemporale [14] oder in 14% der Fälle lokalisierte [10] Theta-Wellen erscheinen. Auf einem asymmetrischen Grundrhythmus wurden diffuse Theta-Wellen erkannt [4, 7, 19, 32]. Delta-Wellen wurden manchmal bilateral [14], in 6,1% frontotemporal [10] und in 5% nicht lokalisiert [18, 34] beobachtet.

Das EEG kann in der Prognose für die stereotaktische, besonders bilaterale Operation von Nutzen sein [1, 8, 9, 10]. Das EEG ist für uns vor der Indikation einer beidseitigen Operation von großer Wichtigkeit.

B. Das Pneumoenzephalogramm

Das Luftenzephalogramm ist keine nützliche oder notwendige Untersuchung für die Diagnose einer Parkinsonschen Krankheit. In seltenen Fällen von symptomatischem Parkinsonismus wird es jedoch verlangt.

Eine Beurteilung des ventrikulären Systems bei Parkinsonismus ist bei einer stereotaktischen Operation gegeben. Mit wenigen Ausnahmen [24] bestätigen die meisten Autoren eine gewisse Erweiterung des Ventrikelsystems. Wir haben einen leichten Hydrocephalus internus bei 50% unserer operierten Patienten und einen mäßigen bei etwa 30% festgestellt. Die postenzephalitischen Fälle haben eher eine Erweiterung des Ventrikelsystems als die idiopathischen. Pneumoenzephalographisch läßt sich deutlich die mehr senile Form der Erkrankung mit vorwiegend kortikaler Atrophie vom sogenannten postenzephalitischen Parkinsonismus jüngerer Patienten mit vorwiegendem Hydrocephalus internus unterscheiden [3]. Bei an unwillkürlichen Bewegungen leidenden Patienten wurde der Durchmesser des 3. Ventrikels signifikant verbreitert gefunden [22, 26].

C. Liquorbefund

Die Untersuchung des Liquor cerebrospinalis bei Parkinson-Patienten zeigt für gewöhnlich keine abnormen Befunde [12]. In den tumoralen oder syphilitischen Parkinsonismus-Fällen kann eine Vermehrung der Gesamteiweißwerte oder ein positiver Wassermann festgestellt werden. Eine Erhöhung des Zuckergehalts mit normaler oder leicht erhöhter Zellzahl spricht eher für das idiopathische als für das postenzephalitische Parkinson-Syndrom [27]. Im postenzephalitischen Parkinsonismus können der Albumingehalt und die Kolloidkurven pathologisch sein. Die Gesamtmenge an Aminosäuren ist bei Gesunden und Parkinson-Kranken dieselbe [5]. Die Aminosäurezusammensetzung des Liquor cerebrospinalis Parkinson-Kranker unterscheidet sich von jener der Gesunden dadurch, daß der Glutaminsäuregehalt stark erniedrigt, die Konzentration von Glykokoll, Serin, Threnin, Cystein und Methionin dagegen erhöht ist [5]. Die Konzentration der Homovanillinsäure im Liquor Parkinson-Kranker ist eindeutig niedriger als bei anderen neurologischen Patienten [2].

D. Andere Untersuchungen

Auf Grund der Auswertung von 451 Krankengeschichten fand EHLERS [6], daß bei 55,1% aller postenzephalitischen Patienten die *Blutkörperchensenkungsgeschwindigkeit* nach WESTERGREN und die Zahl der *Leukozyten* erhöht waren. Diese Befunde traten bei der endogenen Form des Parkinsonismus sowie beim zerebralsklerotischen Parkinsonismus selten auf.

Die Urinausscheidung von Dopamin bei Parkinsonismus ist stark reduziert. Diese Dopaminverminderung sowohl im Urin als in den basalen Ganglien kann nur beim Parkinsonismus festgestellt werden und nicht bei anderen hyperkinetischen Syndromen. Es wurde aber nachgewiesen, daß Adrenalin- und Noradrenalinausscheidung bei Parkinson-Kranken nicht besonders verschieden waren von jener der an anderen basalen Ganglien leidenden Patienten (siehe Literatur im Kapitel 7).

Die Messungsmethoden für die einzelnen Symptome der Krankheit (EMG, Akzelerometrie, psychologische Tests usw.) wurden schon im Kapitel 8 erwähnt.

Literatur

1. BANCAUD, J., J. TALAIRACH et C. SCHAUB, L'EEG dans la maladie de Parkinson. Discussion étiologique et pronostique. Rev. neurol. **107**, 265—267 (1962).
2. BERNHEIMER, H., W. BIRKMAYER und O. HORNYKIEWICZ, Untersuchungen im Liquor cerebrospinalis: Untersuchungen beim Parkinson-Syndrom und anderen Erkrankungen des zentralen Nervensystems. Wien. klin. Wschr. **78**, 417—419 (1966).
3. BERTRAND, C., and N. MARTINEZ, An apparatus and technique for surgery of dyskinesias. Neurochirurgia **2**, 35—46 (1959).
4. BERTRAND, C., L. POIRIER, N. MARTINEZ, and C. GAUTHIER, Pneumotaxic localization, recording, stimulation and section of basal brain structures in dyskinesia. Neurology **8**, 783—786 (1958).
5. BRUCK, J., F. GERSTENBRAND, E. GRÜNDIG, und R. TEUFLMAYR, Über Ergebnisse von Liquoranalysen beim Parkinson-Syndrom. Acta neuropath. **3**, 638—644 (1964).
6. EHLERS, G., Klinische Untersuchungen bei 451 Parkinson-Kranken. Münch. med. Wschr. **101**, 1882—1885 (1959).
7. ENGLAND, A. C., R. S. SCHWAB, and R. PETERSON, The electroencephalogram in Parkinson's syndrome. Electroenceph. clin. Neurophysiol. **11**, 723—731 (1959).
8. GANGLBERGER, J. A., Über die Beeinflussung des Alpha-Rhythmus durch stereotaktische Operationen an den Basalganglien. Arch. Psychiat. Nervenkr. **199**, 630—642 (1959).
9. GANGLBERGER, J. A., The electroencephalogram in parkinsonism and its alteration by stereotaxically produced lesions in pallidum or thalamus. Electroenceph. clin. Neurophysiol. **13**, 828 (1961).

10. Ganglberger, J. A., Über EEG-Veränderungen nach stereotaktischer Ausschaltung subkortikaler Strukturen bei 800 Parkinson-Kranken. Arch. Psychiat. Nervenkr. **203**, 519—544 (1962).

11. Green, R. L., Electroencephalographic changes in Parkinson's disease. J. Neurosurg. **24**, suppl., 377—381 (1966).

12. Guillain, G., et S. Lechelle, Etude du liquide céphalo-rachidien dans la maladie de Parkinson et les syndromes parkinsoniens postencephalitiques. Rev. neurol. **37**, 600—601 (1921).

13. Hartmann, K., und M. Monnier, Die Bedeutung der Elektromyographie und der Elektroencephalographie bei Erkrankungen des extrapyramidal-motorischen Systems. Schweiz. med. Wschr. **78**, 845—850 (1948).

14. Hirano, A., S. Lessell, L. T. Kurland, and R. S. Schwab, EEG-Findings in familial parkinsonism among the native Chamorros of Guam. Electroenceph. clin. Neurophysiol. **13**, 823—824 (1961).

15. Jasper, H. H., and H. C. Andrews, Brain potentials and voluntary muscle activity in man. J. Neurophysiol. **1**, 87—100 (1938).

16. Jung, R., Physiologische Untersuchungen über den Parkinsontremor und andere Zitterformen beim Menschen. Z. ges. Neurol. Psychiat. **173**, 263—332 (1941).

17. Kreindler, A., E. Crighel, and I. Polici, Electroencephalographic aspects in extrapyramidal syndrome. Electroenceph. clin. Neurophysiol. **15**, 534 (1963).

18. Laidlaw, J., and J. Catling, An EEG assessment of encephalopathy in parkinsonism. J. Neurol. Neurosurg. Psychiat. **27**, 232—236 (1964).

19. Mallin, A. W., I. Rose, and J. Hughes, Electroencephalographic changes in parkinsonism. Arch. Neurol. Psychiat. Chicago **66**, 532—533 (1951).

20. Mensikova, Z., P. Nadvornik, and R. Peter, The electroencephalogram of Parkinson's syndrom in relation to stereotactic thalamotomy. Electroenceph. clin. Neurophysiol. **15**, 168 (1963).

21. Meyers, R., R. Hayne, and J. Knott, Electrical activity of the neo-striatum, paleo-striatum and neighbouring structures in parkinsonism and hemiballism. J. Neurol. Neurosurg. Psychiat. **12**, 111—123 (1949).

22. Nelson, S. R., O. J. Andy, and D. P. Foshee, Third ventricle size in patients with movement disorders. Confin. neurol. **24**, 308—313 (1964).

23. Newman, H., R. McNaught, and F. O'Donnel, The electroencephalogram in parkinsonism. Proc. Soc. exp. Biol. N.Y. **72**, 95—96 (1949).

24. Oliver, I. C., Parkinson's Disease and Its Surgical Treatment, 87 pp. London: H. K. Lewis. 1953.

25. Onuaguluchi, G., Parkinsonism, 168 pp. London: Butterworths. 1964.

26. Peltonen, L., Pneumooncephalographic studies on the third ventricle of 644 neuropsychiatric patients. Acta psychiat. scand. **38**, 15—34 (1962).

27. Rodriguez, B., Le liquide céphalo-rachidien dans la maladie de Parkinson et les syndromes parkinsoniens. Rev. neurol. **37**, 601—605 (1921).

28. Schwab, R. S., and S. Cobb, Simultaneous electromyograms and electroencephalograms in paralysis agitans. J. Neurophysiol. **2**, 36—41 (1939).

29. Schwab, R. S., A. C. England, and E. Peterson, Comparison of electroencephalographic findings in Parkinson's disease in 1937 and 1957. Electroenceph. clin. Neurophysiol. **10**, 186 (1958).

30. Sirakov, A. A., and I. S. Mezan, EEG findings in parkinsonism. Electroenceph. clin. Neurophysiol. **15**, 321—322 (1963).

31. Spiegel, E. A., and H. T. Wycis, Ansotomy in paralysis agitans. Arch. Neurol. Psychiat. Chicago **71**, 598—614 (1954).

32. Spiegel, E. A., and H. T. Wycis, Stereoencephalotomy. Part II. Clinical and physiological applications, 504 pp. New York: Grune & Stratton. 1962.
33. Strauss, H., M. Ostow, and L. Greenstein, Diagnostic Electroencephalography, 282 pp. New York: Grune & Stratton. 1952.
34. Winfield, D. R., and P. J. Sparer, The electroencephalogram in paralysis agitans. Dis. nerv. Syst. 15, 114—117 (1954).
35. Yeager, C. L., and E. J. Baldes, The electroencephalogram in organic and non-organic mental disorders. Proc. Mayo Clin. 12, 705—712 (1937).
36. Zhirmunskaya, E. A., und Y. Y. Popelyanskiy, Elektricheskaia aktivnost-mozga pri razlichnykh formakh parkinsonizma. Nevropat. i. Psikh. 54, 254—259 (1954).

X. Therapie

A. Konservative Behandlung

1. Medikamentöse Behandlung

a) Einführung

Den zeitlichen Gebräuchen gemäß behandelte Parkinson [90] die Krankheit durch Blutentzug aus dem oberen Halsteil mittels Zugpflasters oder durch Anwendung einer Salbe, welche eine purulente Sekretion hervorrufen kann. Er machte ebenfalls in dieser Region Einschnitte, um auch eine purulente Sekretion zu produzieren. Parkinson war der Meinung, daß Quecksilber bei der Paralysis agitans versucht werden sollte, und schlug eine regelmäßige Magen- und Darmtätigkeit vor. Da die muskuläre Schwäche nicht von der konstitutionellen abhängig war, betonte Parkinson, daß Erfolg von Toniken oder einer Diät nicht zu erwarten sei.

Die erste wirksame medikamentöse Behandlung der Parkinsonschen Krankheit wurde von Charcot [23] 1874 angewandt. Er führte die Extrakte der Solanaceen ein. Die zweite bedeutende Etappe wurde 1946 mit den synthetischen Drogen erreicht.

Es ist schwierig, die Wirksamkeit der Medikamente zu objektivieren. Die Mehrzahl der Publikationen, welche die therapeutischen medikamentösen Effekte beurteilen, berücksichtigt selten reproduzierbare und vergleichende Resultate.

1. Eine objektive Besserung tritt bei der außerordentlichen Abhängigkeit der extrapyramidalen Symptome von der psychischen Verfassung des Kranken oft schon allein durch erhöhte menschliche Kontaktnahme ein, welche durch die Anwendung einer neuen Behandlungsmethode in der Regel sehr gefördert wird, ganz abgesehen von der Wirkung einer richtigen psychischen Führung des Patienten [26]. Prichard u. Mit. [93] prüften in 100 Fällen die Medikamenteinwirkung auf verschiedene Persönlichkeiten und fanden, daß psychisch ausgeglichene und vor allem abhängige, leicht beeinflußbare Patienten gut auf Medikamente reagierten, während von den Unausgeglichenen und Ruhelosen, die etwa ein Fünftel des Beobachtungsgutes ausmachten, nur etwa ein Drittel auf die Behandlung gut reagierte.

2. Schwierigkeiten bei der Behandlung und Beurteilung der Kranken können auch entstehen, wenn die therapeutischen Bemühungen mit Medikamenten, physikalischer Wiederherstellungstherapie oder Psychotherapie, von dem Patienten oder seinen Angehörigen nicht unterstützt werden [65].

3. Sehr oft profitieren die Parkinson-Patienten subjektiv mehr von einer in einem spezialisierten Zentrum ausgeführten stationären Behandlung oder von einer regelmäßigen ambulanten Kontrolle beim Facharzt [105]. Auf die Notwendigkeit hin, eine entsprechende Atmosphäre zu erzeugen, weisen alle Erfahrungen mit Kranken in stationärer Behandlung.

4. Oft wird mit einem Medikament nur ein Symptom gebessert, während andere Erscheinungen sich verschlechtern können [65]. Man erlebt es nicht selten, daß sich der Rigor während der Behandlung löst, während gleichzeitig der Tremor vermehrt in Erscheinung tritt.

5. Die spontane Schwankung der Schwere des Krankheitsbildes läßt den vergleichbaren therapeutischen Effekt nur mühsam beurteilen. MARKOVICZ und SCHWAB (erwähnt von DEGKWITZ [26]) untersuchten 3 bis 5 Jahre lang eine Gruppe von 65 Fällen mit einem Parkinson-Syndrom verschiedener Genesen. Sie kamen zu folgendem beachtenswerten Ergebnis: Unabhängig von der angewandten Therapie zeigten 62% der Patienten, die depressiv waren, sich übertriebene Sorgen machten, ebenso wie sehr aktive, ruhelose Patienten mit großem Ehrgeiz und Neigung zu Stimmungsschwankungen, kurz „schwierige" Persönlichkeiten, ein Fortschreiten ihrer Symptome, während nur 25% derjenigen Patienten, die psychisch ausgeglichen wirkten, eine ähnliche Progredienz zeigten.

6. Bei fast jedem neu eingeführten Medikament wurde eine Besserung in etwa 60 bis 70% der Fälle festgestellt. Abgesehen von Fehlern durch zu kleine Fallzahlen und von den Ergebnissen weniger Optimisten und Pessimisten, wird in 80 bis 90% der Fälle einerseits und nur in 30 bis 50% anderseits eine Besserung beobachtet [26].

7. Doppeltblinde Studien der medikamentösen Effekte eines bekannten Medikaments und eines Placebos lassen an den erfolgreichen medikamentösen Therapien zweifeln.

Nur Meßmethoden würden es erlauben, den therapeutischen Effekt zu bestätigen. Momentan gibt es zwei Arten solcher Methoden: Die einen sind graphisch und die anderen beruhen auf einer Bewertung des Ausmaßes verschiedener Symptome und der Qualität von Leistungen nach einem Punktesystem. Die letzteren analysieren (subjektiv) die Stärke des Rigors, Tremors, Zahnradphänomens, die Zeit zum An- und Ausziehen der Schuhe, zum Auf- und Zuknöpfen, die Drehbewegungen, die Qualität der Schrift, die Fähigkeit, Kreise zu zeichnen, usw. Sie werden am häufigsten gebraucht [28, 66, 71, 97, 108]. Die graphischen Methoden sind die einzigen objektiven. Sie können Rigor und Tremor elektromyographisch registrieren, den Tremor mittels einer photoelektrischen Zelle oder eines Transducers aufnehmen, die Akinesie bei der elektromyographischen Registrierung der Reaktionszeit messen usw. [1, 2, 10, 16, 19, 31, 33, 46, 80, 83, 86, 87, 107, 114, 122, 123]. Aber da Tremor oder Rigidität des Parkinson-Kranken vom Depressions-, Aufregungs- oder Stimmungszustand abhängig sind, wird eine quantitative Messung im allgemeinen nicht ohne weiteres angenommen [13]. Zur Kontrolle des Behandlungsverlaufes sollten statistische Meßmethoden eingebürgert werden.

Wo und wie die Anti-Parkinsonschen Mittel wirken, ist noch nicht definitiv abgeklärt. Man weiß jedoch, daß die Mehrzahl der synthetischen Medikamente den postsynaptischen Flexorreflex im Thalamus der Katze einerseits hemmen [30] und anderseits einen wirksamen, dämpfenden Einfluß auf den aktivierenden Mechanismus des Hirnstammes haben und daß somit von der Formatio reticularis die Wirkung der gegen den Parkinsonismus gerichteten Drogen ausgeht [98].

b) Die Anti-Parkinsonschen Mittel und ihre Auswirkungen

Die aktiven und immer angewandten Medikamente gegen die Parkinsonsche Symptomatologie können in synthetische und nicht-synthetische Mittel eingereiht werden.

1. Nichtsynthetische Anti-Parkinsonsche Medikamente

CHARCOT und BROWN-SEQUARD haben seit 1874 die erste richtige Therapie der Parkinsonschen Symptomatologie eingeführt. CHARCOT hat Strychnin, Opium, Belladonna, Silbernitrate und Hyosciamin und BROWN-SEQUARD Bariumchlorid angewandt. Die Einführung von Extrakten der Solanaceenpflanzen (Atropabelladonna, Hyoscyamus niger und Datura stramonium) war während langer Zeit und ist sogar noch heute zum Teil die Behandlungsmethode, welche sich am besten bewährt hat. Die reinen Alkaloide, Atropin und Hyoscin, werden oft gebraucht. Es werden auch gesamte Extrakte der Belladonnawurzel (Bulgakur, Bellabulgara, Venobel) oder gemischte Präparate (Rabellon) hergestellt. Die gesamten aktiven Zutaten in allen natürlichen Produkten bestanden jedoch aus Hyoscin, Atropin und Hyosciamin, wobei Hyosciamin beim Eintreten in den Magen regelmäßig in Atropin umgebaut wird [38].

Mit der Zeit wurden die nichtsynthetischen Medikamente weiter ausgebaut (Tab. 12). Die erfolgreichste Behandlungsmethode war die Bulgakur, eingeführt von YVAN RAEFF (1927) (siehe [89]). Die Bulgakur ist ursprünglich ein Weißweinextrakt der Belladonnawurzel. Während einiger Zeit bestanden Widersprüche in bezug auf die relativen Erfolge der bulgarischen Belladonna und der anderen wie der englischen. VOLLMER [121] zeigte, daß der Effekt der bulgarischen Kur von den Alkaloiden der Belladonna abhängig war und nicht von der diätetischen Kur dieser Behandlung oder vielleicht

Tabelle 12. *Nichtsynthetische Anti-Parkinson-Mittel*

1. *Belladonna*
   Alkaloide: Atropin
              Hyosciamin
   Gesamtextrakt: Bulgarische Kur
      (Bulgakur, Homburg 680, Bellabulgara, Vinobel)
   Bellacristin
   Kombinationspräparat: Rabellon

2. *Hyosciamus niger*
   Alkaloide: Hyoscin (= Skopolamin)
             Hyosciamin

3. *Datura stramonium*

4. *Curare*
   d-Tubocurarin
   Erythroidine

5. *Nikotin*

6. *Rauwolfia*
   Reserpin

von irgendeiner anderen Substanz der bulgarischen Belladonna. Der Unterschied zwischen der englischen und bulgarischen Belladonna hing vermutlich von den verschiedenen Extraktionsmethoden des Alkaloids ab und somit vom Unterschied in der Qualität der von den beiden Pflanzen ausgezogenen Belladonnaalkaloide. Es wurde darum ein standardisierter Totalextrakt der Belladonnawurzel entwickelt, der als Bulgakur im Handel, in den deutschsprachigen Ländern als Homburg 680 oder Bulgakur Treupha, in den angelsächsischen Ländern als Bellabulgara und Vinobel, bekannt ist.

Der Effekt der Solanaceen wurde während langer Zeit auf das anticholinergische Prinzip zurückgeführt. Dies ist der Grund, warum Sympathikomimetika, wie Ephedrin und Benzedrin, versucht wurden. Die Erfolge sind aber gering und die Suchtgefahr mit der Möglichkeit schwerster psychischer Veränderungen (HARTMANN [62]) groß.

Die Belladonnaalkaloide haben zahlreiche Nebenwirkungen, die ihre Indikation einschränken (siehe S. 134). Sie blieben trotzdem bis 1945 die Hauptmedikamente in der Behandlung des Parkinsonismus [73]. Von diesem Zeitpunkt an wurden neue synthetische Drogen entwickelt, welche die Rigidität und den Tremor beeinflussen, aber eine minimale antimuskarinische Aktion auf die postganglionischen Fasern des parasympathischen Nervensystems hatten und somit mit geringeren Nebenwirkungen verbunden waren.

2. Synthetische Anti-Parkinsonsche Mittel

Die Einführung der synthetischen Anti-Parkinsonschen Medikamente begann 1946 mit Disipal in Frankreich (SIGWALD, BOVET und DUMONT [111]) und mit Parpanit kurz darauf in der Schweiz (DOMENJOZ [32], GRÜNTHAL [61] und HARTMANN [63]).

Tabelle 13. *Einteilung der synthetischen Parkinson-Mittel nach chemischer Konstitution* (modifiziert nach HARTMANN [65])

Gruppe	Medikamente
Aminoester	Antrenyl, Parpanit, Propivane, Trasentin
Phenothiazinabkömmlinge	Diparcol, Largactil, Mepazin, Parsidol, Phenergan, Prothipendyl, Taractan, Tremaril
Glyzerinäther	Meprobamat, Myanesin, Reoganin, Resyl
Aminoäther	Antistin, Benadryl, Cogentin, Disipal, Keithon, Ponalid, Rigidyl (PKM), Soventol, Suavitil (Benactycin, Parasan)
Porpanolderivate	Akineton, Artane, Kemadrin, Pagitane, ParKS$_{12}$, Peragit
Glutarsäureimid	Aturban, Doriden
Vitamin B	Benadon, Pyridoxin
Mao-Hemmer	Marplan, Nardil, Niamid
L-Dopa	

Diese neuen synthetischen Drogen brachten Hoffnung für Parkinson-Patienten. Neue Zusammensetzungen wurden in großer Zahl in Laboratorien synthetisiert, so daß die beste Auswahl ermöglicht werden konnte für die spezifische Aktion gegen individuelle Symptome der Krankheit, verbunden mit den geringsten störenden Nebenwirkungen.

Die synthetischen Anti-Parkinsonschen Medikamente können in zwei Kategorien eingeteilt werden: a) nach der chemischen Konstitution, b) nach der pharmakologischen Wirksamkeit.

Die Tabelle 13 gibt eine Übersicht der Verteilung nach chemischen Konstitutionen und wurde nach HARTMANN [65] vervollständigt. Die Tabelle 14 gibt die zweite Einteilungsmöglichkeit nach der pharmakologischen Wirksamkeit und wurde nach DEGKWITZ [26] ausgeführt.

Die Tabelle 15 gibt in alphabetischer Reihe einige der gebräuchlichsten Medikamente mit ihren Synonymen und ihren chemischen Formeln an.

Tabelle 14. *Einteilung der synthetischen Parkinson-Mittel nach der pharmakologischen Wirksamkeit* (nach DEGKWITZ [26])

Wirkung	Medikamente
Parasympathikolytische	Antrenyl, Akineton, Keithon, $ParKS_{12}$, Parpanit, Propivan, Trasentin, Tremaril
Anticholinergische	Sozusagen alle
Nikotinolytische	Akineton, Artane, Cogentin, Keithon, Parpanit (Caramiphen), Parsidol, Ponalid
Antihistaminische	Antistin, Akineton, Artane, Cogentin, Parsidol, Parpanit, Soventol, Tremaril
Spasmolytische	Akineton
Zentrale	Artane, Aturban, Cogentin, Diparcol, Disipal, Keithon, Parpanit (Caramiphen), Tremaril

Weitere medikamentöse Versuche müssen erwähnt werden, wie der wirksame Effekt der antidiabetischen Drogen auf die Parkinsonsche Symptomatologie wie besonders des Tolbutamins [58, 99]. Dieser Effekt wurde aber von anderen Autoren verneint [67]. Analgetika wie Impletol (eine Komplexverbindung von Novocain-Koffein) wurden auch vorgeschlagen [94, 95].

Der therapeutische Effekt der verschiedenen Anti-Parkinsonschen Medikamente wurde von DEGKWITZ [26] aus der Literatur zusammengestellt. Bei einer Anzahl von 4279 Patienten, die man mit verschiedenen Mitteln behandelte, wurde eine Besserung in $66\% \pm 17$ beobachtet. Es handelt sich aber bei den meisten um überholte Arbeiten, in welchen die Beurteilung der Resultate sehr subjektiv ist und sich auf ein einziges Medikament bezieht, ohne Kontrollgruppe [34, 38, 42, 43, 44, 45, 60, 64, 102, 125, 126]. Eine große Vergleichsserie ließ die ratgebende Kommission für ange-

Tabelle 15. *Gebräuchlichste Anti-Parkinsonsche Medikamente mit ihren Synonymen und ihren chemischen Formeln*

	Synthetische Formel	Synonyme
Akineton	1-phenyl-1-bicycloheptenyl-3-piperidino-1-propanol	Biperidin
Artane	3-(1-piperidyl)-1-phenyl-1-cyclohexyl-1-propanol	Benzhexol Parkopan Pargitan Peragit Pipanol Trihexyphenidyl
Aturban	α-phenyl-α-diaethylamino-aethyl-2,6-dioxo-piperidin	Aturbal Phenylhitarimid
Benadon	2-methyl-3-hydroxy-4,5-dihydroxy-methylpyridin	Becitan Hexobion Pyridoxin
Benadryl	β-dimethylamino-aethyl-benzhydrylaether	Alergival Allergan Antamin Dabylen Dibendrin Diphenylhydramin
Cogentin	Tropin-Benzhydryl-aether-methan-sulfonat	Benztropin Cobrentin MK-2
Diparcol	N-(2-diaethylaminoaethyl)-phenothiazin	Antipar Casantin Latibon Thiontan
Disipal	β-dimethylamino-aethyl-2-methyl-benz-hydrylaether	Broca-Disipal Clorevan Mephenamin Orphenadrin
L-Dopa	L-3,4-dioxyphenylalamin (Vorstufe des Dopamins)	
Keithon	β-diaethylamino-aethyl-(p-chlor-α-methyl)-benzhydryl	Phenoxethaminum
Kemadrin	1-cyclohexyl-1-phenyl-3-pyrrolidino-1-propanol	Procyclidin Tricyclamol
Marplan	1-benzyl-2-(5-methyl-3-isoazolyl-carbonyl)-hydrazin	
Mepazin	N-(Methylpipendyl-methyl)-Phenothiazin	Pacatal Pecazinum

Tabelle 15 *(Fortsetzung)*

	Synthetische Formel	Synonyme
Myanesin	3-O-Toloxy-1,2-propandiol	Dihydroxy-Methyl-phenoxy-propan Kinevoryl Lissephen Mephenesin Oranixon Tolserol Tolseram
Pagitane	1-phenyl-1-cyclophenyl-3-piperidino-1-pro-panol	Cycrimin
ParKS$_{12}$	1,1-diphenyl-3-piperidino-propanol	
Parpanit	β-diaethylamino-aethyl-1-phenylcyclo-pentan-(1)-carboboxylat-HCl	Caramiphen Panparnit Toryn
Parsidol	N-(2-diaethylamino-propyl)-phenothiazin	Dibutil Ethopropazin Isothiazin Lysivane Parsitan Profenamin
Phenergan	N-(2-dimethylamino-2-methyl)-aethyl-phenothiazin	Promethazin Atosil
Ponalid	N-aethyl-nortropin-benzhydrylaether-hydrobromid	Ethylbenzatropin
Rigidyl	β-diaethylamino-aethyl-benzhydrylaether	Diphenhydramin PKM
Soventol	N-phenyl-N-benzyl-4-amino-1-methyl-piperidin	
Suavitil	Benzylsäure-diaethylamino-aethylester	Benactycin Cevanol Luicidil Nutinal Parasan Phobex
Thephorin	2-Methyl-9-phenyl-1,2,3,4-tetra-hydro-2-Pyridinden	Phenindamin
Tofranil	N-(γ-dimethylaminopropyl)-iminobenzy-lium-hydrochlorium	Imipramin
Tremaril	9-(N-methyl-piperidin-3-methyl)-thioxan-then	

wandte naturwissenschaftliche Forschung in Holland im Jahre 1951 ausführen (siehe [26]) sowie einige andere Studien [47, 57], die meisten je nach den gebrauchten Substanzen, aber ohne sichere Ergebnisse bezüglich Wirkungsunterschiede. Die größte persönliche Erfahrung hat DOSHAY [41]. In 30 Jahren hat er mehr als 30 neue Präparate überprüft. Die Auswahl der Medikamente ist so groß, daß für jeden einzelnen Fall ein bestimmtes Medikament vorhanden ist. Bei geringen Erfolgen kann man ein zweites oder drittes Mittel schon nach zwei bis drei Wochen versuchen [107]. Der Effekt verschiedener Medikamente auf das eine oder andere Symptom wurde von einigen Autoren zusammengestellt [35, 38, 65, 71], die Resultate stimmen aber nicht immer überein. Bei der Dosierung von bestimmten Mitteln für die einzelnen Patienten muß daran erinnert werden, daß jedes Medikament einen optimalen Effekt hat, welcher von Patient zu Patient verschieden sein kann [41, 70]. Die medikamentöse Behandlung scheint jedoch leichte, wenn nicht keine Effekte auf die Hauptsymptome des Parkinsonschen Bildes (Tremor, Rigor) zu haben [66]. Was die Therapie hinsichtlich der Genese betrifft, sind die meisten Autoren der Meinung, daß die Mittel bei arteriosklerotischer Genese des Parkinson-Syndroms offenbar relativ schlecht vertragen werden, während die Paralysis agitans und das postenzephalitische Parkinson-Syndrom erhöhte Dosen von Medikamenten ertragen. Es scheint somit, daß die Wahl eines Medikaments nicht rigorosen Regeln unterworfen werden kann und daß die individuelle Antwort auf das Mittel und seine Posologie getestet werden muß. Der Preis eines Mittels muß ebenfalls eine Rolle spielen. UNUAGULUCHI hat die approximativen täglichen Kosten von 9 gebräuchlichen Medikamenten ausgerechnet. Die Preisunterschiede variieren pro Tag von 4 Pence bis zu 3 Shillings im Minimum und von 1 Shilling bis zu 6 Shillings / 2 Pence im Maximum [88]. Es können keine Dosierungskriterien definitiv gegeben werden, weil die Dosis für jeden Patienten individuell angepaßt werden muß. Die Tabelle 16 gibt die gebräuchlichen therapeutischen Werte an.

Die medikamentöse Therapie des Parkinson-Syndroms erfordert viel Erfahrung und Geduld und erlaubt vielen Patienten zu helfen, aber das ideale Medikament wurde bis heute noch nicht gefunden. Es gibt so viele Symptome der verschiedenen Aspekte des Parkinsonismus zu behandeln, daß viele Mittel benötigt würden [35, 104]. Anderseits wirken die Medikamente auf einen oder mehrere Aspekte der Krankheit, beeinflussen aber weder die Krankheit noch deren Fortschreiten.

Eine neue Epoche in der medikamentösen Behandlung zeichnet sich vielleicht ab mit der Anwendung von Katecholaminen. Nach den morphologischen, biochemischen und klinischen Studien der letzten Jahre spielt für die Akinesie die Synthese- und Speicherungsstörung biogener Amine, vor allem der vom Brenzkatechinring mit aufgebauten (aromatischen) Monoaminosäureabkömmlinge des Tyrosins, wahrscheinlich eine entscheidende Rolle. Dieses Thema wurde bereits im Kapitel über die Chemie behandelt. Seitdem gezeigt wurde, daß die Ausscheidung von Dopamin im Urin bei

Tabelle 16. *Therapeutische Dosis der wichtigsten Anti-Parkinsonschen synthetischen Medikamente*

Markenpräparate	Einzeldosis (mg) in Tabletten	Tagesdosis in mg
Akineton ®	2	2— 10
Artane ®	2 und 5	4— 20
Aturban ®	5	10— 30
Benadon ®	40 und 300	40—300
Benadryl ®	25 und 50	75—350
Cogentin ®	2	2— 8
Diparcol ®	50 und 250	50—500
Disipal ®	50	150—400
Keithon ®	30	30—180
Kemadrin ®	5	15— 30
Marplan ®	10	10— 30
Mepazin ®	50	50—200
Pagitane ®	1,25—2,5	2,5—7,5
ParKS$_{12}$ ®	5	5— 30
Parpanit ®	6,25 und 50	20— 30
Parsidol ®	50	50—300
Phenergan ®	25	25—100
Ponalid ®	5 (Retard)	5— 20
Soventol ®	50	50—200
Suavitil ®	2	1— 8
Thephorin ®	25	25—150
Tofranil ®	10 und 25	5—150
Tremaril ®	5 und 15	15— 60

Parkinsonismus deutlich reduziert ist [4] und daß die Dopaminwerte im Gehirn von Parkinson-Patienten ziemlich niedrig sind [48], wäre der Versuch berechtigt, die Symptomatologie der Krankheit mittels einer Aktion über die Hirndopaminwerte zu verändern. Dies kann auf verschiedene Arten geschehen. Die Inhibitoren der Monoaminooxydase werden die Werte des Dopamins im Gewebe erhöhen, zusammen mit den meisten anderen Aminen des Gehirns. BARBEAU und DUCHASTEL [3] einerseits, BERNHEIMER u. Mit. [6] anderseits haben gezeigt, daß Tranylcypromin, ein starker Inhibitor der Monoaminooxydase, zum Teil die Parkinsonschen Symptome, besonders den Tremor, verringern kann. Der beste Weg ist, Vorstufen zu geben, weil das Dopamin selber die Blut-Hirn-Schranke nicht überschreitet. Eine Substitutionsbehandlung mit L-DOPA ergab klinisch einen eindeutigen Antiakinesieeffekt [5, 7, 8, 9, 14, 15, 17, 18, 27, 55, 59, 68, 74, 76, 78, 84, 91, 117]. Ein Nachteil dieser Methode besteht darin, daß DOPA intravenös gegeben werden muß (obwohl nach GERSTENBRAND u. Mit. der Effekt von L-DOPA sowohl per os als intravenös derselbe ist [59]), daß es nicht immer ganz reaktionslos vertragen wird (Übelkeitsgefühl, besonders bei mehrfacher Applikation, Schweißausbruch, Blutdrucksenkung) und daß es meistens nur etwa 24 Stunden wirksam bleibt. UMBACH und TZAVELLAS [119] haben aber die Verträglichkeit, den Wirkungsgrad und die Wirkungsdauer einer Kombination von 50 mg L-DOPA (L-Dihydroxyphenylalanin) und 20 mg Propylhexedrin (Cyclohexyl-isopropyl-methylamin, als Eventin® im Handel) getestet. Diese Kombination gibt eine über drei bis vier Tage anhaltende Besserung der akinetischen Erscheinungen. Cyclohexyl-isopropyl-methylamin-hydrochlorid (ein Stoff der Amphetamingruppe), bei der oralen Gabe in Depotform, hat aber auch einen guten klinischen Effekt [120]. α-Methyl-DOPA, in einer Dosis von 1 : 2 g per os gegeben, vermindert den Parkinsonschen Tremor; dieser Effekt war größer als der mit Placebo erhaltene [78]. Die Anwendung von L-DOPA oder von MAO-Inhibitoren konnte experimentell den medikamentösen Parkinsonismus heilen [101]. Adrenalin, Noradrenalin und Atropin wurden mit guten Resultaten versucht [79] sowie auch Propanolol, ein adrenergisches Mittel, welches die Beta-Rezeptoren blockiert [77, 116]. POHLMEIER und MATUSSEN [92] haben mit Erfolg Imipramin (= Tofranil®) und Desmethyl-Imioramin (= Pertofran®) bei Parkinson-Patienten versucht. Da Pertofran nur geringe anticholinergische Eigenschaften besitzt, führen die Autoren die therapeutische Wirkung auf die Beeinflussung des intrazellularen Dopaminstoffwechsels zurück. Damit wäre auf einem anderen Weg der Dopaminmangel an Rezeptoren kompensiert, wie es durch Gaben von DOPA möglich ist. Die Restitution des Gleichgewichts des Dopamins in den beschädigten zerebralen Strukturen ist vielleicht eine Zukunftsbehandlung des Parkinsonismus. Die begonnenen Studien auf diesem Gebiet sind noch im experimentellen Anfangsstadium. Die beschriebenen Resultate sind für viele Autoren ermutigend, obwohl double-blind study die guten Erfolge von L-DOPA bezweifeln läßt [53, 75].

Neben den drei Hauptsymptomen der Parkinsonschen Krankheit (Tremor, Rigor und Akinesie) müssen die anderen Erscheinungen behandelt werden. Die Patienten haben meistens die Altersgrenze von 60 Jahren überschritten und tendieren vielleicht mehr als die anderen zur Arteriosklerose, zu hohem Blutdruck, Herz- und Lungenbeschwerden, Arthritismus usw. Alle diese Beschwerden müssen in Betracht gezogen werden. Viele Patienten leiden an Verstopfung. CULVER [25] führt diese Störung auf die Inaktivität, den Tonusmangel des Abdomens und der unangemessenen Flüssigkeitszufuhr zurück. Dazu verlangsamen fast alle Anti-Parkinsonschen Mittel den intestinalen Peristaltismus. Eine konsequente Behandlung muß somit verordnet werden. Die Gewichtsabnahme kommt von ungenügender kalorischer Zufuhr [49]. Im weiteren können Kauen und Schlucken schlecht sein. Eine Kost mit 1800 bis 2100 Kalorien muß vorgeschrieben werden [49]. Die operierten Patienten erholen sich rascher mit Centrophenoxin (Lucidril®) [110].

3. Nebeneffekte und Kontraindikationen der Anti-Parkinsonschen Mittel

Die individuelle Empfindlichkeit der Parkinson-Patienten auf die Medikamente ist bekannt. Die Mehrzahl der Medikamente wirkt auf ein oder mehrere globale Systeme und nicht allein auf die Parkinsonschen Symptome.

Die Anti-Parkinsonschen Mittel unterteilen sich in zwei Gruppen:

a) Die einen sind vegetaler Natur und Abweichungen der Solanaceen.

b) Die anderen kommen aus der synthetischen Chemie und rühren aus der sehr variierten chemischen Gruppe her. Es kann von großem Nutzen sein, diesen Grundsubstanzen einige therapeutische Erweiterungen beizugeben.

Die abgeleiteten Alkaloide der Solanaceen (neutrale Sulfate von Atropin, Belladonna, Datura stramonium, Bromhydrate des Scopolamins oder Genoscopolamins, Chlorhydrate des Hyoscins oder Genhyoxiamins) werden heute vor allem als Ergänzungsmedikamente gebraucht. Diese Substanzen unterdrücken das parasympathische Nervensystem. Sie senken die postganglionischen cholinergischen Nerven, d. h. die postganglionischen parasympathetischen Nerven und verschiedene postganglionische sympathische Nerven der Schweißdrüsen und der Blutgefäße [29]. In Wirklichkeit ist ihre Dosis nahe der toxischen [7]. Die üblichsten Nebeneffekte, die wir in Zusammenhang mit dem Gebrauch dieser Medikamente beobachteten, sind: trockener Mund, verschwommene Vision und manchmal Hautausschläge [29]. Das Austrocknen des Mundes kann sehr stark sein und mit großem Durst, manchmal mit Schluck- und

Sprachschwierigkeiten verbunden sein. Das verschwommene Sehen ist von einer Pupillendilatation begleitet, welche mit dem Gebrauch der meisten dieser Mittel auftritt und manchmal mit Photophobie verbunden ist. Die Haut ist heiß, trocken und gerötet. Die weniger auffallenden, mehr oder weniger nichtspezifischen Nebeneffekte sind Brechreiz, Magenbeschwerden, Schwindel, Nervosität, Müdigkeit, welche zu Schwäche führen kann, Verstopfung, Miktionsstörungen, welche zu Retention führen können, Gedächtnisschwierigkeiten und bei einigen Patienten Verwirrungszustand [54]. Die selteneren Nebeneffekte sind Tachykardie, Herzklopfen, Erbrechen, Desorientierung, toxisches Delirium mit Halluzinationen und Bewußtseinstrübungen, Unruhe, Miktionsretention, Kreislaufkollapse und Atmungslähmung. Es gibt keine akuten oder chronischen Effekte (insoweit es einige Autoren bestätigt haben) auf Blut, Knochenmark, Nieren, Leber oder Blutzucker.

Diese Nebeneffekte, welche von den nichtsynthetischen Medikamenten herrühren, gelten ebenfalls für die synthetischen Medikamente, aber in weniger ausgeprägter Weise. Dabei wurde bemerkt, daß Brechreiz und Schwindel 5 bis 10 Minuten nach Einnahme des synthetischen Mittels eintreten können. Da im übrigen viele synthetische Medikamente eine stimulierende Tätigkeit auf das Nervensystem haben, können Nervosität, Unruhe, Schlafschwierigkeit und manchmal Erhöhung des Blutdrucks beobachtet werden; dies ist aber eher selten. Die Katecholamine (L-DOPA und α-Methyl-DOPA) haben einen Effekt auf den Blutdruck und können Übelkeit, Herzklopfen, Schweißausbruch, Angstgefühl und Erbrechen hervorrufen [27].

Die Kontraindikationen der synthetischen und nichtsynthetischen Anti-Parkinsonschen Mittel sind: das Glaukom, Herzinsuffizienz, Angina pectoris, Niereninsuffizienz und Prostatahypertrophie [7]. Bei Epilepsie darf die Bulgakur nicht angewandt werden [26].

2. Psycho- und physiotherapeutische Maßnahmen

Die psycho- und physiotherapeutischen Maßnahmen der Parkinsonschen Krankheit spielen für mehrere Autoren die wichtigste Rolle. SCHWAB und PRICHARD [107] setzen die physikalische Behandlung an erste Stelle, dann die psychische, die chirurgische und endlich die medikamentöse. Für HARTMANN [65] sind zunächst eine richtige psychische Führung des Kranken und die Anleitung zu einer Übungsbehandlung geboten. Man soll aber diese beiden Methoden nicht überschätzen [56], sondern sie als notwendige Hilfsmethoden annehmen.

a) Psychotherapie

Die Rolle des Arztes wird sich nicht auf das Verschreiben von Mitteln beschränken. Die Entwicklung des Parkinson-Syndroms erstreckt sich über viele Jahre. Für gewöhnlich ist es eine behindernde Krankheit, welche für den Betroffenen im täglichen Leben eine abnorme Situation bringt, die für ihn mehr oder weniger schmerzlich ist. Die sozialen Beziehungen, die für viele der Grund des psychischen Lebens sind, werden wegen der Symptome der Krankheit (Akinesie, Tremor, Sprachstörungen) schwer gestört oder sogar stark abgebaut. Der Parkinsonismus wurde im vergangenen Jahrhundert nicht zufälligerweise als eine Neurose betrachtet. Dem Parkinson-Kranken anerkennt man gern gewisse Personalitätsveränderungen: Abschwächung des Willens, Bradypsyche, Tendenz zu Unaufmerksamkeit und Insichgezogenheit. Intelligenz und Affekt werden kaum berührt, depressive Zustände, hypochondrische Tendenz dagegen oft beobachtet. Die Aufregung und die Emotion verstärken den Tremor, der Schlaf bringt ihn zum Verschwinden. Die paradoxalen Kinesien bei Patienten, welche starken Emotionen unterworfen sind, sind ebenfalls bekannt. Alle diese Faktoren verlangen eine Unterstützungstherapie [11, 21, 24, 100, 103]. Nach DOSHAY [37] ist die Parkinsonsche Krankheit unter den anderen diejenige, die am meisten Psychotherapieanwendung verlangt. Die Gruppenpsychotherapie kann mit Erfolg angewandt werden [22]. Sie kann von jedem Arzt durchgeführt werden, wenn er folgende Direktiven im Auge behält [37]: a) den Patienten auf seine Krankheit aufmerksam machen; b) den Patienten über seine Symptome unterrichten; c) sich mit den persönlichen Schwierigkeiten des Patienten befassen; d) bei jeder Gelegenheit den Patienten und seine Angehörigen beruhigen. Es scheint, daß diese Prinzipien selbstverständlich und von jedem Arzt automatisch angewandt werden. MITSCHERICH [82] erwähnt 1960 einen Fall eines erst kurz aufgetretenen Parkinsonismus, welcher bereits nach 45 Stunden Psychotherapie so weit gebessert wurde, daß der Patient seine Arbeit wieder aufnehmen konnte. Weitere psychotherapeutische Behandlungen wurden nur nebenbei unternommen. Die Hypnose wurde oftmals mit Erfolg von BUELL und BIEHL [20] beim postenzephalitischen Parkinson-Syndrom angewandt.

b) Physiotherapie

Die Aktivität ist eine absolute Notwendigkeit, um den sozialen Kontakt zu erhalten. Ein Übungsprogramm muß aufgestellt werden: entweder allein oder zusammen mit Mitgliedern der Familie, einer Krankengymnastikerin oder eventuell mit Aufenthalt in einem Sanatorium unter ärztlicher Anleitung [112, 118]. Jeder Patient sollte in seinem Interesse so stark wie möglich ermutigt werden, sich an sozialen, religiösen und sportlichen Aktivitäten zu beteiligen. Er sollte in möglichst vielen Nebenaktivitäten und Freizeitbeschäftigungen eingegliedert werden, ohne daß er ermüdet wird. Man sollte ihn z. B. zum Spazieren, Schwimmen, Fischen und Bootfahren anhalten; Theater, Sportmanifestationen, Kartenspiel, Schachspiel, Billard usw. sind zu empfehlen [12].

Genaue Richtlinien können nicht gegeben werden [26, 50, 103, 118, 124], aber es können Vorschläge gemacht werden [12, 39, 40, 51, 52, 81, 96, 118] (Tab. 17).

Tabelle 17. *Vorschläge für die physiotherapeutische Behandlung von Parkinson-Patienten*

Gehübungen (kleine Schritte, durch Kommandos vergrößern, Arme bewegen)

Bewegungsübungen (langsam ausführen, Heilgymnastik laut und klar kommandieren)

Feine Bewegungstherapie (Schreibmaschineschreiben, Handschrift, Klavierspielen usw.)

Sprachübungen

Atmungsübungen

Die Behandlungserfolge sind um so besser, je umfangreicher die physikalischen bei den Patienten angewandten Methoden sind [106, 107]. Die Patienten sollen mindestens zu Hause ein Turnprogramm durchführen. Dieses sollte Rumpfbewegungen, Aktivierung der Hand- und Armbewegungen, Übungen im Aufstehen, Gangübungen, Handübungen für das tägliche Leben sowie Stimm- und Sprechübungen umfassen [118]. DOSHAY [36, 39] findet das Gehen von besonderer Wichtigkeit. Der Patient muß die Zehen bei jedem Schritt nach oben strecken. Er muß die Beine beim Gehen und Umdrehen 30 bis 40 cm auseinanderhalten. Er sollte täglich während 15 Minuten einige Meter vorwärts gehen, umdrehen und die gleiche Distanz zurücklegen. Um ein gutes körperliches Gleichgewicht zu haben, sollte er rasche kleine Körperbeugungen nach allen Richtungen während 5 Minuten mehrmals am Tag durchführen. Er sollte das Mitschwingen der Arme beim Gehen forcieren. Diese Bewegungen nehmen Körpergewicht von den Beinen beim Gehen ab, vermindern die Müdigkeit und lockern Arme und Schulter. Eine spezielle physiotherapeutische Aufmerksamkeit muß den bettlägerigen Patienten gewidmet werden [108].

Eine der wichtigsten Rollen der Physiotherapie besteht darin, die sekundären Deformationen der Gelenke und somit Kontrakturen und Fixierungen zu vermeiden [56]. Die Fußdeformationen, die eine Benachteiligung beim Gehen sein können, können chirurgisch oder mit Hilfe von Spezialschuhen korrigiert werden [85]. Ein weiterer Aspekt, der uns wichtig erscheint, ist die Notwendigkeit einer guten Atmungskontrolle. Sprach- und Atmungsübungen sollten zusammen gemacht werden [72]. Die Kranken mit flüsternder Stimme können von mit Verstärkern ausgerüsteten, portablen Transistorapparaten profitieren (SPIEGEL u. Mit. [113]).

Eine früh begonnene Physiotherapie kann die Progredienz der Krankheit und die damit verbundenen Fehlhaltungen und Bewegungsstörungen auf einem Mindestmaß halten, so daß unter günstigen Umständen die Invalidisierung lange hinausgezögert werden kann [115]. Die Prophylaxe der progressiven Leistungsunfähigkeit hängt bei vielen Patienten von deren Möglichkeiten und Wünschen ab [51]. Es ist notwendig, daß neben dem frühen Beginn die Physiotherapie dauernd durchgeführt wird, wobei die Angehörigen nach entsprechender Instruktion den größten Teil davon übernehmen können [115].

Literatur

1. AGATE, F. J., L. J. DOSHAY, and F. K. CURTIS, Quantitative measurement in paralysis agitans. J. A. M. A. 160, 352—354 (1956).

2. BARBEAU, A., The problem of measurement of akinesia. J. Neurosurg. 24, suppl., 331—334 (1966).

3. BARBEAU, A., and Y. DUCHASTEL, Tranylcypromine and the extrapyramidal syndrome. Canad. Psychiat. Ass. J. 7, suppl., 91—95 (1962).

4. BARBEAU, A., G. F. MURPHY, and T. L. SOURKES, Excretion of dopamine in diseases of basal ganglia. Science 133, 1706—1707 (1961).

5. BARBEAU, A., T. L. SOURKES et G. F. MURPHY, Les catécholamines dans la maladie de Parkinson. In: Monoamines et Système Nerveux Central. Symposium Bel-Air, Genève, 1961, J. DE AJURIAGUERRA, ed., S. 247—262. Genève: Georg. 1962.

6. BERNHEIMER, H., W. BIRKMAYER und O. HORNYKIEWICZ, Zur Biochemie des Parkinson-Syndroms des Menschen. Einfluß der Monoaminooxydase-Hemmer-Therapie auf die Konzentration des Dopamins, Noradrenalins und 5-Hydroxytryptamins im Gehirn. Klin. Wschr. 41, 465—469 (1963).

7. BIRKMAYER, W., Das Parkinson- und Chorea-Syndrom. In: Almanach für Neurologie und Psychiatrie 1967, Hrsg. W. SCHULTE, S. 77—86. München: J. F. Lehmann. 1967.

8. BIRKMAYER, W., und O. HORNYKIEWICZ, Der L-3,4-Dioxyphenylalanin (= DOPA)-Effekt bei der Parkinson-Akinese. Wien. klin. Wschr. 73, 787—788 (1961).

9. Birkmayer, W., und O. Hornykiewicz, Der L-Dioxyphenylanin(= DOPA)-Effekt beim Parkinson-Syndrom des Menschen: zur Pathogenese und Behandlung der Parkinson-Akinese. Arch. Psychiat. Nervenkr. **203**, 560—574 (1962).

10. Boshes, B., Measurement of tremor. J. Neurosurg. **24**, suppl., 324—330 (1966).

11. Boshes, B., The effects of placebo therapy in Parkinson's disease. J. Neurosurg. **24**, suppl., 351—352 (1966).

12. Boshes, L. D., and L. J. Doshay, Practical management of Parkinson's disease. Geriatrics **19**, 644—653 (1964).

13. Boyer, P. A. jr., The effect of recent regulations on new drug evaluation. In: Parkinson's Disease, A. Barbeau et al. ed., S. 21—26. New York: Grune & Stratton. 1965.

14. Bruck, J., F. Gerstenbrand, E. Grundig und P. Prosenz, Stoffwechselveränderungen bei extrapyramidalen Syndromen und vorläufige therapeutische Konsequenzen. Fortschr. Neurol. Psychiat. **33**, 677—690 (1965).

15. Bruck, J., F. Gerstenbrand, E. Grundig und P. Prosenz, Neue Therapiewege auf Grund von Stoffwechselveränderungen bei extrapyramidalen Erkrankungen. III. Conferentia Hungarica pro Therapia et Investigatione in Pharmacologia, S. 149—158. Budapest: Kultura. 1966.

16. Brumlik, J., and B. Boshes, Quantitation of muscle tone in normals and in Parkinsonism. Arch. Neurol. **4**, 399—406 (1961).

17. Bruno, A., and S. Cumer Bruno, Effects of L-DOPA on pharmacological Parkinsonism. Acta psychiat. scand. **42**, 264—271 (1966).

18. Bruno, A., e S. Cumer Bruno, Effetti della L-3,4-diidrossifenilalanina (L-DOPA) nei pazienti parkinsoniani. Riv. Sper. Fren. **90**, 39—50 (1966).

19. Buchthal, F., and M. L. Fernandez-Ballesteros, Electromyographic study of the muscles of the upper arm and shoulder during walking in patients with Parkinson's disease. Brain 88, 875—896 (1965).

20. Buell, F. A., and J. P. Biehl, The influence of hypnosis on the tremor of Parkinson's disease. Zit. nach R. Degkwitz, Fortschr. Neurol. Psychiat. **31**, 329—378 (1963).

21. Chafetz, M. E., The role of psychiatry in the treatment of Parkinson's disease. Geriatrics **13**, 435—440 (1958).

22. Chafetz, M. E., N. Bernstein, W. Sharpe, and R. S. Schwab, Short-term group therapy of patients with Parkinson's disease. New. Engl. J. Med. **253**, 961—964 (1955).

23. Charcot, J. M., Leçons sur les maladies du système nerveux faites à la Salpétrière. Recueillies et publiées par A. Bourneville, S. 155—188. Paris: Delahaye et Lecrosnier. 1892.

24. Cohen-Booth, G., Paralysis agitans. Nervenarzt 8, 69—83 (1935).

25. Culver, P. J., zit. nach A. L. England and R. S. Schwab, Management of Parkinson's disease. Arch. int. Med. **104**, 439—468 (1959).

26. Degkwitz, R., Die konservative Therapie der Störungen des extrapyramidalmotorischen Systems. Fortschr. Neurol. Psychiat. **31**, 329—378 (1963).

27. Degkwitz, R., C. Frowein, F. Kulenkampf und U. Mohs, Über die Wirkungen des L-DOPA beim Menschen und deren Beeinflussung durch Reserpin, Chlorpromazin, Iproniazid und Vitamin B$_6$. Klin. Wschr. **38**, 120—123 (1960).

28. DeJong, D., Medical therapy in Parkinson's disease. J. Neurosurg. **24**, suppl., 342—348 (1966).

29. DeJong, R. N., Side effects in drug therapy of Parkinson's disease. J. Neurosurg. **24**, suppl., 353—355 (1966).

30. De Maar, W. J., Site and mode of action in the central nervous system of drugs used in the treatment of Parkinsonism. Arch. int. Pharmacodyn. **105**, 349—365 (1956).

31. Dery, J. P., J. A. Degroot, L. Laurin et A. Barbeau, Nouvelle méthode d'évaluation objective de la rigidité et du tremblement dans la maladie de Parkinson. Un. med. Can. **91**, 842—847 (1962).

32. Domenjoz, R., Parpanit, ein neues Therapeutikum bei Störungen der extrapyramidalen Motorik. Schweiz. med. Wschr. **76**, 1282—1286 (1946).

33. Doshay, L. J., Graphic rigidity index. J. Mt. Sinai Hosp. **5**, 451—462 (1938).

34. Doshay, L. J., Five years of study of Benztropine (Cogentin). Outcome in 302 cases of Paralysis agitans. J. A. M. A. **162**, 1031—1034 (1956).

35. Doshay, L. J., Thirty years of progress in therapy for Parkinson's disease. J. A. M. A. **167**, 1195—1197 (1958).

36. Doshay, L. J., Parkinson's disease: its meaning and management, 244 pp. Philadelphia: Lippincott. 1960.

37. Doshay, L. J., The psychotherapy of paralysis agitans. J. A. M. A. **172**, 1347—1351 (1960).

38. Doshay, L. J., Evaluation of medical treatment in Parkinson's disease. Rev. Canad. Biol. **20**, 321—329 (1960).

39. Doshay, L. J., Method and value of exercise in Parkinson's disease. New Engl. J. Med. **267**, 297—299 (1962).

40. Doshay, L. J., Current concepts in therapy. Method and value of physiotherapy in Parkinson's disease. New Engl. J. Med. **266**, 878—880 (1962).

41. Doshay, L. J., Parkinson's disease: symptoms and drug therapy. A discussion. In: Parkinson's Disease, A. Barbeau et al., S. 52—58. New York: Grune & Stratton. 1965.

42. Doshay, L. J., and K. Constable, Treatment of paralysis agitans with orphenadrine hydrochloride: results in 176 cases. J. A. M. A. **163**, 1352—1357 (1957).

43. Doshay, L. J., and K. Constable, Treatment of paralysis agitans with chlorphenoxamine hydrochloride (Phenoxene). J. A. M. A. **170**, 37—41 (1959).

44. Doshay, L. J., K. Constable, and F. J. Agathe, Ethepropazine-Hydrochloride in the treatment of paralysis agitans. J. A. M. A. **160**, 348—351 (1956).

45. Doshay, L. J., K. Constable, and A. Zier, Five-year follow-up treatment with trihexyphenidyl (Artane). Outcome in 411 cases of paralysis agitans. J. A. M. A. **154**, 1334—1336 (1954).

46. Draper, I. T., and R. J. Johns, The disordered movement in Parkinsonism and the effect of drug treatment. Bull. Johns Hopk. Hosp. **115**, 465—480 (1964).

47. Effron, A. S., and P. G. Denker, A clinical evaluation of certain antihistaminic and antispasmodic drugs in Parkinson's diseases. J. A. M. A. **144**, 5—8 (1950).

48. Ehringer, H., und O. Hornykiewicz, Verteilung von Noradrenalin und Dopamin (3-Hydroxytyranin) im Gehirn des Menschen und ihr Verhalten bei Erkrankungen des extrapyramidalen Systems. Klin. Wschr. **38**, 1236—1239 (1960).

49. England, A. C., and R. S. Schwab, Parkinson's syndrome: medical progress. New Engl. J. Med. **265**, 785—789 (1961).

50. England, A. C., and R. S. Schwab, The management of Parkinson's disease. Arch. int. Med. **104**, 439—468 (1959).

51. ERICKSON, D. J., E. C. CLARK, D. W. MULDER, S. S. MacCARTY, and B. G. CLEMENTS, Therapeutic exercises in the management of paralysis agitans. J. A. M. A. **162**, 1041—1043 (1956).

52. FARMHOUSE, M., Rééducation dans la maladie de Parkinson. In: Intern. Congress of Physical Medicine, 4th. Paris 1964, Excerpta Medica 543—544 (1966).

53. FEHLING, C., Treatment of Parkinson's syndrome with L-DOPA: a double-blind study. Acta Neurol. Scand. **42**, 367—372 (1966).

54. FRANCK, G., Effets secondaires des médicaments neurologiques. Rev. méd. Liège **21**, 567—571 (1966).

55. FRIEDHOFF, A. J., L. HEKIMIAN, M. ALPERT, and E. TOBACH, Dihydroxyphenylalanine in a extrapyramidal disease. J. A. M. A. **184**, 285—286 (1963).

56. FRØVIG, A. G., The medical treatment of Parkinsonism. Acta neurol. scand. **39**, suppl. 4, 169—180 (1963).

57. GARAI, O., Lysivane und Artane in the treatment of Parkinsonism. Lancet **1**, 429—431 (1951).

58. GATES, E. W., and I. HYMAN, Use of tolbutamide in paralysis agitans. Preliminary report. J. A. M. A. **172**, 1351—1354 (1960).

59. GERSTENBRAND, F., K. PATEISKY und P. PROSENZ, Erfahrungen mit L-DOPA in der Therapie des Parkinsonismus. Psychiat. Neurol. Basel **146**, 246—261 (1963).

60. GERSTENBRAND, F., und H. TSCHABITSCHER, Erfahrungen mit dem Anti-Parkinson-Mittel Akineton. Wien. klin. Wschr. **70**, 261—264 (1958).

61. GRUENTHAL, E., Über Parpanit, einen neuen extrapyramidalmotorische Störungen beeinflussenden Stoff. Schweiz. med. Wschr. **76**, 1286—1289 (1946).

62. HARTMANN, K., Pervitin-Halluzinose. Mschr. Psychiat. Neurol. **106**, 101—109 (1942).

63. HARTMANN, K., Erfahrungen mit dem neuen Präparat Parpanit bei der Behandlung von Erkrankungen des extrapyramidalen motorischen Systems. Schweiz. med. Wschr. **76**, 1289—1291 (1946).

64. HARTMANN, K., Die Behandlung des Parkinsonsyndroms mit Aturban. Schweiz. med. Wschr. **88**, 474—476 (1958).

65. HARTMANN-VON MONAKOW, K., Das Parkinson-Syndrom. Klinik und Therapie, 152 pp. Basel: Karger. 1960.

66. HARTVIKSEN, K., and C. W. SEM-JACOBSEN, The effect of surgical and medical treatment of Parkinson's disease. Acta neurol. scand. **39**, suppl. 4, 237—247 (1963).

67. HELLER, G. L., R. N. DEJONG und K. R. MAGEE, Tolbutamide in the treatment of Parkinsonism. J. A. M. A. **176**, 148—149 (1961).

68. HIRSCHMANN, J., und K. MAYER, Zur Beeinflussung der Akinese und anderer extrapyramidal-motorischer Störungen mit L-DOPA (L-Dihydroxyphenylalanin). Dtsch. med. Wschr. **89**, 1877—1880 (1964).

69. HURWITZ, L. J., Improving mobility in severely disabled parkinsonian patients. Lancet **2**, 953—955 (1964).

70. KAESER, H. E., Die medikamentöse Behandlung des Parkinson-Syndroms. Dtsch. med. Wschr. **91**, 550—551 (1966).

71. KELLER, H., Zur Systematik der medikamentösen Parkinson-Therapie. Münch. med. Wschr. **101**, 376—379 (1959).

72. LASZEWSKI, Z., Role of the department of rehabilitation in preoperative evaluation of parkinsonian patients. J. amer. Ger. Soc. **4**, 1280—1284 (1956).

73. LEREBOULLET, J., Le traitement des syndromes parkinsoniens. Résultats éloignés. Méthode nouvelles. Paris médical **37**, 575—580 (1947).

74. McGeer, P. L., J. E. Boulding, W. C. Gibson, and R. G. Foulkes, Drug-induced extrapyramidal reactions. Treatment with Diphenylhydramine Hydrochloride and Dihydroxyphenylalanine. J. A. M. A. 177, 665—670 (1960).

75. McGeer, P. L., and L. R. Zeldowicz, Administration of Dihydroxyphenylalanine to Parkinsonian patients. Canad. med. Ass. J. 90, 463—466 (1964).

76. Markham, C. H., W. G. Clark, and W. D. Winters, Effect of alpha-methyl-dopa and reserpine in Huntington's chorea, Parkinson's disease and other movement disorders. Life Sci. 9, 697—705 (1963).

77. Marsden, C. D., and D. A. L. Owen, Effect of adrenergic beta blockade on parkinsonian tremor. Am. J. Cardiol. 18, 484 (1966).

78. Marsh, D. O., H. Schnieden, and J. Marshall, A controlled clinical trial of alpha methyl dopa in parkinsonian tremor. J. Neurol. Neurosurg. Psychiat. 26, 505—510 (1963).

79. Marshall, J., and H. Schnieden, Effect of adrenaline, noradrenaline, atropine and nicotine on some types of human tremor. J. Neurol. Neurosurg. Psychiat. 29, 214—218 (1966).

80. Martinez, N., Measurement of rigidity with a strain gauge myokinetograph. J. Neurosurg. 24, suppl., 315—316 (1966).

81. Meads, S., Physical rehabilitive measure in Parkinsonism. In: Pathogenesis and Treatment of Parkinsonism, W. S. Field ed., S. 214—226. Springfield, Ill.: Ch. C. Thomas. 1958.

82. Mitscherich, M., The psychic state of patients suffering from Parkinsonism. Fortschr. Psychosomat. Med. 1, 317—323 (1960).

83. Moldaver, J., and D. Fairman, Electromyographic studies of tremor in Parkinson's disease, before and after chemopallidectomy. J. amer. Ger. Soc. 4, 1226—1274 (1956).

84. Muether, R. O., Monoamine oxydase inhibitor in treatment of organic disease. J. Neuropsychiat. 2, 80—92 (1961).

85. Namen, J. M., H. Ettinger, and P. J. Love, Parkinsonism and rehabilitation. Geriatrics 10, 405—410 (1955).

86. Nashold, B. S. jr., An electronic method of measuring and recording resistance to passive muscle stretch. J. Neurosurg. 24, suppl., 310—314 (1966).

87. Nashold, B. S. jr., Measurement of tremor. J. Neurosurg. 24, suppl., 320—323 (1966).

88. Onuaguluchi, G., Parkinsonism, 168 pp. London: Butterworths. 1964.

89. Panegrossi, G., Italienisch-bulgarische Kur. 127 pp. Berlin: Karl F. Hang Verlag. 1940.

90. Parkinson, J., An essay on the shaking palsy. In: James Parkinson, McCritchley ed. London: MacMillan and Co. Ltd. 1955.

91. Pazzaglia, A., e L. Amaducci, La sperimentazione clinica del DOPA nelle sindromi parkinsoniane. Riv. Neurobiol. 12, 138—145 (1966).

92. Pohlmeier, H., und N. Matussek, Untersuchungen über den Einfluß von Desmethyl-Imipramin-Pertrofan auf den Parkinsonismus beim Menschen. Arch. Psychiat. Nervenkr. 207, 174—184 (1965).

93. Prichard, J., R. S. Schwab, and W. Tillmann, The effects of stress and the results of medication in different personalities with Parkinson's disease. Psychosom. Med. 13, 106—111 (1951).

94. Reid, G., Zysternale Therapie zentral bedingter Störungen des Nervensystems. Hippokrates 22, 723 (1958).

95. Reid, G., Zysternale Therapie bei Störungen des Zentralnervensystems. Ärztl. Praxis 9, 470—472 (1960).

96. RIBERA, V. A., Rehabilitative measures in parkinsonism. In: Intern. Congress of Physical Medicine 4th. Paris 1964. Excerpta Medica 545—546 (1966).

97. RIKLAN, M., and L. DILLER, Certain psychomotor aspects of subtemporal chemopallidectomy for Parkinson's disease. J. amer. Ger. Soc. 4, 1258—1265 (1956).

98. RINALDI, F., and H. E. HIMWICH, The site of action of antiparkinson drugs. Confin. neurol. 15, 209—224 (1955).

99. ROBERTSON, J., Antidiabetic drugs in Parkinsonism. Brit. med. J. 1, 363—364 (1961).

100. ROLLAND, M., Traitement médical et chirurgical de la maladie de Parkinson. Concours méd. 87, 999—1006 (1965).

101. ROOS, B. E., and G. STEG, The effect of L-3,4-Dihydroxyphenylalanine and DL-5-Hydroxytryptophan on rigidity and tremor induced by reserpine, chlorpromazine and phenoxybenzamine. Life sci. 3, 351—360 (1964).

102. SCHULZ, H. P., Erfahrungen mit einer neuen Substanz zur Dämpfung des Parkinson-Tremors. Med. Klin. 56, 2174—2176 (1961).

103. SCHWAB, R. S., Symptomatology and medical treatment of Parkinson's disease. Int. J. Neurol. 2, 61—75 (1961).

104. SCHWAB, R. S., Parkinson's disease: symptoms and drug therapy. In: Parkinson's Disease, A. BARBEAU et al. ed., S. 48—51. New York: Grune & Stratton. 1965.

105. SCHWAB, R. S., Treatment in specialized Parkinson facilities versus the public hospital. In: Parkinson's Disease, A. BARBEAU et al. ed., S. 6—10. New York: Grune & Stratton. 1965.

106. SCHWAB, R. S., and A. C. ENGLAND, Parkinson's disease. Rehabilitation aspects. Rehab. Lit. 22, 326—336 (1961).

107. SCHWAB, R. S., and J. S. PRICHARD, An assessment of therapy in Parkinson's disease. Arch. Neurol. Psychiat. Chicago 65, 489—501 (1951).

108. SEM-JACOBSEN, C. W., The effect of medical therapy on daily living capacity in Parkinson's disease. J. Neurosurg. 24, suppl., 349—350 (1966).

109. SEM-JACOBSEN, C. W., The effect of placebo therapy in Parkinson's disease. J. Neurosurg. 24, suppl., 351—352 (1966).

110. SIEGFRIED, J., Essai thérapeutique de la centrophénoxine dans les suites opératoires pour syndrome parkinsonien. Ther. Umsch. 22, 122—124 (1965).

111. SIGWALD, J., D. BOVET, et G. DUMONT, Le traitement de la maladie de Parkinson par le chlorhydrate de diéthylaminoéthyl-N-thiodiphénylalanine (2987 R. P.). Premiers résultats. Rev. neurol. 78, 581—584 (1946).

112. SIMON, C., Potentials for restoration of function among advanced Parkinson cases. In: Parkinson's Disease, A. BARBEAU et al. ed., S. 11—15. New York: Grune & Stratton. 1965.

113. SPIEGEL, E. A., C. ZANES, and H. T. WYCIS, Treatment of Parkinsonian speech disturbances refractory to stereotaxic procedures. Confin. neurol. 26, 458 (1965).

114. STEGER, R., und H. J. HUFSCHMID, Myographische und klinische Beobachtungen über zwei neue Antiparkinsonmittel aus der Gruppe der Antihistaminica. Dtsch. Z. Nervenheilk. 178, 413—430 (1958).

115. STEINMANN, B., Rehabilitation beim Parkinson-Syndrom. Schweiz. med. Wschr. 96, 485—486 (1966).

116. STRANG, R. R., Clinical trial with a beta-receptor antagonist (propanolol) in Parkinsonism. J. Neurol. Neurosurg. Psychiat. 28, 404—406 (1965).

117. UMBACH, W., und D. BAUMANN, Die Wirksamkeit von L-DOPA bei Parkinson-Patienten mit und ohne stereotaktischen Hirneingriff. Arch. Psychiat. Nervenkr. 205, 281—292 (1964).

118. UMBACH, W., und H. TEIRICH-LEUBE, Abc für Parkinsonkranke, 80 pp. Stutt-gart: G. Thieme. 1967.
119. UMBACH, W., und O. TZAVELLAS, Zur Behandlung akinetischer Begleitsymptome beim Parkinson-Syndrom. Dtsch. med. Wschr. **90**, 1941—1944 (1965).
120. UMBACH, W., und J. WOYWODE, Der Effekt eines Stoffes der Amphetamingruppe beim Parkinson-Syndrom mit überwiegender Akinese. Med. Welt **34**, 2329—2336 (1965).
121. VOLLMER, H., Bulgarian treatment of Parkinson's disease (pharmacologic aspects and effects of alkaloids of belladonna root). Arch. Neurol. Psychiat. Chicago **43**, 1057—1080 (1940).
122. WEBSTER, D. D., Dynamic measurement of rigidity, strength and tremor in Parkinson patient before and after destruction of mesial globus pallidus. Neurology **10**, 157—163 (1960).
123. WEBSTER, D. D., Rigidity in extrapyramidal disease. J. Neurosurg. **24**, suppl., 299—307 (1966).
124. WERSSOWETZ, O. F. VON, Parkinsonism. Aspect of physical treatment, 128 pp. Springfield, Ill.: Ch. C. Thomas. 1964.
125. ZIER, A., and L. J. DOSHAY, Treatment of Parkinsonism with Pagitane Hydrochloride. Neurology **4**, 682—689 (1954).
126. ZIER, A., and L. J. DOSHAY, Procyclidine Hydrochloride (Kemadrin) in the treatment of Parkinsonism. Result in 108 patients. Neurology **7**, 485—489 (1957).

B. Chirurgische Behandlung

1. Nichtstereotaktische Eingriffe

a) Operationen an peripheren Nerven

1. Radicotomia posterior

LERICHE [49, 50] berichtet als erster über die ersten Beobachtungen bei Sektion der hinteren Wurzeln beim Parkinsonismus. Im ersten Fall durchtrennte er die 5., 6. und 8. hinteren zervikalen Wurzeln. Der Rigor wurde dadurch nicht beeinflußt, doch nahm der Tremor ab. Im zweiten Fall veränderte die gleiche Operation, diesmal bilateral, den Tremor kaum. POLLOCK und DAVIS [67] haben in einem Fall eine ausgedehnte hintere Rhizotomie in zwei Sitzungen (C_4, C_5, C_6, C_7, C_8 rechts, dann D_1, D_2, D_3, D_4 rechts drei Wochen später) durchgeführt. Mit dem Empfindungsverlust im rechten oberen Glied kam eine Kontraktur im rechten Bizeps, Flexor carpi ulnaris und in den Palmaris-longus-Muskeln zum Vorschein. Die Rigidität verschwand im Arm, aber der Tremor, welcher jedoch andere Amplitude, Rhythmus und Geschwindigkeit zeigte, dauerte fort. Während der Tremor vor der Operation langsam regulär und die Bewegungen reduziert waren, erschienen sie nach der Operation irregulär, zeitweise schneller oder langsamer als vorher, mit einer ungewöhnlichen Frequenz für ein Parkinson-Syndrom.

Nach diesen Autoren unterstützt dieses Operationsresultat mit Rigiditätsabnahme die Hypothese von der Abhängigkeit der Parkinsonschen Rigidität von der Integrität des propriozeptiven Reflexbodens. FOERSTER [35, 36] machte die gleichen Feststellungen. Dazu hat er im weiteren eine anterolaterale Chordotomie durchgeführt, ohne deutliche Veränderung der Symptomatologie. STEIN und CARPENTER [85] provozierten bei 6 Affen eine Dyskinesie mittels lokalisierter Läsionen im Nucleus subthalamicus. Ausgedehnte lumbale und zervikale hintere Rhizotomien veränderten die Frequenz und die Grundaspekte der unwillkürlichen Aktivität nicht, aber sie verursachten eine Verstärkung der choreatischen Amplitude. Diese Versuche beweisen, daß muskuläre Stretchrezeptoren eine kleine oder gar keine Rolle in der Ursache der subthalamischen Dyskinesie beim Affen spielen.

2. Sympathektomien

In der Meinung, daß die Durchtrennung der sympathischen Impulse eines Gliedes den muskulären Tonus dieser Extremität vermindere, ließ URECHIA [90], 1926, die zervikale Sympathektomie bei 6 Parkinson-Fällen durchführen. In allen 6 Fällen wurde eine vorübergehende Besserung der Hypertonie und auch zum Teil des Tremors festgestellt. Diese Besserungen, unterschiedlich von Fall zu Fall im Hinblick auf die Intensität, dauerten nur eine Woche bis einen Monat. Nach dem Verfasser rechtfertigen diese unvollständigen und kurz dauernden Resultate keinen chirurgischen Eingriff. ROYLE [80, 81] führte sympathische Ramisektionen bei 22 Parkinson-Patienten aus, die vor allem an Rigidität litten. Er berichtet über einen Effekt bei 68% der Patienten, mit einem ausgezeichneten oder guten Resultat in 27% der Fälle. REES [76] ist der Ansicht, daß die sympathische Ganglionektomie bei den postenzephalitischen Parkinson-Syndromen mit Rigor im Vordergrund eine Verminderung der muskulären Hypertonie herbeifuhrt. Wenn der Tremor prädominant ist, bleibt die Operation ohne Erfolg; die Geschwindigkeit und die Amplitude des Tremors können nach der Operation sogar größer sein als vorher. RISTEEN und VOLPITO [78] beobachteten nach wiederholten Injektionen im Ganglion cervicothoracicum im Fall von extrapyramidaler Rigidität eine Verminderung des Rigors, aber keinen Einfluß auf das Zittern. GARDNER und WILLIAMS [39] haben im Jahre 1949 den Effekt der bilateralen Exairese des Ganglion cervicale craniale bei 34 Fällen mit Parkinson-Syndrom weitgehend studiert. Sie kamen zum Ergebnis, daß diese Operation keinen oder wenig Wert hat, und daß nur eine subjektive Verbesserung in einigen Fällen festgestellt werden konnte.

b) Operationen an Medulla spinalis et oblongata

1. Pyramidotomia lateralis nach PUTNAM

Die Feststellung des Verschwindens des Tremors nach Hemiplegie oder nach motorischer kortikaler Resektion des Parkinsonschen Patienten regte PUTNAM ab 1938 [68, 69, 70, 71] an, den Tractus pyramidalis lateralis auf der Höhe von C_2 bei einseitiger Symptomatologie zu durchtrennen (Abb. 8). Von den ersten 6 operierten Fällen [70] erlitten 2 eine partielle Sektion des Tractus pyramidalis mit einer gewissen klinischen Besserung und 4 eine totale Sektion zwischen dem Hinterhorn und dem horizontalen Meridian des Stranges. Diese 4 Patienten profitierten ausgiebig von dieser Operation. 1950 haben PUTNAM und HERZ [72] über 22 operierte und während eines Jahres kontrollierte Patienten berichtet. Bei einem Drittel der Fälle verschwand der Tremor vollständig, beim zweiten Drittel war er weniger ausgeprägt, und beim letzten Drittel wurde keine Besserung festgestellt. In allen Fällen war die Kraftabnahme, die postoperativ erschien, weniger reduziert, aber noch immer feststellbar. OLIVER [62, 63, 64] hat bis 1953 76 Pyramidotomien bei 76 Patienten durchgeführt. Er verzeichnet 18 Erfolge (eine Abnahme des Zitterns, aber kein vollständiges Verschwinden), 32 unbeeinflußte Fälle, 22 Verschlechterungen und 4 Exitus. Nach BROWDER [7] kann die Pyramidotomie nach PUTNAM für eine gewisse Zeit den Tremor kontrollieren, aber sobald die motorische Kraft wieder auftritt, erscheint der Tremor ebenfalls. Außerdem hat diese Operation keinen Einfluß auf die Rigidität.

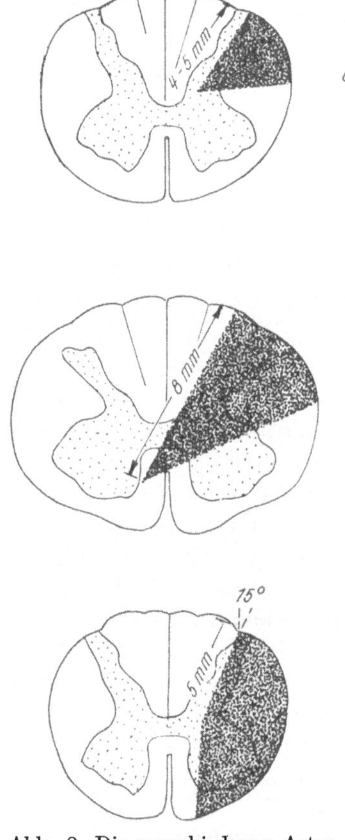

Abb. 8. Die verschiedenen Arten von Chordotomie nach PUTNAM, EBIN und OLIVER

2. Chordotomia anterolateralis

FOERSTER und GAGEL [36] konnten keine Besserung der Symptomatologie nach einer anterolateralen Chordotomie feststellen. MASHANSKIY [51] berichtete über anhaltende Verbesserung in 3 Fällen und befriedigende Ergebnisse bei 5 von 17 operierten Patienten mit einer anterolateralen zervikalen Chordotomie. OLDBERG [61] trennte den anterolateralen Strang in 2 Fällen von einseitigem postenzephalitischem Tremor durch, jedoch ohne Erfolg.

3. Chordotomia posterolateralis

Gestützt auf die Hypothese, daß der Tremor und die begleitende Rigidität eine reflektorische Ursache haben, unterbrach PUUSEPP [73] den Burdachstrang in einem Fall von Paralysis agitans mit überwiegender Symptomatologie in einem Arm. Der Rigor war vermindert, der Tremor jedoch nicht; der Patient zeigte daneben oberflächliche Sensibilitätsstörungen wie auch Bewegungsschwierigkeiten im Arm. Das gleiche Resultat folgte zwei ähnlichen Operationen in den Händen von RIZZATTI und MORENO [79]. PUTNAM (siehe [72]) durchtrennte die Hinterstränge des zervikalen Rückenmarkes und berichtete über eine Verminderung der Rigidität ohne weitere vorteilhafte Effekte für den Patienten. Er versuchte auch die posteriore Chordotomie, verbunden mit der Durchtrennung des Tractus pyramidalis, auf einer Seite bei 5 Patienten ohne auffallenden Erfolg hinsichtlich der Rigidität.

4. Kombinierte Pyramidotomia nach EBIN

Mit der Idee, daß die Pyramidotomia lateralis nach PUTNAM nicht alle Fasern, ausgehend von den großen Betzschen Zellen der Area 4 γ, unterbricht, versuchte EBIN [28] die Sektion der ventralen kortikospinalen Bahnen im weiteren mit der Sektion der lateralen kortikospinalen Bahnen (Abb. 8). Da der Tractus pyramidalis im oberen zervikalen Gebiet schon gekreuzt ist, aber die ventralen kortikospinalen Bahnen es noch nicht sind, besteht die von EBIN entwickelte Operation aus einem Einschnitt in den Tractus corticospinalis lateralis auf der einen Seite und in den Tractus corticospinalis ventralis auf der anderen Seite. Der Verfasser stellt bei 11 operierten Patienten, davon bei einem bilateral, eine befriedigende Besserung nicht nur des Tremors, sondern auch der Rigidität und der Akinesie in allen Fällen fest. Der postoperative motorische Ausfall verbessert sich in 20 bis 40% der Fälle.

5. Totale Sektion der Columna lateralis nach OLIVER

Um den Effekt der Pyramidotomie von PUTNAM zu ergänzen und zu erhöhen, hat OLIVER [62, 63] die spinale Inzision auf Höhe von C_2 progressiv vergrößert, bis der laterale Strang vollkommen durchtrennt war (Abb. 8). Postoperativ zeigte der Patient eine homolaterale Hemiplegie, eine kontralaterale Analgesie und Thermoanästhesie, ein Claude-Bernard-Horner-Syndrom und manchmal eine vorübergehende Harnretention. Der Tremor war verschwunden. Die Hemiplegie begann sich nach einigen Tagen zurückzubilden, und diese Verbesserung war rascher im Bein als im Arm. Nach einigen Monaten waren die motorischen Funktionen befriedigend, obwohl eine Hemiparese bestand. Das Claude-Bernard-Horner-Syndrom verschwand. Die sexuellen Funktionen waren oft gestört. Der Tremor erschien für gewöhnlich nicht mehr, höchstens konnte er noch leicht vorhanden sein. OLIVER stellte 1953 [64] 14 gute Resultate bei 14 operierten Parkinson-Patienten fest. GACHES, LEBEAU und TAVERNIER [38] haben eine noch ausgeprägtere Chordotomie nach vorn durchgeführt als die von OLIVER und berichten über 4 gute Resultate bei 4 Parkinson-Patienten mit postoperativ rascher und praktisch andauernder Erholung.

6. Extrapyramidale Faszikulotomie in der Medulla oblongata

SIRIS [83], 1942, versuchte bei einem postenzephalitischen Parkinson-Kranken eine Inzision in der Region der Formatio reticularis medullaris, mit der Absicht, die extrapyramidalen Bahnen mehr kranialwärts als auf der Chordotomiehöhe zu unterbrechen. Der Tremor wurde nur für 3 bis 4 Wochen verbessert und erschien nachher wieder wie zuvor. Die operative Technik gleicht der von SJÖQVIST für die Durchtrennung der spinalen Trigeminuswurzeln in der Medulla oblongata, aber der Einschnitt von SJÖQVIST ist mehr kranial und dorsal als der von SIRIS. Da aber dieser Einzelfall der Literatur keine anatomopathologische Bestätigung der chirurgischen Läsion bekommen hat, kann keine Folgerung daraus gezogen werden.

c) Kortikale Operationen

Auf Grund der Abwesenheit des Tremors auf der gelähmten Seite bei Parkinson-Patienten, die einen vaskulären Insult mit entsprechender Hemiplegie erlitten, entstand die Idee der kortikalen motorischen Resektionen. Schon PARKINSON [65] beschrieb dieses Phänomen, welches mehrmals bestätigt wurde [2, 66]. In diesem Sinne konnte bereits ab 1890 HORSLEY [45, 46] die unwillkürlichen Bewegungen einer Athetose durch die Exstirpation des präzentralen motorischen Kortex beheben. Die ersten Operationen bei Parkinsonisten wurden aber erst 1937 von Bucy [9, 18] und von Klemme [47] unternommen. Bucy resezierte den motorischen und prämotorischen Kortex (Area 4 γ und 6). Der Tremor verschwand während 2 Jahren vollkommen, und die andauernde kortikale Monoplegie war für den Patienten viel weniger unangenehm als sein präoperativer Zustand. Klemme [47] gibt seine Operationstechnik nicht genau an, schildert aber 100 Operationserfolge. Mit der Resektion der Area 6 und einem Teil der Area 4 erzielte Putnam [70] nur eine Abnahme und nicht ein Verschwinden des Tremors. Nach Sachs [82] genügt die Exzision allein der Area 6 nicht, um den Tremor zu beheben; die Area 4 muß miteinbezogen werden. Nach beachtenswerter Forschung in der Anatomie und Physiologie der präzentralen Hirnrinde kam Bucy [10, 11, 12, 13] zur Folgerung, daß die den Tremor begleitenden Impulse bestimmt im posterioren Teil des präzentralen Gyrus in der Area 4 γ verlaufen. Deshalb resezierte er 1945 die Area 4 γ bei einem Patienten, welcher einen Tremor der rechten Körperseite zeigte. Der Ruhetremor verschwand sofort, und dieser Erfolg hielt 16 Monate an. Die kortikalen Operationen in der motorischen präzentralen Area beeinflussen die anderen klinischen Erscheinungen der Parkinsonschen Krankheit nicht [13]. 1949 glaubte Bucy [14], daß die Ausschaltung des Tractus pyramidalis oder dessen Zerstörung in seinem Anfangsteil im präzentralen Gyrus den Tremor zum Verschwinden bringen könnte. 1961 aber [17] versicherte er, daß der Tractus pyramidalis in Wirklichkeit dafür verantwortlich sei.

Von 1940 bis 1950 wurden mehrere kortikale präzentrale Resektionen (Area 6 oder Area 4 γ und 6) mit Erfolg oder deutlicher Besserung durchgeführt [1, 24, 25, 40, 48, 77, 91].

Durchschneidung der U-Fasern der motorischen Area. Die Operation hat zum Ziel, die U-Fasern, die die Area 4 mit der Area 6 verbinden, durchzuschneiden. Nach einem befriedigenden Operationsresultat in einem Fall von Hemiballismus durch Russell Meyers wendet Wyke (erwähnt von Cobb u. Mit. [19]) dieselbe an. Meyers, der einigen dieser Operationen in Australien beiwohnte (siehe [19]), schilderte Mißerfolge dieser Methode. Ebenfalls ohne Erfolg führten Cobb u. Mit. [19] diese Operation bei 9 Parkinson-Patienten durch.

T-Tomie. Takebayashi (1951) entwickelte diese Operation [86, 87], welche die subkortikalen Bahnen des motorischen Kortex T-förmig unterbrechen soll. Er berichtet über gute Resultate. Meyers [55], der eine ähnliche Operation ohne Erfolg bereits früher durchgeführt hatte, zweifelt an den Resultaten des japanischen Autors [59].

d) *Subkortikale Operationen*
(nichtstereotaktisch)

1. Präfrontale Leukotomie

Bucy [15] berichtet von einem Patienten, der einen typischen Parkinsonschen Ruhetremor und eine schwere postenzephalitische Verhaltungsstörung zeigte. Da diese psychischen Störungen schwer waren, führte der Verfasser im Januar 1948 eine bilaterale frontale Leukotomie aus, die die ganze weiße Substanz der beiden frontalen Lappen in der Ebene der Koronarnaht erfaßte. Als Folge der Operation unterblieben die Verhaltensstörungen weitgehend und andauernd. Ganz unerwarteterweise verschwand unmittelbar nach der Operation der Tremor. Allmählich aber manifestierte er sich wieder, und nach drei Monaten war er gleich stark wie vor der Operation. Oliver [64] führte bei 10 Patienten 12 subkortikale Durchschneidungen (Brodmannsche Area 8, 9 und 10) aus. Die emotionelle Reaktion verminderte sich bei den meisten Patienten. Mit ihren großen Erfahrungen der Leukotomie haben Freeman und Watts [37] keinen Einfluß der klassischen Leukotomie auf das Parkinson-Syndrom beobachtet. Baruk [3] dagegen erwähnt die Krankengeschichte eines postenzephalitischen Parkinson-Patienten, der ein auditives halluzinatorisches Syndrom zeigte; eine Diagnose einer Dementia praecox war einige Jahre früher gestellt worden. Nach Leukotomie verbesserten sich nicht nur die psychischen Störungen mit Verschwinden der Halluzination, sondern auch die Rigidität und die starre Haltung ließen nach; die Retropulsion war nicht mehr zu sehen.

Es scheint, daß die Verminderung der psychopathologischen Faktoren auf die wohltuende Wirkung der Psychochirurgie der Dyskinesien zurückzuführen ist. Ein Angst- und Aufregungszustand, welcher bekannterweise die unwillkürlichen Bewegungen verstärkt, wird durch die Leukotomie vermindert, und daher verschlimmern sich die Parkinson-Symptome nicht mehr so stark.

2. Capsulotomia anterior

In der Meinung, daß, um den Tremor auszulöschen, eine leichte Parese notwendig sei, entwickelte Browder [4, 5, 6, 8] die Kapsulotomie. Der Autor beschränkt sich darauf, invalide und mit einseitiger Symptomatologie befallene Patienten zu operieren. Er berichtet 1952 (siehe [64]) über 16 an Tremor leidende Patienten mit 14 Erfolgen und 2 Todesfällen. Im weiteren hat er 5 Patienten, die an Blickkrämpfen litten, operiert, davon 3 erfolgreich. Es wurden keine residuellen Paresen mit seiner Technik festgestellt, die darin besteht, drei Viertel der in die Capsula anterior eintretenden Fasern durchzutrennen (Abb. 9). Eine interessante Operation erwähnt den Fall einer Frau, die peroperativ eine Blutung in der Tiefe durchmachte [8]. Der obere Teil des Putamens wurde abgesaugt, um das

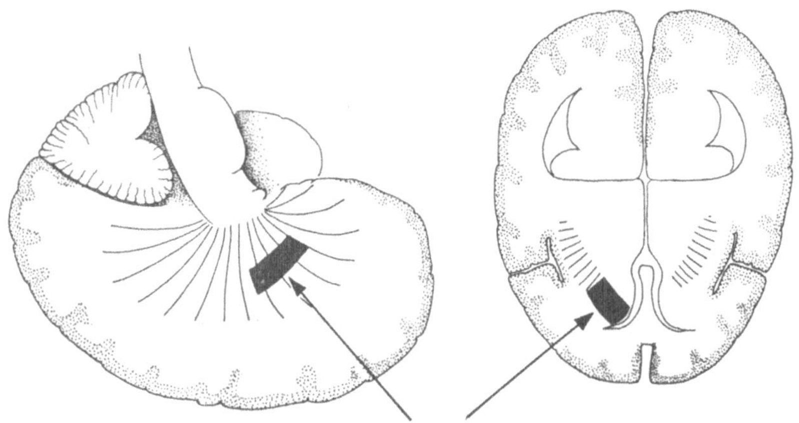

Abb. 9. Capsulotomia anterior nach Browder

verletzte Gefäß offenzulegen und zu koagulieren. Der postoperative Verlauf zeigte, daß der Rigor besser beeinflußt wurde als in jedem anderen vorangehenden Fall. Seither wurde routinemäßig das Putamen auch mit einbezogen.

Andere Autoren haben Kapsulotomien durchgeführt, aber meistens wurden damit andere Resektionen oder Ausschaltungen der basalen Ganglien verbunden, so daß diese Operationen in einem anderen Kapitel erwähnt werden.

3. Operationen an den basalen Ganglien

Russell Meyers [52, 53, 54, 56, 59] entwickelte eine vollkommen neue chirurgische Technik, um den Tremor und den Rigor der Parkinson-Symptomatologie zu beheben. Wenn er bei seinem ersten Eingriff nur den Kopf des Nucleus caudatus zerstörte, trennte er bei seinen späteren Operationen eine gewisse Anzahl subkortikaler Strukturen durch, bis der Tremor schon während der Operation verschwand. Somit zerstörte er z. B. während des gleichen Eingriffs sukzessive den subkallösen Streifen, die vordere Hälfte des vorderen Armes der Capsula interna, den Kopf des Nucleus caudatus, dann den hinteren Teil des vorderen Armes der Capsula interna. Während eines anderen Eingriffs fügte er diesen Durchtrennungen noch die des vorderen Drittels des Putamens und des Globus pallidus bei. Bei weiteren Eingriffen, außer einer kurzen Inzision der postero-lateralen Seite des Fornix, schnitt er die Ansa lenticularis durch und dazu noch die lentikulären Fasern.

Von 1939 bis 1949 operierte MEYERS 58 Patienten an den basalen Ganglien. Er verzeichnete [56] bei 19% der Fälle sehr gute Resultate (Verschwinden des Tremors, Verbesserung der Rigidität, keine postoperativen neurologischen Nebeneffekte), bei 43% gute Resultate, bei 26% keine Veränderung und bei 12% postoperativen Exitus. Nach dem Verfasser [59] brachte die Ansotomie die besten Ergebnisse, gefolgt von der Exstirpation des Kopfes des Nucleus caudatus und der kurvenlinienförmigen Sektion der Capsula interna.

BROWDER [5, 6] erwähnte 6 Fälle einer Serie von 13, bei denen nach Exstirpation der oberen Hälfte des Caudatumkopfes und nach kurvenlinienförmiger Sektion des vorderen Schenkels der Capsula interna bis zum Knie der Tremor postoperativ verschwand und der Rigor sich verbesserte. Drei Patienten starben an den Folgen der Operation.

Auf die Idee der Sektion der Ansa lenticularis von MEYERS zurückgreifend, entwickelte FENELON [29, 30, 31, 32, 33, 34] eine interessante Technik, die sozusagen ein Vorläufer der Stereotaxie ist. FENELON war davon überzeugt, daß die neurochirurgische Behandlung der Dyskinesien über die Ausschaltung des extrapyramidalen Systems zu erreichen sei. Deswegen griff er die Ansa lenticularis an. Für den Autor sind die breiten Zugänge, besonders der transventrikuläre Weg von SPIEGEL und WYCIS [84], zu traumatisch für das Gehirn. FENELON erreicht somit den gezielten Punkt durch ein frontales Bohrloch. Durch eine vorangegangene Serie von zerebralen und kraniozerebralen Schnitten hat er kraniozerebrale Merkzeichen festgelegt. Es würde sich somit um eine stereotaktische Methode ohne stereotaktischen Apparat handeln. Bei 60 Eingriffen gegen Parkinsonismus berichtet der Autor über 70% guter Resultate [32] (Abb. 10).

In seinen ersten Arbeiten hat GUIOT durch transfrontale Wege und unter direkter Sicht das Pallidum koaguliert [41, 42, 43]. Er berichtet über 42,5% guter Erfolge, doch erschienen mit der Zeit Rezidive. COOPER [20, 21, 22] verursachte zufälligerweise den chirurgischen Verschluß der Arteria chorioidea anterior. Im Oktober 1952, während einer Pedunkulotomie für einen Fall von Parkinsonismus mit Rigor und Tremor, wurde die linke Arteria chorioidea anterior verletzt und mußte abgeklippt werden. Wegen der Ungewißheit möglicher Komplikationen dieses Gefäßverschlusses wurde die Operation ohne Pedunkulotomie beendigt. Der postoperative Verlauf zeigte wider Erwarten ein Verschwinden des Tremors und des Rigors der rechten Extremitäten ohne Kraftabnahme. COOPER [22] erwähnt in einer Versuchsserie von 30 Operationen die guten Resultate nicht nur im Hinblick auf den Tremor und auf die Rigidität, sondern auch auf die Sprache, die Amimie, das Stehen und das Gehen. Die besten Erfolge wurden bei postenzephalitischen Parkinson-Patienten festgestellt. Die operative Mortalität war 13,3%. DOSHAY [27] berichtet bei 4 jungen postenzephalitischen Parkinsonisten über gute Resultate, aber er ist der Meinung, daß die operative Indikation beschränkt sei. POOL (siehe [74]) stellt nur eine vorübergehende postoperative Besserung fest. RAND [74, 75] ist der Ansicht, daß die Resultate fraglich und unbeständig sind,

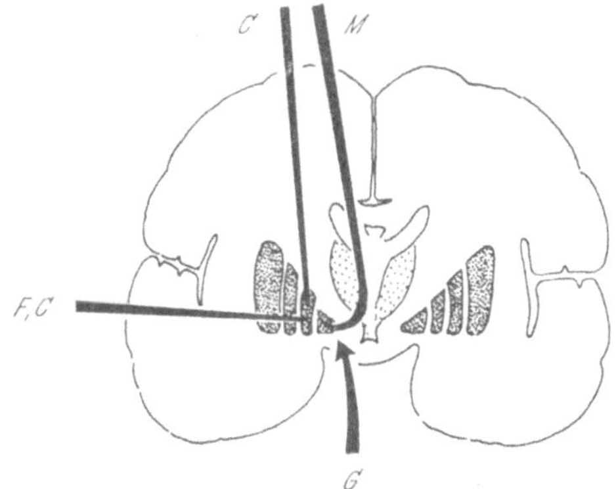

Abb. 10. Die verschiedenen operativen, nichtstereotaktischen Wege der Ansa lenticularis

F nach FENELON, *C* nach COOPER, *M* nach MEYERS, *G* nach GUIOT
(Schema nach MEYERS, R., Historical background and personal experiences in the surgical relief of hyperkinesia and hypertonus. In: Pathogenesis and Treatment of Parkinsonism. W. S. FIELD ed., S. 229—270, Springfield, Ill.: Ch. C. Thomas. 1958)

weil das vaskuläre Gebiet der Arteria chorioidea anterior sowie die funktionellen Anastomosen und die Ergänzungsvaskularisation verschieden sind.

Radiotherapie der basalen Ganglien. TARDIEU u. Mit. [88] haben bei 18 Parkinson-Patienten die basalen Ganglien bestrahlt; 8 Patienten zeigten eine deutliche, 8 eine mittlere und 2 keine Besserung. Der postenzephalitische Parkinsonismus wurde am besten beeinflußt. Die Rigidität verbesserte sich am meisten (nur 2 Mißerfolge), aber der Tremor wurde nur bei 5 Fällen von 11 deutlich beeinflußt.

4. Pedunculotomia mesencephalica

Ermutigende Resultate wurden 1949 mit lateralen Pedunculotomien erwähnt, die eine Tiefe von 6 bis 7 mm (WALKER [92]) erreichten oder mehr oberflächlich (3 mm), aber ausgedehnter (GUIOT und PECKER [44] waren (Abb. 11). WALKER [93, 94] verfolgte seine ersten 4 Fälle während 3 Jahren und schilderte, daß 3 Patienten während dieser Zeit den postoperativen Erfolg beibehielten. Der gleiche Autor berichtete aber 1958 [95], daß der Tremor zum Teil schon nach 2 bis 3 Jahren wieder erschien.

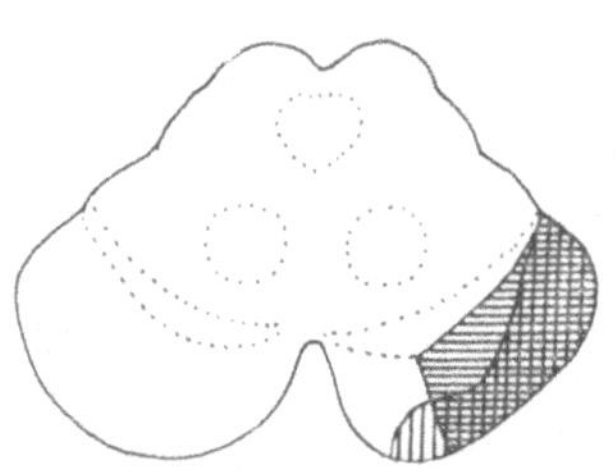

Abb. 11. Pedunculotomia mesencephalica nach WALKER ═══ und nach GUIOT-PECKER ‖‖‖‖

MEYERS [57, 58] und BUCY [16] stellten fest, daß die Durchtrennung des lateralen Segments des zerebralen Pedunculus (temporo- oder parietopontiner Tractus) und des medialen Segments (frontopontiner Tractus) wenig oder überhaupt keinen Effekt, weder auf abnorme noch normale Bewegungen, hatte und daß die Durchtrennung des zentralen Teiles des Pedunculus, welcher den kortikospinalen Tractus, ausgehend vom präzentralen Gyrus, enthält, nötig war, um die unwillkürlichen Bewegungen zum Verschwinden zu bringen.

5. Zerebellare Operation (Destruktion des Nucleus dentatus)

Im Jahre 1934 versuchten DELMAS-MARSALET und VAN BOGAERT [26] den Nucleus dentatus zu erreichen. Durch eine kleine Trepanation der Fossa occipitalis links führten sie begrenzte Läsionen des Kleinhirns aus. Diese Operation brachte eine beidseitige Verminderung der Rigidität, aber eine Zunahme des Tremors, eine rechtsseitige Hemiplegie mit Hypästhesie für alle Qualitäten, Schluckstörungen, eine linksseitige Fazialisparese, ein homolaterales myoklonisches Syndrom, einen rhythmischen rotatorischen Nystagmus und den Exitus am neunten postoperativen Tag. Diese Operation war die erste bekannte intrazerebrale Operation für Parkinsonismus. TOTH [89] nahm diese Operationstechnik 1961 wieder auf und räumte den Nucleus dentatus in 3 Fällen von Parkinsonismus aus. Bei allen 3 Fällen wurde eine starke Abnahme der ipsilateralen Rigidität festgestellt. In 2 Fällen verminderte sich der Tremor in befriedigender Weise, und in einem Fall nahm er zu. Die anderen Symptome der Krankheit wurden praktisch nicht beeinflußt.

e) Thyreoidektomie

Um den Grundumsatz zu reduzieren, führten MYERSON und BERLIN [60], 1934, eine radikale Thyreoidektomie ohne Erfolg aus.

f) Folgerungen

Die zahlreichen operativen, nichtstereotaktischen Eingriffe, die in der Abbildung 12 zusammengefaßt sind, werden jetzt nicht mehr

1 Kortikale Resektionen, Area 4 und 6, *2* Durchschneidung der U-Fasern der motorischen Area, *3* T-Tomie, *4* Präfrontale Leukotomie, *5* Capsulotomia anterior, Resektion des Caput nuclei caudati, Destruktion des Putamen ant., Destruktion des Globus pallidus ant., Durchschneidung der pallidofugalen Fasern, *6* Pedunculotomie, *7* Ligatur der Arteria chorioidea anterior, *8* Extrapyramidale Fasciculotomie in der Medulla oblongata, *9* Destruktion des Nucleus dentatus, *10* Sympathektomia cervicalis, *11* Chordotomien, *12* Radicotomia posterior

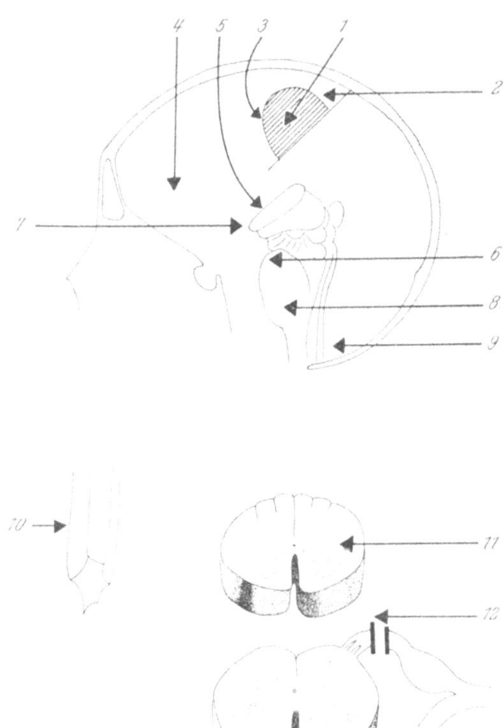

Abb. 12. Schematische Darstellung der operativen nichtstereotaktischen Eingriffe

angewandt. Sie haben trotzdem einen Wert, indem sie die physiologischen Mechanismen des Rigors und des Tremors besser verständlich machen.

Literatur

1. ALAJOUANINE, T., J. LE BEAU et R. HOUDART, Résection corticale de la zone motrices (aires 4 et 6) dans un cas d'hémiparkinson gauche. Rev. neurol. **79**, 137—138 (1947).

2. BALSER, B. H., Alternating tremor and its relations to cortical pathways. Arch. Neurol. Psychiat. Chicago **47**, 962—970 (1942).

3. BARUK, H., TROTOT et WOLFIN, Psychochirurgie et neurochirurgie. A propos d'un cas de Parkinson post-encéphalitique avec hallucination ayant subi la lobotomie. Rev. neurol. **89**, 57—61 (1953).

4. BROWDER, J., Parkinsonism. It is a surgical problem? N.Y. State J. Med. **47**, 2589—2592 (1947).

5. BROWDER, J., Section of the fibers of the anterior limb of the internal capsule in Parkinsonism. Am. J. Surgery **75**, 264—268 (1948).

6. BROWDER, J., End results following the capsular operation for parkinsonism. Surg. Clin. North Amer. 390—395 (1948).

7. BROWDER, J., Discussion paper J. EBIN. Arch. Neurol. Psychiat. Chicago **63**, 528—529 (1950).

8. BROWDER, J., H. A. KAPLAN, and A. M. ROBINER, Capsular operation for Parkinsonism. Attendant functional changes. Ann. Surg. **138**, 502—508 (1953).

9. BUCY, P. C., Athetose und Tremor. Ihr physiologischer Mechanismus und ihre Beeinflussung durch chirurgische Maßnahmen. Der Nervenarzt **11**, 562—568 (1938).

10. BUCY, P. C., Cortical extirpation in treatment of involuntary movements. Res. Publ. Ass. Nerv. Ment. Dis. **21**, 551—595 (1941).

11. BUCY, P. C., The precentral motor cortex, 2nd ed. Urbana: Univ. of Ill. Press. 1949.

12. BUCY, P. C., Abolition of tremor by removal of area 4 γ. Fed. Proc. **4**, 10—11 (1945).

13. BUCY, P. C., Surgical relief of tremor at rest. Ann. Surg. **122**, 933—941 (1945).

14. BUCY, P. C., Cortical extirpation in the treatment of involuntary movements. Amer. J. Surg. **75**, 257—263 (1948).

15. BUCY, P. C., Surgical treatment of extrapyramidal diseases. J. Neurol. Neurosurg. Psychiat. **14**, 108—117 (1951).

16. BUCY, P. C., The surgical treatment of abnormal involuntary movements. Neurologia medico-chir. (Tokyo) **1**, 1—15 (1959).

17. BUCY, P. C., Parkinsonism and its treatment. Rev. Canad. Biol. **20**, 335—343 (1961).

18. BUCY, P. C., and J. T. CASE, Tremor: physiologic mechanism and abolition by surgical means. Arch. Neurol. Psychiat. Chicago **41**, 721—746 (1939).

19. COBB, S. J., J. POOL, J. SCARFF, R. S. SCHWAB, A. E. WALKER, and J. C. WHITE, Section of U-fibers of motor cortex in cases of paralysis agitans (Wyke). Arch. Neurol. Psychiat. **64**, 57—59 (1950).

20. COOPER, I. S., Anterior choroidal artery ligation for involuntary movements. Science **118**, 193 (1953).

21. COOPER, I. S., Ligation of anterior choroidal artery for involuntary movements. — Parkinsonism. Psychiat. Quart. **27**, 317—319 (1953).

22. COOPER, I. S., Surgical occlusion of the anterior choroidal artery in parkinsonism. Surg. Gyn. Obst. **99**, 207—219 (1954).

23. DAUM, S., et J. LE BEAU, Deux cas d'application de la psychochirurgie au traitement des dyskinésies. Sem. Hôp. Paris **31**, 1846—1849 (1955).

24. David, M., et H. Hecaen, Le traitement neurochirurgical des dyskinésies. Sem. Hôp. Paris 22, 209—220 (1946).

25. De Lisi, L., L. Perria e U. Sacchi, Contributi alla terapia chirurgica delle ipercinesia. II. Tremore post-emiplegico ed attivita soppresoria corticale. Sistemo Nervosa 1, 43—48 (1949).

26. Delmas-Marsalet, P., et L. Van Bogaert, Sur un cas de myoclonies rhythmiques continues déterminées par une intervention chirurgicale sur le tronc cérébral. Rev. Neurol. 64, 728—740 (1935).

27. Doshay, L. J., Anterior choroidal surgery and geriatric parkinsonism. Geriatrics 9, 479—483 (1954).

28. Ebin, J., Combined lateral and ventral pyramidotomy in treatment of paralysis agitans. Arch. Neurol. Psychiat. Chicago 62, 27—47 (1949).

29. Fenelon, F., Essais de traitement neurochirurgical du syndrome parkinsonien par intervention directe sur les voies extra-pyramidales immédiatement sous-striopallidales (anse lenticulaire). Rev. neurol. 83, 437—440 (1950).

30. Fenelon, F., Traitement neurochirurgical des dyskinésies par une méthode personnelle: l'extra-pyramidotomie sous-pallidale par électrocoagulation. Sem. Hôp. Paris 28, 3775—3781 (1952).

31. Fenelon, F., Bilan de 4 années de pratique d'une intervention personnelle pour maladie de Parkinson. Rev. neurol. 89, 580—584 (1953).

32. Fenelon, F., La neurochirurgie de l'anse lenticulaire dans les dyskinésies et la maladie de Parkinson. Rappel des principes et des techniques d'une intervention personelle. Sem. Hôp. Paris 31, 1835—1837 (1955).

33. Fenelon, F., A. Baudoin et A. Thevenard, Nouveaux cas de la maladie de Parkinson opérés par interruption sous-pallidale et variations sur la technique primitive personelle. Rev. neurol. 86, 247—250 (1952).

34. Fenelon, F., et F. Thiebaut, Résultats du traitement neurochirurgical d'une rigidité parkinsonienne par interruption strio-pallidale unilatérale. Rev. neurol. 83, 280 (1950).

35. Foerster, O., Zur Analyse und Pathophysiologie der striären Bewegungsstörungen. Z. ges. Neurol. Psychiat. 73, 1—169 (1921).

36. Foerster, O., und O. Gagel, Die Vorderseitenstrangdurchschneidung beim Menschen. Z. ges. Neurol. Psychiat. 138, 1—92 (1932).

37. Freeman, W., and J. W. Watts, Psychosurgery, p. 348. Oxford: Blackwell. 1950.

38. Gaches, J., J. le Beau et J. B. Tavernier, Traitement chirurgical des dyskinésies par section complète du cordon latéral de la moelle cervicale (à propos do six observations). Sem. Hôp. Paris 31, 1850—1854 (1955).

39. Gardner, W. J., and G. H. Williams, Interruption of the sympathetic nerve supply to the brain. Effect on Parkinson's syndrome. Arch. Neurol. Psychiat. Chicago 61, 413—421 (1949).

40. Gros, Cl., B. Vlahovitch et J. M. Enjalbert, Action des interventions préfrontales (leucotomie, topectomie) sur les manifestations psychiques et kinétiques des syndromes parkinsoniens. Sem. Hôp. Paris 31, 1831—1835 (1955).

41. Guiot, G., et S. Brion, Traitement neurochirurgical des syndromes choréo-athétosique et parkinsonien. Sem. Hôp. Paris 49, 2095 (1952).

42. Guiot, G., et S. Brion, Traitement des mouvements anormaux par la coagulation pallidale. Rev. neurol. 89, 578—580 (1953).

43. Guiot, G., et S. Brion, La chirurgie pallidale dans les dyskinésies. Sem. Hôp. Paris 31, 1838—1845 (1955).

44. Guiot, G., et J. Pecker, Tractotomie mésencéphalique antérieure pour tremblement parkinsonien. Rev. neurol. 81, 387—388 (1949).

45. Horsley, V., Surgery of the central nervous system. Brit. Med. J. **11,** 1286—1292 (1890).

46. Horsley, V., The functions of the so-called motor area of the brain. Brit. Med. J. **11,** 125—132 (1909).

47. Klemme, R. M., Surgical treatment of dystonia, paralysis agitans and athetosis. Arch. Neurol. Psychiat. Chicago **44,** 926 (1940).

48. Lafon, R., Cl. Gros et J. M. Enjalbert, Topectomie pour impulsion et troubles graves du caractère chez un malade présentant des symptômes de la série du Parkinsonisme post-encéphalitique. Rev. neurol. **81,** 885—889 (1949).

49. Leriche, R., Über chirurgischen Eingriff bei der Parkinsonschen Krankheit. Neurol. Centralbl. **13,** 1093—1096 (1912).

50. Leriche, R., Radicotomie cervicale pour un tremblement parkinsonien. Lyon méd. **122,** 1075 (1914).

51. Mashanskiy, F. I., Traitement chirurgical des mouvements involontaires des extrémités appliqué au parkinsonisme postencéphalitique. J. de Chir. **46,** 877—899 (1945).

52. Meyers, R., Surgical procedure for postencephalitic tremor with notes on the physiology of the premotor fibres. Arch. Neurol. Psychiat. Chicago **44,** 455—461 (1940).

53. Meyers, R., The present status of surgical procedures directed against the extrapyramidal diseases. N. Y. State J. Med. **42,** 535—537 (1942).

54. Meyers, R., Surgical interruption of the pallidofugal fibers. N. Y. State J. Med. **42,** 317 (1942).

55. Meyers, R., The modification of alternating tremor, rigidity and festination by surgery of the basal ganglia. Res. Publ. Ass. Nerv. Ment. Dis. **21,** 602—665 (1942).

56. Meyers, R., Surgical experiments in the therapy of certain extrapyramidal diseases: current evaluation. Acta Psychiat. Neurol. Scand., suppl., **67,** 1—42 (1951).

57. Meyers, R., Results of bilateral intermediate midbrain crusotomy in seven cases of severe athetotic and dystonic quadriparesis. Am. J. Physical. Med. **35,** 84—105 (1956).

58. Meyers, R., Physiological and therapeutic effects of bilateral intermediate midbrain crusotomy for atheto-dystonia (17 cases). Surg. Forum **6,** 486—488 (1956).

59. Meyers, R., Historical background and personal experiences in the surgical relief of hyperkinesia and hypertonus. In: Pathogenesis and Treatment of Parkinsonism, W. S. Field ed., S. 229—270. Springfield, Ill.: Ch. C. Thomas. 1958.

60. Myerson, A., and D. D. Berlin, A case of postencephalitic Parkinson's disease treated by total thyroidectomy. New-Engl. J. Med. **210,** 1025—1026 (1934).

61. Oldberg, E., Discussion on T. J. Putnam, Arch. Neurol. Psychiat. Chicago **39,** 272—273 (1938).

62. Oliver, L. C., Division of lateral pyramidal tract for tremor. Report of forty eight operations. Lancet **1,** 910—913 (1949).

63. Oliver, L. C., Surgery in Parkinson's disease. Complete section of the lateral column cord for tremor. Lancet **1,** 847—848 (1950).

64. Oliver, L. C., Parkinson's disease and its surgical treatment, 93 pp. London: K. H. Lewis & Co. 1953.

65. Parkinson, J., An essay on the shaking palsy. London: Sherwood, Neely and Jones. 1917, reprinted in A. J. Ostheimer, a bibliographic note on "an essay on shaking palsy" by James Parkinson, M.D., Arch. Neurol. Psychiat. Chicago 7, 681—710 (1922).

66. Patrick, H. T., and D. M. Levy, Parkinson's disease: a clinical study of one hundred and forty six cases. Arch. Neurol. Psychiat. Chicago 7, 711—720 (1922).

67. Pollock, L. J., and L. Davis, Muscle tone in Parkinsonian states. Arch. Neurol. Psychiat. Chicago 23, 303—317 (1930).

68. Putnam, T. J., Relief from unilateral paralysis agitans by section of pyramidal tract. Arch. Neurol. Psychiat. Chicago 40, 1049—1050 (1938).

69. Putnam, T. J., Paralysis agitans and athetosis. Manifestations and methods of treatment. Arch. Neurol. Psychiat. Chicago 43, 170—171 (1940).

70. Putnam, T. J., Treatment of unilateral paralysis agitans by section of the lateral pyramidal tract. Arch. Neurol. Psychiat. Chicago 44, 950—976 (1940).

71. Putnam, T. J., The operative treatment of diseases characterized by involuntary movements (tremor, athetosis). Res. Publ. Ass. Nerv. Ment. Dis. 21, 666—696 (1941).

72. Putnam, T. J., and E. Herz, Results of spinal pyramidotomy in the treatment of the parkinsonian syndrome. Arch. Neurol. Psychiat. Chicago 63, 357—366 (1950).

73. Puusepp, L., Cordotomia posterior lateralis (Fasc. Burdachi) on account of trembling and hypertonia of the muscles in the hand. Folia neuropath. Estoniana 10, 62—66 (1930).

74. Rand, R. W., W. J. Brown, and W. E. Stern, Surgical occlusion of anterior choroidal arteries in Parkinsonism. Neurology 6, 390—401 (1956).

75. Rand, R. W., W. E. Stern, and J. K. Orr, Early results of occlusion of the anterior choroidal artery for parkinsonism. California Med. 81, 276—278 (1954).

76. Rees, L. E., Observations following sympathetic ganglionectomy in case of postencephalitic parkinsonian syndrome. Am. J. Surg. 21, 411—415 (1933).

77. Reid, W. L., Studies on the tremor-rigidity syndrome. I. Surgical treatment of human subjects. M. J. Australia 2, 481—492 (1948).

78. Risteen, W. A., and P. P. Vulpitto, Role of stellate ganglion block in certain neurologic disorders. South. Med. J. 39, 431—435 (1946).

79. Rizzatti, E., e G. Moreno, Cordotomia laterale posteriore nella cura ipertonie extrapyramidali postencefalitische. Schizofrenie 5, 117—122 (1936).

80. Royle, N. D., A new operative procedure in the treatment of spastic paralysis and its experimental basis. M. J. Australia 1, 77—86 (1924).

81. Royle, N. D., Clinical results following the operation of sympathetic ramisection. Brit. Med. J. 11, 628—632 (1930).

82. Sachs, E., Discussion of paper by P. C. Bucy, Trans. Amer. Neurol. Ass. 68, 80 (1942).

83. Siris, J. H., Parapyramidal fasciculotomy in the brain stem. Arch. Neurol. Psychiat. Chicago 47, 808—812 (1942).

84. Spiegel, E. A., and T. Wycis, Stereoencephalotomy, thalamotomy and related procedures. J. A. M. A. 148, 446—449 (1952).

85. Stein, B. M., and M. B. Carpenter, Effects of dorsal rhizotomy upon subthalamic dyskinesia in the monkey. Arch. Neurol. 13, 567—583 (1965).

86. Takebayashi, H., T-tomy, a new technique in extrapyramidal surgery. Med. J. Osaka Univ. 2, 4—8 (1951).

87. Takebayashi, H., Some theoretical and technical aspects of extrapyramidal surgery, First Internat. Congress. Neurol. Sci. S. 28—30. Amsterdam: Excerpta Medica Foundation. 1957.

88. TARDIEU, G., et B. GUILLAUMONT, Traitement des syndromes parkinsoniens par
   la radiothérapie des noyaux gris centraux. Bull. Mém. Soc. Méd. Hôp. Paris **64**,
   335—340 (1948).

89. TOTH, S., The effect of the removal of the nucleus dentatus on the Parkinsonian
   syndrome. J. Neur. Neurosurg. Psychiat. **24**, 143—147 (1961).

90. URECHIA, C. I., Sympathectomy in Parkinson's disease. Rev. Neurol. **33**,
   620—623 (1926).

91. VERBIEST, H., Neurosurgical experiences in the treatment of spasmodic torti-
   collis, athetosis and parkinsonian tremor. Folia Psychiat. Neurol. Neurochir.
   Neerl. **52**, 204—226 (1949).

92. WALKER, A. E., Cerebral pedunculotomy for the relief of involuntary movements. Acta psychiat. scand. **24**, 723—726 (1949).

93. WALKER, A. E., Cerebral pedunculotomy for relief of involuntary movements.
   II. Parkinsonian tremor. J. Nerv. Ment. Dis. **116**, 766—775 (1952).

94. WALKER, A. E., Cerebral pedunculotomy for involuntary movements. Surg.
   Gyn. Obst. **100**, 716—720 (1955).

95. WALKER, A. E., Summary of Symposium. In: Pathogenesis and Treatment of
   Parkinsonism, W. S. FIELD ed., S. 364—372. Springfield, Ill.: Ch. C. Thomas.
   1958.

2. Stereotaktische Eingriffe

a) Einführung

Seit der Einführung der Stereoenzephalotomie beim Menschen
durch SPIEGEL und WYCIS [491] im Jahre 1947 waren bis 1965 nach
natürlich unvollständigen Angaben 25.951 stereotaktische Operationen ausgeführt worden [474]. Diese Vorliebe für die Stereotaxie
hängt einerseits ab von der relativen Einfachheit einer wenig
traumatisierenden und präzisen Methode, anderseits von den
prompten und besseren Resultaten im Vergleich mit den mäßigen
und oft von Komplikationen begleiteten Erfolgen, welche im vorangehenden Kapitel erwähnt wurden.

Seit HORSLEY und CLARKE [255] 1908 ihre stereotaktische
Methode einführten (στερεός = räumlich, ταξις = Einführung),
wurde sie weitgehend bei Tierversuchen angewandt, um lokalisierte
intrazerebrale Läsionen hervorzurufen und um elektrische Stimulationen und Registrierungen von subkortikalen Strukturen zu erhalten. Schon 1920 hatte CLARKE [96] Pläne für ein stereotaktisches
Gerät zur Anwendung beim Menschen; der erste Apparat für den
Menschen scheint von KIRSCHNER (1933) für die Elektrokoagulation
des Ganglion Gasseri durch das Foramen ovale entwickelt worden
zu sein. Nach Vervollkommnung des Zielgerätes von HORSLEY und
CLARKE haben SPIEGEL, WYCIS, MARKS und LEE [491] erstmals im
Jahre 1947 beim Menschen gezielte Operationen vorgenommen; es

wurden zunächst psychochirurgische Eingriffe im dorsomedialen Thalamuskern, bald darauf bei Hyperkinesien Pallidotomien durchgeführt. Seither sind mehrere Modelle von stereotaktischen Instrumenten entwickelt worden.

b) Prinzip der Stereotaxie

Alle stereotaktischen, gezielten Techniken verlangen die Berechnung der drei Raumkoordinaten des gewählten Zielpunkts im Gehirn. Diese Koordinaten können mit Absicht auf einige Ebenen oder Linien, welche äußeren knöchernen Landmarken entsprechen, zurückgeführt werden. Sie können auch auf verschiedene identifizierende intrakranielle Zeichen, wie eine partiell verkalkte Glandula pinealis oder die mit Ventrikulographie sichtbaren Ventrikel, Foramen Monro, Commissura anterior, Commissura posterior usw., bezogen werden.

Die bereits an Tieren angewandten stereotaktischen Apparate der Physiologen beruhten auf der Gesetzmäßigkeit, daß sich die zerebralen Zielpunkte aus ihren Lagebeziehungen zu einigen markanten Punkten des knöchernen Schädels und zum Gesamthirn ermitteln lassen. Unter Verwendung der sogenannten „klassischen Ebenen = Horizontal-, Sagittal-, Interaurikularebene", erreichte man bei der Katze eine große Genauigkeit. Beim Menschen jedoch erwiesen sich diese Geräte als unbrauchbar. Die Schädelform ist einer viel größeren Schwankungsbreite unterworfen als etwa bei Katzen, an denen die meisten Versuche durchgeführt worden sind. Ein weiterer Unterschied bestand darin, daß die Ausschaltungen an kranken Menschen vorgenommen wurden, bei denen infolge der Erkrankung Formveränderungen der Ventrikel meist im Sinne einer Erweiterung bestanden. Hierdurch kam es aber auch zu Lageveränderungen der das Hirnkammersystem begrenzenden Hirnteile und basalen Ganglion.

Obwohl knöcherne Merkzeichen vorgeschlagen wurden [285], sind die Visualisation der Ventrikel und die Merkzeichen der gewählten Strukturen mit Rücksicht auf das Ventrikelsystem Wahlmethoden. Die infolge Verdrehung der Gehirnpräparate entstandenen Schwierigkeiten wurden beschrieben [229, 248], aber das größte Problem betrifft anatomische Variationen. Es ist bekannt, daß die anatomischen Variationen die Genauigkeit der stereotaktischen Methode einschränken. Mehrere Studien wurden gemacht, um die Grenze der möglichen Fehler, die einige Millimeter betragen können, zu erfahren [479]. Eine zweite Einschränkung, die oft übersehen wird, ist die Tatsache von physiologischen [34, 42, 45, 76, 87, 88, 139,

141, 223, 254, 259, 261, 324, 339, 364, 369, 370, 454, 483] oder artifi-
ziellen Abänderungen [455]. Sogar unter idealen anatomischen Ver-
hältnissen, auch wenn wir fähig wären, systematisch einen zerebralen Zielpunkt zu treffen, kann der Effekt von elektrischen Stimulationen bei verschiedenen Patienten variieren.

Ein wichtiger Schritt vorwärts wurde gemacht in der Wahl einer
von Knochenstrukturen unabhängigen Ebene, die durch die
dienzephalen Strukturen geht. Die medialen Strukturen können
mittels Röntgenbilder des mit Luft oder radioopaker Substanz
gefüllten 3. Ventrikels identifiziert werden. Mehrere solche Ebenen
wurden vorgeschlagen; die Mehrzahl davon geht durch die Commissura posterior kaudalwärts und entweder durch die untere
Grenze des Foramen Monro (z. B. [240]) oder durch den oberen
Rand der Commissura anterior (z. B. [512]) kranialwärts. Die Distanz zwischen diesen beiden anterioren und posterioren Punkten
wird im Enzephalogramm des Patienten (nach Korrektur der
Röntgenveränderungen) und im Gehirnatlas gemessen. Die Relation
zwischen den beiden Daten wurde als ein Faktor gebraucht [240],
durch welchen die anteroposteriore Koordinate eines gewählten
Nukleus im Gehirnatlas korrigiert werden kann. Damit ist die
wichtige Annahme vorausgesetzt, daß diese beiden Punkte eine
ständige räumliche Beziehung zwischen thalamischen und anderen
dienzephalen Strukturen erhalten. Dies ist leider nicht der Fall für
die Commissura posterior [42, 76, 486]. Die Grundlinie ist somit
nicht immer proportional zur Thalamuslänge. In diesem Stadium
erlaubt es die persönliche Erfahrung in den Interpretationen der
Bilder, die Grenzen eines nicht meßbaren und oft zu variablen
Systems genauer zu bestimmen. Auch andere Basislinien werden
gewählt, wie z. B. der hintere Rand der Commissura rostralis und
die prämamillären Einschnitte [221].

c) Ermittlung des Zielpunktes

Der anatomische Zielpunkt kann auf Grund der zu diesem Gebrauch veröffentlichten Atlanten [87, 140, 454, 479, 513] berechnet
werden. Die Bestimmung des Zielpunktes aber hängt in erster Linie
von der einwandfreien Darstellung des Ventrikelsystems bzw. des
3. Ventrikels ab. Nach unserer Erfahrung sind die erzielten Röntgenaufnahmen mit fraktionierter Luftfüllung durch eine Lumbal-
punktion als sehr befriedigend zu bezeichnen. Entscheidend ist nicht
die Menge der insufflierten Luft, sondern die langsame, fraktionierte
Insufflation von 20 bis 30 cm³ Luft während etwa 5 Minuten. Auf
den anschließenden und sofort aufgenommenen Röntgenbildern

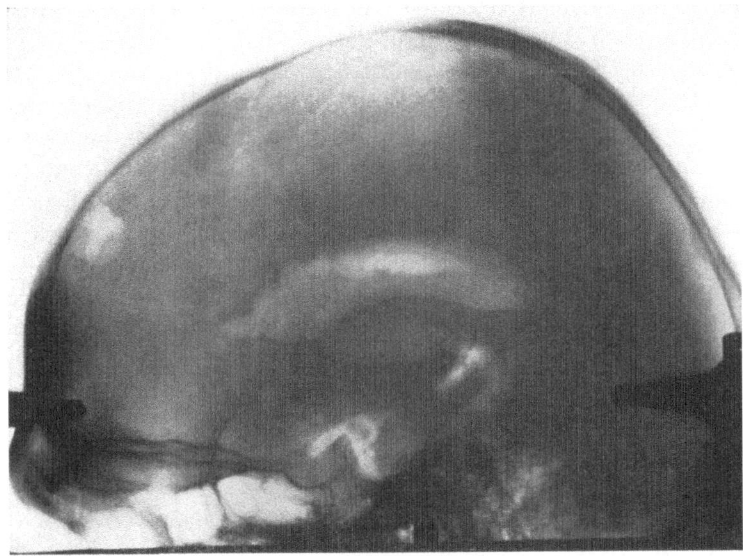

Abb. 13. Luftenzephalogramm in sitzender Stellung mit Darstellung der basalen Zisternen, der Cisterna interpeduncularis, der Cisterna ambiens und zum Teil des 3. Ventrikels und der Seitenventrikeln

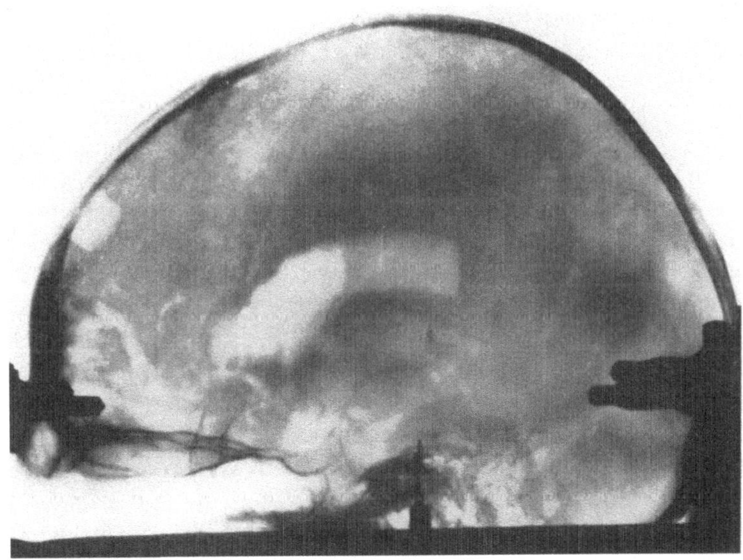

Abb. 14. Luftenzephalogramm in liegender Stellung mit Darstellung der sämtlichen Abschnitte des 3. Ventrikels (besonders des Foramen Monro, die Commissura anterior und die Commissura posterior)

11 a*

kommen der 4. Ventrikel, der Aquaeductus Sylvii, der hintere Abschnitt des 3. Ventrikels, häufig aber auch der ganze Ventrikel, außerdem die basalen Zisternen, die Cisterna interpeduncularis und die Cisterna ambiens zur Darstellung (Abb. 13). Die Fossa commissurae posterioris wird auf diesen seitlichen Röntgenbildern bei sitzender Stellung des Patienten einwandfrei sichtbar. Für die Darstellung der vorderen Abschnitte des 3. Ventrikels, vor allem der Fossa commissurae anterioris und des Foramen Monro, sowie für die anteroposteriore Aufnahme wird der Patient auf den Operationstisch mit spezieller Einrichtung gebracht (Abb. 14). Einige Autoren ziehen die ventrikuläre Luftfüllung durch direkte Punktion oder die interventrikuläre Injektion eines schweren Kontrastmittels oder sogar mit doppelkontrastiger (Luft und schwerem Mittel) Ventrikulographie [51, 60] vor.

Seitdem die Radiologie für eine gute Bestimmung des Zielpunktes notwendig ist, strengt man sich sehr an, die Zahl der Lokalisationsfehler zu vermindern. Radiologische Veränderungen werden in verschiedenen Kliniken mittels Anlegens des Röntgenrohrs in einer Entfernung von mehr als 4 m eliminiert, um parallele Strahlen zu erhalten. An anderen Orten sind diese Veränderungen konstant erhalten und die Korrektur wird mathematisch berechnet. Die Verdrehung ist verkleinert beim Einstellen der Patienten in eine gegebene Beziehung zum Röntgenrohr, entweder durch Fixierung des stereotaktischen Gerätes auf das Rohr oder auf ein unbewegliches Objekt. Keine Methode bringt absolute Genauigkeit, aber jede ergibt sozusagen eine in bezug auf die Operation befriedigende Genauigkeit. Einige Methoden gestatten es sogar, den zentralen Röntgenstrahl bei wiederholten Röntgenaufnahmen in genau gleiche Lage in Beziehung zum Kopf des Patienten zu bringen [51, 250]. Wenn die Teleradiographie (mit Röntgenaufnahmen auf eine Distanz von mindestens 4 m) das einzige Verfahren ist [511], welches erlaubt, Fehler der Röntgendivergenz zu vermeiden, so benötigt man einen großen Operationssaal, und dieser muß genügend hoch sein, um die anteroposterioren Bilder aufnehmen zu können. Ein weiterer wichtiger radiologischer Faktor ist das parallele Eindringen der Röntgenstrahlen auf horizontalem Plan des Schädels und auf dem senkrechten Plan der sagittalen Ebene, damit die Bilder weder verunstaltet noch verschoben werden. Ein spezieller Zielapparat erlaubt diese Zentrierung. Wenn die Aufnahmen auf eine Distanz von weniger als 4 m, sagen wir von 80 cm bis 2 m, gemacht werden, ist es nötig, die Auseinanderlegung der Strahlen zu korrigieren. Dies kann auf verschiedene Arten geschehen, doch sind einige Vorbedingungen erforderlich [303]:

1. Der Grundring muß streng senkrecht auf der Röntgenplatte stehen.

2. Der Zentralstrahl muß in der Ebene des Grundringes verlaufen.

3. Der Zentralstrahl muß bei der seitlichen Aufnahme durch die Interaurikularlinie und bei der anteroposterioren Aufnahme durch die Sagittallinie verlaufen.

Die Korrektionsmethoden können geometrisch [15, 68, 336, 517, 546] oder mathematisch [423] sein.

Die Elektrode wird gewöhnlich nach Anlegung eines Bohrloches auf frontalem oder okzipitalem Wege eingeführt. Ein temporaler Zugang wird manchmal angewendet. Es wurde sogar eine perkutane Injektion des Thalamus mittels einer durch das Foramen ovale gehenden Nadel beschrieben [163]. Die Elektrode kann auch nach Bestimmung einer optimalen Winkelposition eingeführt werden [407].

d) Stereotaktische Apparate

Während die experimentelle Stereotaxie beim Tier seit Beginn des Jahrhunderts sich stark entwickelte, haben die stereotaktischen Apparate für die explorative und therapeutische Anwendung beim Menschen erst nach den Pionierarbeiten von SPIEGEL und WYCIS [491] im Jahre 1947 ihre volle Anerkennung gefunden. Die wichtigsten Apparate werden hier in chronologischer Reihenfolge kurz skizziert.

1. Stereoenzephalotom von SPIEGEL und WYCIS

Seit ihrem ersten Apparat [491] haben die Gründer der stereotaktischen Chirurgie der basalen Ganglien 5 jeweils verbesserte Modelle entwickelt [477, 479, 482, 488, 489, 490, 498]. Der Apparat beruht auf dem quadratischen oder rechtwinkeligen Rahmenprinzip. Am Kopf des Patienten wird ein viereckiger Basisrahmen befestigt, an dem die mit einer Gradeinteilung versehene Elektrodenhaltevorrichtung angebracht ist. Das Modell IV [490] ist ein vereinfachtes Gerät mit beschränkten Möglichkeiten, weil der Apparat auf der Bohrlochstelle befestigt wird.

2. Stereotaktisches Gerät von BAILEY und STEIN

Dieses seit 1949 [33] benutzte Gerät ist gedrungen; der Rahmen ist aus starrem Stahl und nach Millimetern graduiert. Darüber ist das Gerät mit einem Querbügel versehen, der nicht nur die Halter für die Röntgenfilme, sondern auch die Elektrodenhalter trägt, welche in Stellung gebracht werden, nachdem die notwendigen Berechnungen vorgenommen worden sind. Da das Gerät sehr schwer ist, wird es am Operationstisch befestigt, und der Patient wird im Instrument gelagert.

3. Stereotaktischer Apparat von LEKSELL

Der Apparat besteht vor allem aus einem halbkreisförmigen Rahmen mit einem beweglichen Nadelträger. Der Ring ist am Schädel fixiert, damit er rund um die transversale Achse bis zum Zielpunkt rotiert werden kann. Die stereotaktische Nadel wird durch ein irgendwo an der Konvexität des Schädels angelegtes Bohrloch eingeführt [315, 317].

4. Stereotaktischer Apparat von TALAIRACH

Das Prinzip dieses Apparates ist, daß genau dimensionierte ventrikulographische Bilder auf das nichtdeformierte und verschobene Bild eines Gitters projiziert werden können. Somit erhält man wirkliche Verhältnisse zwischen dem ventrikulären Bild und dem Gitterbild [514]. Die Gitterplatte ist in Wirklichkeit eine doppelte Gitterplatte, die nicht nur als Maßstab für die exakte Zentrierung, sondern auch zur Führung der Elektroden dient. Das rechtwinkelige Rahmengerät wird mit vier konisch auslaufenden graduierten Bohrmeißeln am Schädel durch Bohrungen fixiert. Die Bohrungen in der Tabula externa erlauben eine mehrmalige Wiederbefestigung des Apparates in der gleichen Position. Minimale Änderungen wurden an diesem Apparat angebracht [93].

5. Stereotaktischer Apparat von HAYNE und MEYERS

Das Instrument [247] ist am Schädel im Zusammenhang mit den Prinzipien von HORSLEY orientiert, die auf drei standardisierten Referenzebenen basieren: die mittelsagittale, interaurale und Reidsche Basislinie.

6. Apparat von LORIMER, SEGAL und STEIN

Dieses Gerät, aus Plastikmaterial, ist mit einem halbkreisförmigen Bügel konstruiert, das an der Leiche auf seine Exaktheit geprüft wird [329].

7. Stereotaktischer Apparat von BAUDOIN und RÉMOND

Dieser Apparat hat den Nachteil, daß er nicht fest am Schädel befestigt werden kann, so daß durch leichte oder sogar unmerkliche Bewegungen des Aufbaues Ungenauigkeiten in Beziehung zum Kopf verursacht werden können [41, 414, 415].

8. Stereotaktischer Apparat von MONNIER

Das Zielgerät, das in Anlehnung an das Horsley-Clarkesche Modell Verwendung findet, wird fest mit dem Operationsstuhl verbunden. In die Tabula externa des Schädels werden Hohlschraubengewinde eingedreht, in denen die Befestigungsschrauben ein Widerlager finden. Das Gerät hat außerdem für jede Hemisphäre einen Elektrodenhalter (für je 9 Elektroden) [352, 353, 354, 355].

9. Das Gerät von SCHALTENBRAND

Der stereotaktisch anzugreifende Punkt des Gehirns wird in den Mittelpunkt des Zielgerätes und gleichzeitig in den Strahlenschnittpunkt zweier Röntgengeräte gebracht, die in 4 m Abstand vom Objekt fest eingebaut sind (siehe [424]). Die eine Röhre dient dem horizontalen Strahlengang, die andere, im Obergeschoß oberhalb des Operationsraumes, dem vertikalen Strahlengang. Der Kopf des Patienten wird bei relativ oberflächlicher Befestigung mit einem Kopfhalter auf einem Stativ befestigt, das nach Vorbild eines Werkzeugtisches gearbeitet ist, so daß der Kopfhalter in allen drei Ebenen des Raumes parallel verschoben und nur die drei Achsen des Raumes gekippt werden können. Der Operationstisch, auf dem der Patient liegt, ist mitsamt dem gesamten Justiergerät um eine vertikale Achse drehbar und kann selbst etwas gehoben und gesenkt werden, um den Niveauunterschied zwischen Kopf und Körper bei Rückenlage und bei Lage auf der Seite auszugleichen. Der Operationstisch arretiert sich automatisch auf vier Kreisbogensegmenten, die 90° Winkelabstand haben.

10. Das Zielgerät von RIECHERT und Mitarbeitern

Das erste Modell von 1951 wurde im Jahre 1955 modifiziert [420, 423, 426, 427, 428]. Dem Gerät liegt das kartesische Prinzip zugrunde. Es besteht im wesentlichen aus dem Grundring, der mit dem Kopf des Patienten fest verbunden wird, dem Zielbügel mit Halterung der Zielnadel und dem Phantomring, der zur Einstellung der Nadel auf einen vorher berechneten Punkt im Schädelinnern dient. Als Material wurde eine ausgehärtete und nachverdichtete Al-Cu-Mg-Legierung gewählt, die in ihrer Festigkeit, Zug- und Druckbelastung einem einfachen, guten Stahl entspricht. Sie hat hingegen mit ihrem speziellen Gewicht von 2,8 kg den Vorteil, um nahezu zwei Drittel leichter zu sein als Stahl. Der besondere Vorteil des leichten Grundringes besteht darin, daß der Kranke nach Befestigung des Ringes nicht unbeweglich fixiert ist, sondern sein Kopf frei beweglich bleibt. So kann beim Erbrechen beispielsweise der Grundring sofort aus seiner Lagerung herausgenommen werden.

11 b*

11. Stereotaktischer Apparat von UCHIMURA und NARABAYASHI

Das Gerät wurde dreimal modifiziert [374, 376, 379, 380, 523].
Es handelt sich um ein analoges Modell zu dem von SPIEGEL und
WYCIS.

12. Stereotaktischer Apparat von MARK und Mitarbeitern

MARK, MacPHERSON und SWEET haben einen ringförmigen Rahmen als Basis, an dem die Vorrichtungen für die Halterung und
die Führung der operativen Instrumente angebracht sind. Die Korrektur für die Röntgenverzeichnung nehmen sie mit zwei Meß-
stäben und konstanten Fokus-Platten-Abstand vor. Die Zielpunkte
werden auf Verzeichnungskarten graphisch lokalisiert [336, 338].

13. Stereotaktischer Apparat von DELGADO, HAMLIN und NALEBUFF

Dieses Gerät [135] braucht eine mehr optische als mechanische
Technik für die Ausrichtung zum standardisierten Referenzplan.
Es benutzt zur soliden Fixierung die Zähne und ihre Umgebung.

14. Stereotaktischer Apparat von GUIOT und das modifizierte Modell von GILLINGHAM

Mittels eines radiologischen Kunstgriffs (vorangehende Fixierung am Schädel von implantierenden Bleistücken auf der medialen
Ebene anterior, superior und posterior) wird in dieser Technik die
Elektrode von hinten her immer parallel auf der sagittalen Ebene
eingeführt. Die stereotaktische Apparatur, auf einen in der median-
ventrikulären Ebene am Schädeldach befestigten Helmsturz beschränkt, hat zwei seitliche Lineale, deren Extremitäten in der
Höhe der zu erreichenden pallidalen oder thalamischen Struktur
überlagert werden müssen, sowie eine sagittale und zu den seitlichen Linealen parallele Sondenhalterröhre [221]. GILLINGHAM [153]
brachte an diesem Gerät nur wenig Veränderungen an.

15. Pneumotaktischer Zielapparat von CLAUDE BERTRAND

Der Zielpunkt wird mit dem Zentralstrahl einer Röntgenröhre
zur Deckung gebracht. Auf der seitlichen Röntgenaufnahme können
die Abstände durch Verwendung einer Rasterblende bestimmt
werden. In 1 cm Entfernung um den Zentralstrahl beträgt die
maximale Abweichung $\pm 0,1$ cm, die Röntgenvergleichung ist also
gering. In der Vertikalebene werden die Elektroden und das Leukotom in bestimmtem Abstand von der Mittellinie parallel zu dieser
eingeführt [46, 47, 49, 57].

16. Stereotaktischer Apparat von Cooper

Kurz nach seinem Zugang zum Pallidum durch Bohrlöcher entwickelte Cooper einen sehr einfachen Apparat, der es erlaubt, den Zielpunkt durch temporale [102, 125] oder frontale Wege oder noch durch irgendeinen Punkt der Konvexität [73, 106, 400] zu erreichen. Die Technik ist grob, aber genau in den Händen des Autors.

17. Stereotaktischer Apparat von Kjellberg

Kjellberg u. Mit. [291] haben ein sehr perfektioniertes Gerät ausgearbeitet, welches nicht nur die stereotaktische Annäherung der tiefen Strukturen durch eine Elektrode, Sonde, Nadel usw. erlaubt, sondern auch durch den Bragg peak eines Proton Beams.

18. Stereotaktischer Apparat von Van Buren

Der Apparat besteht aus übereinanderliegenden Etagen. Die mittlere besteht aus Drehachsen, welche die Rotation des Instruments in einer transversalen, sagittalen und vertikalen Achse des Kopfes erlauben. Die obere Etage besteht aus dem Zielapparat, welcher dreifache stufenweise Bewegungen erlaubt [84].

19. Stereotaktischer Apparat von Voris und Baldwin

Dieser Apparat [540], welcher einen Phantomring zur Bestimmung des Zielpunkts benutzt, erinnert an den von Riechert.

20. Stereotaktischer Apparat von Asenjo-Imbernon

Das Instrument benötigt für seine Koordinaten zwei orthogonale Ebenen, welche den sagittalen und frontalen anatomischen Flächen des Schädels entsprechen. Diese Ebenen sind parallel zu denen in den Röntgenbildern und erlauben eine spatiale Korrelation mit diesen [26].

21. Stereotaktischer Apparat von Sem-Jacobsen

Dieses Gerät ist das gleiche wie das von Leksell (siehe [562]), aber es erfuhr kleine Abänderungen.

22. Vereinfachte stereotaktische Apparate

Hier werden alle Apparate erwähnt, die sich direkt auf der Bohrstelle befestigen lassen ohne Benutzung eines Grundringes [29, 30, 69, 164, 169, 343, 412, 553].

e) Die peroperativen Explorationsmethoden

Obwohl die Füllung des Ventrikelsystems für die Berechnung des stereotaktischen Zielpunkts notwendig ist, bringt diese Methode nur eine relative Sicherheit. Weitere lokalisatorische Hilfsmittel sind erforderlich. Man kann folgende Techniken dafür in Anspruch nehmen:

1. Mechanischer Effekt.
2. Reizuntersuchung.
3. Temporäre und reversible Ausschaltung.
   α) Reversible Kühlung.
   β) Reversible Erwärmung.
   γ) Chemische reversible Ausschaltung.
   d) Reversible Ausschaltung mit Ultraschallbestrahlung.
4. Ableitungen mit normalen Elektroden.
5. Ableitungen mit Mikroelektroden.
6. Evoked potentials.
7. Biopsien.
8. Impedanzmessungen.

1. Mechanischer Effekt

Mehrere Neurochirurgen haben klinisch bei einigen Fällen eine Veränderung des kontralateralen Tremors während der Einführung der Elektrode am Zielpunkt beobachtet (z. B. [183]). ANDY und JURKO [22] haben dieses Phänomen im Laufe von 68 stereotaktischen Operationen für Parkinsonismus studiert. Eine andauernde Registrierung des Tremors wurde mittels piezoelektrischem Instrument während der Einführung der Elektrode aufgenommen. Die Amplitude des Tremors, grob beurteilt, wurde in 50% der Einführungen als vermindert beschrieben. Interessanter ist das Studium der Frequenz des Tremors. Eine Umstellung von einer langsamen zu einer schnelleren Frequenz auf der Gegenseite erschien in 35 der Fälle. Der mittlere Wert für die sagittale Ebene in diesen Fällen betrug 11 mm von der Mittellinie. Im Gegenteil zeigten 20% eine Veränderung von einer schnellen zu einer relativ langsamen Frequenz. In diesen Fällen betrug die mediale Distanz durchschnittlich 7,5 mm. Es wurde auch eine Veränderung des Tremors auf der ipsilateralen Seite, entweder eine Verminderung oder eine Verstärkung, bei 35% beobachtet, ohne begleitende Veränderung auf der Gegenseite. Die Distanz von der Mittellinie maß in diesen Fällen 8 mm. Vollkommenes Verschwinden des Tremors auf der Gegenseite kam bei 25% von allen Elektrodeneinführungen vor. Lateral von der Mittellinie lag die Elektrode in diesen Fällen 7 bis 10,5 mm entfernt. Totales Verschwinden des Tremors trat ein, als die Elektrode die Zone zwischen Thalamus und Subthalamusarea erreichte. Die Ballontechnik von COOPER erlaubte öfters eine Verminderung oder sogar ein Verschwinden des Tremors während der Insufflation des Ballons [72, 156].

2. Reizuntersuchungen

Obwohl seit FRITSCH und HITZIG [186], 1870, die elektrische Stimulation des Gehirns als Mittel der Feststellung der funktionellen Topographie klassisch geworden ist, wurde sie während langer Zeit von den Neurochirurgen nur auf der Oberfläche des Kortex angewandt. Seit SHERRINGTON [461] aber, und wie später im Operationssaal bestätigt, **war** der Effekt der kortikalen Stimulation unvoraussehbar. In tiefen Strukturen war das Problem ähnlich [134]. BICKFORD u. Mit. waren die ersten, die sich für die Resultate der subkortikalen Stimulationen interessierten. Sie erzielten die Antworten nicht nur durch die subjektiven Angaben der Patienten, sondern auch durch im Gehirn implantierte Elektroden.

Die elektrische Reizung kann monopolar (indifferente Elektrode irgendwo auf dem Körper des Patienten) oder bipolar zwischen konzentrischen Reizelektroden (mit Abstand zwischen Nadelspitze und unterstem Teil ihrer Führungshülse bis auf etwa 10 mm) oder Doppelringelektroden erfolgen. Verschiedene Reizformen (Dreieck-, Rechteck- und Trapezreize) können durch Variationen von Anstieg, Dauer und Abfall beliebig eingestellt werden. Die Reizstärke wird durch variable Kondensatoren nach Skalenteilen stufenlos erstellbar. Die Spannung wird zwischen etwa 3 und 20 V betragen. Die Frequenz wird von 1 bis 100/sec variieren, und die Dauer der Impulse beträgt meistens 1 bis 3 msec. Einige Autoren stellen keinen Unterschied zwischen einer bipolaren und monopolaren Stimulation [277] fest, was schwer annehmbar ist. Im Gebiet der Neurophysiologie, Psychologie und Psychiatrie ist die Technik der elektrischen Stimulation in verschiedenen Teilen des Gehirns angewandt worden, aber die publizierten Resultate sind oft unbeständig und manchmal widersprüchlich. Das Problem der Stimulationsparameter ist weit davon entfernt, gelöst zu sein und sollte dazu beitragen, die Effekte der Stimulationen mit Zurückhaltung und Kritik zu interpretieren. In der Tat sind die wirklichen Stromstärkefelder in verschiedenen nichthomogenen Leitern mit verschiedenen Elektrodenrichtungen die Effekte von verschiedenen Wellenformen. Frequenzen, Dauer, Train duration, Strom und Voltstärke, zusammen mit Qualität und Kapazität der Elektroden, sind alles Faktoren, welche zuerst in Betracht gezogen werden müssen, bevor man sicher sein kann, daß die durch elektrische Stimulation des Gehirns erhaltenen Resultate gültig sind [350].

Die Ausdehnung der elektrischen Stimulation, ob mono- oder bipolar, ist diskutierbar, aber doch wichtig. Wie PHILIPS [406] während der Einführung von Mikroelektroden in die Betzzellen beobachtete, erregte die minimale Stimulation zur Erhaltung einer motorischen Antwort durch kortikale Stimulation alle Zellen, die in einer Area von fast 8 mm Durchmesser lokalisiert waren. Nach FAIRMAN [172] wurde durch Stimulation eine neuronale Area von fast 1 cm Durchmesser erreicht, obwohl eine minimale Intensität zur Erhaltung einer motorischen Antwort angewandt wurde.

Man kann indessen verschiedene Reaktionsarten unterscheiden, wie SCHALTENBRAND [453] es erwähnt hat:

a) Einzelne Stimuli von gewissen Projektionssystemen werden spezifische Reaktion, unter anderem vom Tractus opticus, Tractus pyramidalis, vom mittleren Teil des Corpus callosum, vom Nucleus caudalis ventralis des Thalamus, hervorrufen. Wiederholte Stimulationen dieser Systeme werden zu synchronischen spezifischen Effekten führen.

b) Verschiedene Strukturen reagieren nicht auf diese einzelnen Stimulationen, doch aber auf wiederholte Stimuli auf gewisse Art. Dies ist für alle anderen thalamischen Gebiete, für das limbische System und die basalen Kerne zutreffend.

c) Gewisse Strukturen reagieren verschiedentlich auf einzelne und wiederholte Stimuli, unter anderem können einzelne Stimuli des posteroventralen Thalamuskerns nur Zuckungen verursachen; wiederholte Stimulationen in diesem Nukleus rufen starke Schmerzen hervor.

Während einer stereotaktischen Operation interessieren den Neurochirurgen der sichtbare Effekt der elektrischen Stimulation der tiefen Strukturen auf den Tremor und die eventuelle Erscheinung anderer motorischer Effekte oder sogar subjektive Dysästhesien.

Schematisch ruft die Stimulation der basalen Ganglien entweder Blockierung oder Verlangsamung des Tremors mit Veränderungen von Rhythmus und Amplitude hervor, andernfalls Beschleunigungen oder Verstärkungen desselben. Dieser Effekt kann nicht vorausgesehen werden. Wie dem auch sei, eine Veränderung in dem einen oder anderen Sinn kann als ein Zeichen des Erfolgs der therapeutischen Läsion betrachtet werden. Dieser tremorigene Effekt kann durch eine Stimulation der Ansa lenticularis, des Forelfeldes, des Pallidum internum und der verschiedenen Thalamuskerne erhalten werden.

Einzig der Parkinson-Patient wird auf diese elektrischen Stimulationen reagieren, während ein Patient mit normalen motorischen Funktionen keinen Tremor oder andere Zuckungen aufweist [350].

Nach GUIOT und ALBE-FESSARD [219] können motorische Effekte durch thalamische Strukturen nicht mittels einzelner, relativ kurzer Schocks erzielt werden. Wenn sie auftreten, sind sie das Resultat einer Ausdehnung des Stromes in der Capsula interna. Die niedrigen Stufen entsprechen einer intrakapsulären Bahn. Man kann infolgedessen durch die Bestimmung der Schwelle die Nähe der pyramidalen Bahn schätzen. Nach HASSLER [238] sind dagegen die oralen Ventralkerne, welche sich aus den inneren, vorderen und hinteren Anteilen zusammensetzen, die Reizorte in der afferenten Neuronenkette zur prämotorischen Rindenarea 6 a α, wenn die Reizung im vorderen Teil des oralen Ventralkernes (V.o.a.) stattfindet, und zur Area 4 γ, wenn die Reizung vom hinteren oralen Ventralkern (V.o.p.) ausgeht. Der Unterschied zwischen diesen beiden Reizorten ist, daß die Reizschwelle für motorische Effekte im V.o.p. niedriger ist als im V.o.a., wobei besonders leicht die Einstrahlung der dentatothalamischen Fasern erregt wird, so daß man an eine Reizwirkung ähnlich der der inneren Kapsel denken kann, obgleich diese nach der Elektrodenlage auszuschließen ist. Nach diesem Autor und seinen Mitarbeitern [241, 244, 245] lösen Reizungen die Hyperkinesien des einzelnen Falles aus oder verstärken sie. Der Ruhetremor ist in Frequenz und Stärke ebenfalls deutlich beeinflußt. 4/sec-Reize verlangsamen den Ruhetremor und verstärken seine Amplituden. Einzelreize im V.o. haben abwechselnd Einzelzuckungen verschiedener Muskelgruppen zur Folge, so daß der Rhythmus eines gerade ablaufenden Tremors verändert wird. Das Reihensprechen und die aktiven Bewegungsfolgen werden durch höherfrequente Pallidum- und V.o.a.-Reizungen meist unterbrochen. Außerdem kann aus zahlreichen Befunden eine Somatotopie in den beiden Kerngebieten abgeleitet werden [238, 244, 304] (siehe Abb. 15). Das Gesicht und die oberen Extremitäten entsprechen dem medialen Teil des Thalamus und die unteren dem Lateralteil.

Die Wichtigkeit der elektrischen Stimulation für die Lokalisation braucht nicht mehr bewiesen zu werden [16, 24, 48, 52, 53, 54, 56, 58, 59, 82, 94, 172, 175, 183, 197, 211, 217, 226, 236, 265, 277, 283, 310, 320, 384, 387, 394, 413, 484, 497]. Diese Reizungen erlauben nicht nur, die Topographie der Capsula interna und der motorischen efferenten Bahnen zu bestimmen, sondern auch viele andere Effekte zu erhalten [152, 217, 459, 497, 524, 525]: langsame Drehung der Augen, Öffnung der Augen, Lateropulsion mit Sturzgefühl, Sprachveränderungen (Blockierung, Beschleunigung oder Blockierung,

dann Beschleunigung), Pupillenerweiterung, Gesichtsstörungen,
Atmungsblockierung oder -beschleunigung, plötzlicher Hautaus-
schlag, plötzliche Angstzustände mit präkordialem Verkrampfungs-
gefühl, Weckeffekte und delirante Zustände [237].

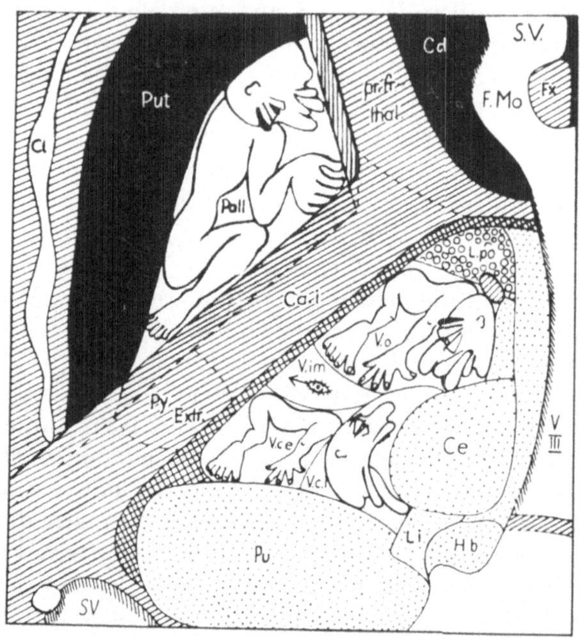

Abb. 15. Somatotopische Darstellung im ventroposterolateralen und ventrolateralen
Thalamuskern sowie im Pallidum auf einem Horizontalschnitt
(Nach HASSLER, R., und T. RIECHERT, Wirkungen der Reizungen und Koagulationen in den Stammganglien bei stereotaktischen Hirnoperationen. Nervenarzt **32**,
97—109 [1961])

Topographisch erzeugten Schwellenstimulationen häufiger Tremor in den thalamischen Zielpunkten als in den pallidalen [16, 18,
19], aber auch im Forelfeld (praerubrale area) [497]. Stimulationen
des Nucleus ventrolateralis thalami mit Frequenz von 1 bis 6 pro
Sekunde ergeben oft recruiting responses im EEG, besonders im
frontozentralen Gebiet der gleichen Hemisphäre [4, 245, 292, 548,
566]. Einzelne Reizungen im anterioren Teil des Nucleus ventrolateralis (V.o.a.) erzeugen kortikale Antworten bei 6%, im posterioren Teil (V.o.p.) bei 44%. Stimulationen des Pallidum internum
lösen solche kortikale Antworten bei nur 4% aus [245]. Die Antwort
besteht normalerweise aus einer (manchmal zwei) relativ scharfen
primären Entladung mit einer ipsilateralen Latenz von 15 bis
25 msec und einer kontralateralen von 20 bis 35 msec. Rhythmisch

entladene Antworten, ähnlich wie recruiting responses, wurden im kontralateralen ventrolateralen Nukleus durch Stimulation des ipsilateralen ventrolateralen Nukleus registriert [342, 413, 526, 528, 548]. Es konnte bewiesen werden, daß eine VL-Stimulation mit niedriger Frequenz erhöhte rhythmische Potentiale in der motorischen Hirnrinde erzeugt, während es bei Sub-VL-Stimulation nicht der Fall ist [388].

Der Stimulationseffekt des ventrolateralen Kernes auf die Motoneuronaktivität bringt neben interessanten Angaben über die physiologischen Mechanismen wichtige topographische Daten [503, 504].

Die elektrische Stimulation des gewählten Zielpunkts hat sich als Routineuntersuchung in jeder stereotaktischen Operation bewährt und wird sicher immer ein wertvolles Lokalisationsmittel bleiben.

3. Temporäre und reversible Ausschaltungen

α) Reversible Kühlung

Die ersten publizierten Experimente über die Anwendung der lokalisierten Kälte in der Neurophysiologie gehen auf das Jahr 1881 zurück [214]. Die ersten Experimente haben offensichtlich den reversiblen Effekt der lokalisierten Kälte auf die nervöse Leitung bewiesen. Viele für neurophysiologische Studien und neurochirurgische Anwendung geeignete Instrumente wurden entwickelt. OPENCHOWSKI [390] baute als erster (1883) ein interessantes Instrument, das auf dem Prinzip einer Ätherverdampfung basiert war. 1948 entwickelten HASS und TAYLOR [234] einen Apparat, der Kohlensäureschnee enthielt. Für seine experimentellen Studien benutzte BALTHAZAR [37], 1957, eine von KAPP gebaute Sonde, die eine zirkulierende Flüssigkeit (Isopentan oder Propan) enthielt. ROWBOTHAM u. Mit. [443] erfanden eine Kühlsonde, deren Kühlmittel eine Mischung von Kohlenstoffdioxyd und Aceton war. Erst 1960 und 1961 erschienen ungefähr gleichzeitig die ersten Kühlsonden, die nur an der Spitze eine lokalisierte Kühlung erlauben und beim Menschen angewandt wurden. Nur in einigen Punkten unterscheiden sich die 5 in diesem Zeitraum erschienenen Sonden: die von DONDEY, entwickelt von WEIL [159, 552], die von TANCHE, ausgeführt von CHANTONNET [516], die von MARK, konstruiert von CHATO [334], die von COOPER, in den Handel gebracht durch Union Carbide [111, 112, 122, 124], und die von FASANO, realisiert und vertrieben durch A.S.M.O.T. [174]. Später erschienen andere Kühlsonden [158, 286, 408].

Der reversible Effekt der intrazerebralen lokalisierten Kühlung auf die neurophysiologische Übertragung mit Temperaturen von $+1$ bis $+5°$ C wurde experimentell einerseits durch ALBE-FESSARD,

Dondey u. Mit. [154, 156, 313, 314, 373] und anderseits durch
Siegfried u. Mit. [337, 465] bewiesen. Cooper [112, 113, 114, 123,
127] berichtet über die Vorteile dieser reversiblen Läsionen, ohne
jedoch anzugeben, in welchem Prozentsatz der Fälle der Parkinsonsche Tremor oder die Rigidität unter dieser reversiblen Kühlung
am Zielpunkt verschwindet oder abnimmt. Houdart u. Mit. [256]
erwähnen im Laufe von 26 stereotaktischen Operationen in 7 Fällen
isolierte Veränderungen des Tremors und in 5 Fällen der Rigidität.
Siegfried [462] stellt fest, daß in einem Drittel der Fälle die lokalisierte reversible Kühlung keinen Effekt auf die Parkinsonsche Symptomatologie hat; in 33% der Fälle verschwindet der Tremor, in
17% nimmt er ab und in 8% nimmt er zu. Der Rigor und die Adia-
dochokinesie verschwinden oder verbessern sich in 17% der Fälle.
Le Beau [311, 312] erwähnt einen noch niedrigeren Prozentsatz.

Die temporäre, auf dem Thalamuspunkt lokalisierte Kühlung
kann somit eine Hilfsmethode zur Lokalisierung sein, ist aber keines-
falls überzeugend, weil ihr Effekt wahrscheinlich wegen des kleinen
Volumens der Kühlung unbeständig ist. Die subkortikale reversible
Kühlung ist dagegen ein nützliches Mittel für Experimente beim
Tier und beim Menschen geworden (z. B. [449 und 450]).

β) Reversible Erwärmung

Eine temporäre elektrophysiologische Blockierung mittels einer
durch Hochfrequenzstrom benutzten lokalisierten Erwärmung
wurde von Brodkey u. Mit. [80] vorgeschlagen. Diese Autoren
konnten es experimentell mit Temperaturen von 40 bis 49° C
überprüfen und haben es beim Menschen mit Erfolg in einem Fall
angewandt. Weitere Bestätigungen dieser Methode fehlen, aber sie
ist sicher so gültig wie die temporäre Kühlung.

γ) Chemische reversible Ausschaltung

Die Einführung einer chemischen anästhesierenden Substanz in
die Nähe des gewählten Zielpunkts kann eine reversible Läsion
hervorrufen. Narabayashi u. Mit. haben als erste diese Technik
mit 2 cm³ 2%igem flüssigem löslichem HCl-Procain angewandt
[380]. Cooper hat diese Methode während langer Zeit benutzt [101].
Der Nachteil dieser Technik ist die unkontrollierbare Verbreitung
dieser Flüssigkeit in der Hirnsubstanz, so daß eine Beurteilung
der anatomischen Ausbreitung der Blockierung nicht gegeben werden kann. Diese Methode wird nicht mehr benutzt.

δ) Reversible Läsion mit Ultraschallbestrahlung

Eine reversible Inhibition der Nervenaktivität nach Ultraschallbestrahlung kann ohne sichtbare histologische Veränderungen erreicht werden [35, 187, 567]. Diese Methode hat sich jedoch noch
nicht für den Parkinsonismus bewährt.

4. Ableitungen mit normalen feinen Elektroden

Die ersten verläßlichen Ableitungen der spontan elektrischen Aktivität im menschlichen Thalamus stammen von WILLIAMS und PARSONS-SMITH [555], die bei 21 Patienten sowohl aus der Tiefe als auch vom Kortex registrierten. Die Elektroden wurden ohne stereotaktische Kontrolle eingeführt, so daß keine präzise Lokalisation gegeben werden kann; trotzdem schien es, daß die verschiedenen Bezirke des Thalamus keine lokalspezifischen Wellenabläufe aufwiesen. Die gleichen Beobachtungen wurden von anderen Autoren gemacht [287, 527, 530]. Die Flachheit der registrierten Kurven auf der Höhe der weißen Substanz wurde erwähnt [416, 460]. JINNAI [276] konnte verschiedene Tiefenstrukturen mittels des Elektrosubkortikogramms unterscheiden. Nach ALBE-FESSARD [9] hängt die Qualität der Kurven von der Feinheit der Elektroden und ihrer Schärfe ab. Sie benutzt konzentrische bipolare Elektroden, die einen Durchmesser von weniger als 50 μ haben. Die verschiedenen subkortikalen Strukturen konnten durch den Durchgang der Elektrode festgestellt werden [9, 10, 12, 13, 218, 222]. Im Thalamus und in anderen Strukturen war es möglich, funktionell die Aktivität von mehreren Kernen zu unterscheiden (Pulvinar, N. lateralis posterior, ventrolateralis, ventralis posterior medialis und lateralis, Globus pallidus, Amygdala). Diese Resultate wurden in der Folge weitgehend bestätigt [11, 198, 199, 205, 310]. Es ist verständlich, daß diese Explorationsmethode, die mittels einer audiometrischen Registrierung durchgeführt werden kann, eine wertvolle Hilfe zur Lokalisierung der tiefen Strukturen ist.

5. Ableitungen mit Mikroelektroden

Die Mikroelektrodenuntersuchungen registrieren die Einheitspotentiale. Diese Methode kann Argumente für eine richtige Lage der Elektrode erst bringen, wenn eine rhythmische Aktivität von einzelnen oder gruppenweisen Spikes festgestellt werden kann, die die gleiche Frequenz des registrierenden muskulären Tremors zeigt. Diese Beobachtungen wurden in der Folge von ALBE-FESSARD mehrmals erwähnt [11, 14, 61, 220, 231, 268, 269, 270, 271, 529, 530, 532, 533]. Es gibt einige Einheiten, die ständig eine mit dem Tremor synchrone Aktivität zeigen. Einige schienen während willkürlichen Bewegungen zu verschwinden. Bei anderen sind die rhythmischen Zellaktivitäten vorhanden, auch wenn der Tremor sistiert, ebenso während willkürlichen oder passiven Bewegungen der Glieder. Die Registrierung einer solchen Zellaktivität erlaubt jedoch nicht eine präzise Lokalisation des betroffenen thalamischen Kernes, da verschiedene Kerne (lateralis posterior, ventralis lateralis usw.) diese

Eigenheit zeigen. Diese Beobachtungen bei Menschen stimmen mit den experimentellen Studien bei Tieren überein [128, 129, 130, 228, 307, 308], die rhythmische, mit Tremor synchrone Potentiale im sensorimotorischen Kortex zeigten. Da diese rhythmischen Potentiale mit Tremor beginnen und enden, ist anzunehmen, daß sie durch Reizung der somatosensorischen Rezeptoren des zitternden Gliedes auftreten. Wenn diese rhythmischen Potentiale auch nicht direkt an der Tremorursache beteiligt sind, so können sie eine Feedback-Quelle von abnormen Impulsen sein, die den schwankenden, für den Tremor verantwortlichen Kreis erleichtern.

6. Evoked Potentials

Das Erhalten von Evoked Potentials (periphere Stimulation und zerebrale Registrierung) hat nur ein beschränktes Interesse, da sich der gewählte thalamische Zielpunkt öfters außerhalb eines afferen-

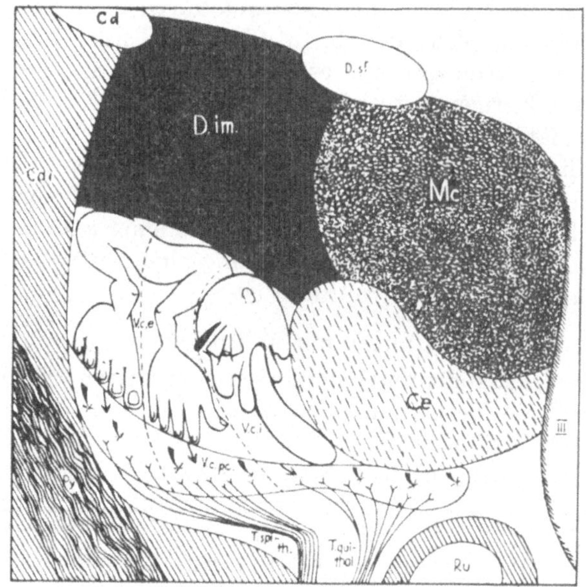

Abb. 16. Somatotopische Darstellung im sensiblen Thalamuskern
(Nach HASSLER, R., und T. RIECHERT, Wirkungen der Reizungen und Koagulationen bei stereotaktischen Hirnoperationen. Nervenarzt **32**, 97—109 [1961])

ten spezifischen Projektionssystems befindet. Diese Methode wird in der Behandlung des Schmerzes mit therapeutischen Läsionen im Nucleus VPL [166, 167, 292, 398, 527] angewandt oder für die topographische Begrenzung dieses Kernes oder der Kerne des diffusen, nichtspezifischen Projektionssystems (Centrum medianum, N. para-fascicularis, intralamellaris usw. [167]), die den ventrolateralen Kern berühren (Abb. 16).

7. Biopsien

Die peroperative Biopsie mit extemporaner Prüfung kann lokalisatorische Angaben mit Unterscheidung der Capsula interna zum Thalamus geben [205, 261, 262, 263, 438]. Diese Methode wird jedoch nicht jedesmal sicher sein, da die ungenügende Gewebewegnahme, die zu große Gewebezerstörung oder seine ungenügende Färbung keine gültige Beurteilung in einem Drittel [438] oder in einem Viertel [262] der Fälle erlauben.

8. Impedanzmessungen

SPIEGEL und SPIEGEL-ADOLF [476] haben 1936 gezeigt, daß die graue und weiße Substanz unterschieden werden können, wenn man deren Polarisation mißt. Weitere Tierexperimente zeigten, daß die Impedanz der weißen Substanz in der Regel höher als die der grauen ist [3, 185, 439, 440]. Impedanzmessungen sind auch wertvoll, um den Durchgang der Sonde von der Hirnsubstanz in die Ventrikel [191] oder ihren Wiedereintritt von den Ventrikeln in ein angrenzendes Ganglion oder ein Fasernsystem zu erkennen. DIERSSEN und MARG [148] sowie LAITINEN u. Mit. [306] konnten mit Hilfe der Impedanzmessung verschiedene intrazerebrale Strukturen je nach dem Grad der Myelinisation unterscheiden.

f) Stereotaktische Läsionen

Die Zerstörung bestimmter Hirngebiete kann auf verschiedene Arten gemacht werden. Jede hat ihren Vorteil oder Nachteil, keine ist vollkommen; einige werden jedoch nicht mehr angewandt, wie z. B. die chemischen Läsionen.

1. Mechanische Läsionen

Der Gebrauch eines Leukotoms hat noch viele Anhänger [47, 59, 211]. Das drahtschlingenförmige Leukotom erlaubt im Prinzip, die Größe der Läsion im voraus zu bestimmen. Wenn sich der Draht in einem Bogen von etwa 6 mm im Radius ausdehnt, dann wird das Leukotom in seiner Achse rotiert und eine birnenförmige Läsion von etwa 0,9 cm^3 kann erwartet werden [211]. Der Nachteil dieser Methode ist die Möglichkeit einer vaskulären Verletzung mit lokalisierter Blutung. Diese Komplikation scheint jedoch klinisch nicht häufiger mit dem Leukotom als mit physikalischen Methoden beobachtet worden zu sein [310]. Nach CARPENTER und WHITTIER [92] sind mechanische Läsionen, die mit einem drehenden Messer durchgeführt worden sind, in Größe, Form und histologischem Aspekt unvorhergesehen. Solche Läsionen scheinen von lokalisierten vaskulären Unterbrechungen abzuhängen, mit mehr oder weniger hämorrhagischen Suffusionen im Gewebe.

2. Chemische Läsionen

Mit Hilfe einer am Zielpunkt eingeführten Sonde injizierte COOPER [101, 102, 103, 104, 116, 119, 126] in seinen ersten stereotaktischen Operationen zuerst Procain, um den Effekt einer Läsion zu prüfen, dann reinen Alkohol, um eine definitive Läsion zu erhalten. In der Folge hat der Autor Pantopaque zur neurolytischen Substanz gemischt, um die Lokalisation der Läsion radiologisch zu sehen. Später hat er an der Spitze der Sonde einen aufblasbaren Ballon befestigt, welcher am Zielpunkt eine Höhle schuf, in die der Alkohol eingespritzt wurde. COOPER injizierte 1 cm³ reinen Alkohol in kleiner Quantität von 0,07 ml alle 30 Sekunden in die gewünschte Area. Die Kanüle blieb während 48 bis 72 Stunden an der gleichen Stelle, so daß die neurolytische Läsion vergrößert werden konnte, wenn Tremor und Rigidität während dieser Zeit wieder erschienen. Eine Lösung von 8% Celloidin in 95% Ethanol wurde auch gebraucht. NARABAYASHI [374, 375, 376, 379, 380] spritzte ein Gemisch von Öl und Wachs durch eine 22 cm lange Nadel (innerer Durchmesser 0,6 mm) ein. Die Mischung muß anpassende Viskosität haben und darf nicht so flüssig sein, um wieder in der Nadel aufzusteigen. Eine solche Kondition kann durch abhängige Temperaturphasenänderungen erhalten werden. Diese Temperatur sollte nahe der Körpertemperatur liegen, um Gewebekoagulation zu vermeiden. Zu diesem Zweck wurden 10 Serien von Öl-Wachs-Mischung in verschiedenen Prozentgehalten getestet, und die Mischung von 90% Öl und 10% HCl-Procain wurde als die beste befunden. Sie ist dickflüssig bei Körpertemperatur und wird flüssig bei 45° C. Die mittels mikrochemischer Injektionen erhaltenen Läsionen sind aber breit, unregelmäßig im Aspekt und variieren histologisch [92, 200, 201, 551]. Alle chemischen Substanzen, die von CARPENTER und WHITTIER [92] geprüft worden sind, verbreiteten sich unkontrollierbar im Gewebe und neigten dazu, an der Nadel aufzusteigen. HOUSEPIAN und GUZMAN-LOPEZ [264] sind ebenfalls der Meinung, daß das Volumen der Läsion nicht vorausgesagt werden kann. Das Material neigt dazu, den Weg des kleinsten Widerstandes zu nehmen, entweder aufwärts entlang des Nadeltraktes in eine schon vorher nekrotisierte Area oder ins ventrikuläre System.

3. Physikalische Läsionen

α) *Elektrokoagulationen*

Lebende Zellen sind sehr empfindlich auf eine Temperaturerhöhung, und nur wenige Grad über der Norm können schädlich sein. Der Effekt von lokaler Hitze auf lebendes Gewebe ist eher kompliziert. Der Haupteffekt ist eine Koagulation des Eiweißes. Eine hohe Temperatur von mehr als 100° C führt zur Verkohlung, Verdunstung und zu sekundären Veränderungen in den Geweben. Ein leichter Temperaturanstieg für kurze Zeit führt nur zu reversiblen Veränderungen in den Blutgefäßen, welche sich erweitern, mehr durchlässig werden und Flüssigkeit ausgießen. Es besteht ein umgekehrtes Verhältnis zwischen dem Grad des Temperaturanstiegs und der notwendigen Zeit zur Tötung der Zellen; eine hohe Temperatur resultiert in schneller Nekrose. Die optimale Temperatur scheint zwischen 55 und 80° C zu liegen. Der Hauptteil des getöteten Gebietes eines Hirngewebes ist gewöhnlich koaguliert und bleibt monatelang unverändert. Das angrenzende Gebiet wird flüssig und die Läsion scharf begrenzt [177, 469]. Thermische Nekrosen können durch Elektrizität hervorgerufen werden, wenn die Gewebe in einem Hochfrequenzstromkreis eingeschlossen sind [157]. Läsionen können auch durch Direktstrom produziert werden [359, 444], welcher durch Elektrolyse und Gasformation wirkt; diese letzten Läsionen sind aber unvorhergesehen in Größe und Form [506, 508] oder nur in Größe [92]. Die besten Elektrokoagulationen scheinen die mit Hochfrequenz zu sein. Durch die Entwicklung eines speziellen Hochfrequenzgenerators für sinusreinen Wechselstrom (Wyss [561]) ist nicht nur eine reizlose Ausschaltung im Zentralnervensystem, sondern auch eine Messung der zur Koagulation verwendeten Energie möglich geworden. Damit sind die nötigen Voraussetzungen gegeben für die Durchführung quantitativer Ausschaltungen sowohl in der experimentellen Forschung als auch in der neurochirurgischen Therapie. Der verwendete Hochfrequenzkoagulationsapparat liefert sinusreinen Wechselstrom von 500.000 Hertz, dessen Intensität und Spannung während des Koagulierens gleichzeitig getrennt gemessen wurden. Für eine bestimmte aktive Oberfläche der differenten Elektrode ist der Gewebewiderstand in der grauen Substanz kleiner als in der weißen, wobei die zur Erreichung einer gleichmäßigen und vollständigen Koagulation notwendige Hochfrequenzleistung für die graue Substanz größer ist als für die weiße. Dementsprechend sind die mit einer bestimmten Elektrode gesetzten Koagulationsherde in der weißen Substanz kleiner als in der grauen Substanz. Zwischen Hochfrequenzleistung und Herdgröße bestehen bei Berücksichtigung der aktiven Elektrodenoberfläche und der Substratqualität innerhalb praktisch zulässiger Fehlergrenzen reproduzierbare Beziehungen [267]. Wie es CARPENTER und WHITTIER [92] schon bewiesen haben, können relativ vorausgesagte Größe und Form der Läsionen erreicht werden, entsprechend dem Elektrodentyp, der Koagulationstemperatur, Zeitdauer des angewandten Stroms und im Fall von bipolarer Elektrode je nach Distanz zwischen Different- und Indifferentelektrode. Die anatomische Lokalisierung der Läsion spielt auch eine Rolle. Wegen elektrischen Resistenzunterschieds zwischen der weißen und grauen Substanz und der reicheren Vaskularisation der letzteren besteht eine Tendenz zur größeren Ausbreitung der Läsion in der weißen als in der grauen Substanz [142]. MUNDINGER, RIECHERT und GABRIEL [365] entwickelten ein Gerät ähnlich dem von WYSS, aber mit einem Thermocouple an der Spitze der Koagulationselektrode. Ähnliche Methoden, die die Hochfrequenzkoagulation mit Temperaturmessung benutzten, wurden entwickelt [17, 64, 145, 332, 509, 569]. Eine Methode induziert die Hochfrequenzhitze von im Gehirn stereotaktisch eingesetzten metallischen Einpflanzungen [89, 545]. Diese Technik erlaubt die Ausdehnung der Läsion zu kontrollieren mittels wiederholter Bestrahlung ohne erneuten operativen Eingriff. Sie hat sicher einen Vorteil gegenüber der Methode mit für einige Tage eingesetzten Elektroden [85, 86].

Wir sind der Ansicht mehrerer Neurochirurgen und besonders der von SPIEGEL und WYCIS [491], daß die elektrischen Methoden die vorzuziehenden Methoden für die routinemäßig angewandten subkortikalen Läsionen sind.

β) Gefrierungsläsionen

1961 entwickelte COOPER [123, 124] ein lokalisiertes Gefriersystem, in welchem Läsionen vorausgesehener Größe und Schärfe abgegrenzt sind, ohne Blutungen und unerwünschte Nebeneffekte zu erzeugen [121, 122]. Die Kältequelle ist in seinem Modell flüssiges Nitrogen, dessen Temperatur vom Druck abhängig ist. Dieses System benötigt eine Vakuumisolierung. Nur die Spitze der Kältesonde ist nicht isoliert. Ein Thermocouple ist an der Sondenspitze angebracht, so daß die Temperatur ständig registriert werden kann. Eine sofortige Kontrolle der Temperatur von 37° bis −160° C ist ständig möglich. Eine weitere Entwicklung besteht in einem kryochirurgischen System, welches das flüssige Nitrogen in einer Bombe sowie Kontrollapparate und benötigte Zeit- und Temperaturmeßgeräte enthält. Nach COOPER [112] ruft eine Temperatur von

—40° C an der Spitze der im Gehirn eingeführten Elektrode während 3 Minuten eine Läsion von 6 mm im maximalen Durchmesser hervor; —50° C erzeugt eine maximale Läsion von 8 mm und —100° C eine von 12 mm Durchmesser. Die Methode von COOPER wird in vielen neurochirurgischen Kliniken angewandt. Andere Kühlungsapparate für Läsionen werden benutzt, wie besonders der von FASANO [173]. Die durch Gefrierung erzeugte Läsion scheint jedoch nach verschiedenen Autoren nicht eine genaue und immer reproduzierbare zu sein. Ihre Größe sei nicht konstant und ihr Verhältnis zur tiefsten Temperatur und Gefrierungsdauer nicht endgültig. Intraläsionale Blutungen wurden im weiteren festgestellt [97, 176, 335, 351, 389, 462].

γ) Radionekrosen

Die stereotaktische Einführung von radioaktiven Körnern ergibt gut lokalisierte Läsionen von konstanter Form und histologischem Aspekt [6, 32, 63, 65, 90, 92, 515]. Mehrere radioaktive Substanzen können gebraucht werden, wie Radon, Co^{60}, Ta^{198}, Pd^{109}, Y^{90}. Die beste scheint Y^{90} zu sein und findet ihre Anwendung in der stereotaktischen chirurgischen Behandlung des Parkinsonismus [67, 100, 515, 522, 544], ist aber nicht die einzig angewandte [358, 367]. Der Nachteil dieser Methode besteht einerseits in der Zeitspanne zwischen der Einführung der Körner und den ersten klinischen Effekten (somit kann die Läsion nicht kontrolliert werden [475]) und anderseits in der theoretischen Möglichkeit, daß diese Körner im Hirngewebe den Platz wechseln. Schließlich sollte die Möglichkeit einer malignen Veränderung um die Area der Läsion nicht übersehen werden [63].

δ) Ultraschallbestrahlung

Der Ausdruck „Ultraschall" bezieht sich auf Schälle, deren Frequenz vom menschlichen Ohr nicht mehr registriert werden kann (15.000 bis 20.000 cps). Gezielte Strahlen können lokalisierte intrazerebrale Läsionen hervorrufen, die exakt zentriert sind [192]. Ein Knochenlappen muß entfernt werden, um die Energieabsorption des Schädels zu vermeiden, aber die Dura muß nicht eröffnet werden. Die histologische Untersuchung der Läsion durch Ultraschall wurde im Detail beschrieben [39, 40, 188, 189, 190]. Es besteht die Möglichkeit, alle neuronalen Komponenten in einer gegebenen Region des Gehirns zu zerreißen, ohne Unterbrechung der Blutzufuhr zum gleichen und angrenzenden Gebiet. Subkortikale Läsionen von vorgesehener Größe können in der gezielten Area in jeder Tiefe des Gehirns ohne jede Änderung entlang des Strahlkanals gemacht werden [27, 28]. Die graue Substanz ist gegenüber

Ultraschall widerstandsfähiger als die weiße. Die Anwendung dieser Methode in der chirurgischen Behandlung des Parkinsonismus hat sich aber noch nicht bewährt und ist durch die großen Unkosten eingeschränkt.

ε) Protonbestrahlung

Strahlungen von schweren atomischen Partikeln, die eine gerade tiefe Eindringung und kleine Ausbreitung haben, sind für intensive fokale Irradiationen von tiefen Zielpunkten des Körpers geeignet [521]. Die Erzeugung von limitierten Läsionen im zentralen Nervensystem mittels Protonbestrahlung ist von besonderem Interesse [246, 319, 447, 520]. Es ist tatsächlich bekannt, daß das Protonbündel eine hohe Energie am Ende seiner Bahn befreit; dieses Phänomen ist unter dem Namen von „Braggpeak" bekannt. Ein stereotaktisches System erlaubt es, diesen „peak" direkt an den Zielpunkt zu führen [291, 318, 464]. Diese Methode ist jedoch wegen der Unmöglichkeit reversible Läsionen zu erzeugen und wegen der sehr kostspieligen Installation, die sich nur wenige Zentren leisten können, eingeschränkt.

ζ) Laserbestrahlung

PELLET u. Mit. [403] haben experimentell scharf begrenzte Läsionen durchgeführt, deren Ausbreitung mittels eines Laserbündels durch einen Quarz- oder Glasstengel kontrolliert werden kann. Diese Methode eröffnet neue Möglichkeiten in der Erzeugung von scharf lokalisierten Läsionen der zerebralen Tiefstrukturen.

g) Die Zielpunkte

Viele tief subkortikale Strukturen wurden als Zielpunkt für die stereotaktische Chirurgie der Parkinsonschen Krankheit vorge-

Tabelle 18. *Zielpunkte der stereotaktischen*
Operationen für Parkinsonismus

Pallidum
Ansa lenticularis
N. dorsomedialis thalami
N. ventralis lateralis thalami
N. ventralis posterolateralis thalami
Centrum medianum und
Intralaminaris-System thalami
N. reticulatus thalami
Capsula interna
Periaquäduktales Grau und
Mittelhirn Tegmentum
Substantia nigra
Forelfeld
Zona incerta

schlagen (Tab. 18). Einige werden kaum mehr benutzt, andere sind Wahlzielpunkte.

1. Pallidum, Ansa lenticularis

Die Entdeckung des günstigen Einflusses der Unterbrechung pallidofugaler Fasern auf den Rigor und den Tremor bei der Durchtrennung der Ansa lenticularis unter direkter Sicht (transventrikulär oder nicht) hat viele Autoren bei der Einführung der Stereotaxie angeregt, diese Struktur als Zielpunkt zu wählen. Einer Mortalität von 27,7% nach der Methode von MEYERS [346] folgte eine Mortalität von weniger als 1 bis 2% [341, 421]. Seit das Pallidum die hauptefferenten Fasern aus dem Nucleus caudatus erhält und seit die Mehrzahl der Impulse an den tieferen Kernen des sogenannten extrapyramidalen Systems im Pallidum entstanden, schlugen SPIEGEL und WYCIS im Jahre 1949 als erste vor, diesen Zielpunkt zu wählen [478]. Nach einem vielversprechenden Versuch für eine Chorea profitierten die Parkinsonisten von dieser Technik [125, 215, 480, 557]. Die Repräsentation des Körperschemas wurde somatotopisch festgestellt [244, 363] (Abb. 15). Seit den ersten Arbeiten blieb die stereotaktische Pallidotomie während vieler Jahre die Wahlmethode, bis sich die ventrolaterale Thalamotomie durchsetzte.

2. Thalamus opticus

α) Nucleus ventralis lateralis

Auf Grund der operativen Erfolge der Kortektomien (Area 4γ und 6) und der Pyramidotomien schlug HASSLER [235, 236] 1955 die Ausschaltung der pathologischen Einflüsse vor, schon bevor sie die motorische Rinde der Felder 4γ und 6 erreichen, nämlich in den spezifisch dorthin projizierenden Thalamuskernen. Der Zielpunkt ist dementsprechend die Gegend der oralen Ventralkerne des Thalamus. Nach HASSLER muß man den hinteren oralen Ventralkern (V.o.p.), den Projektionskern der Area 4γ, vom vorderen oralen Ventralkern (V.o.a.), dem Projektionskern zur Area $6a\alpha$, unterscheiden (Abb. 17). RIECHERT [240, 242, 243, 244, 417, 418, 419] hat mit Erfolg die Hypothese von HASSLER angewandt, und dies wurde ein wichtiger Ausgangspunkt für die Stereotaxie. Die meisten Autoren, die den Nucleus ventralis lateralis als Zielpunkt gewählt haben, stellten erfahrungsweise fest, daß die Rigidität besser auf eine mehr anterior im N. ventrolateralis gelegene Läsion (d. h. V.o.a.) reagiert und daß eine mehr posteriore Läsion (d. h. V.o.p.) besser auf den Tremor wirkt. Somit, je nach Überwiegen des einen

oder anderen Symptoms der Krankheit, wird die Läsion mehr oder
weniger selektiv wirksam. Eine somatotopische Repräsentation des

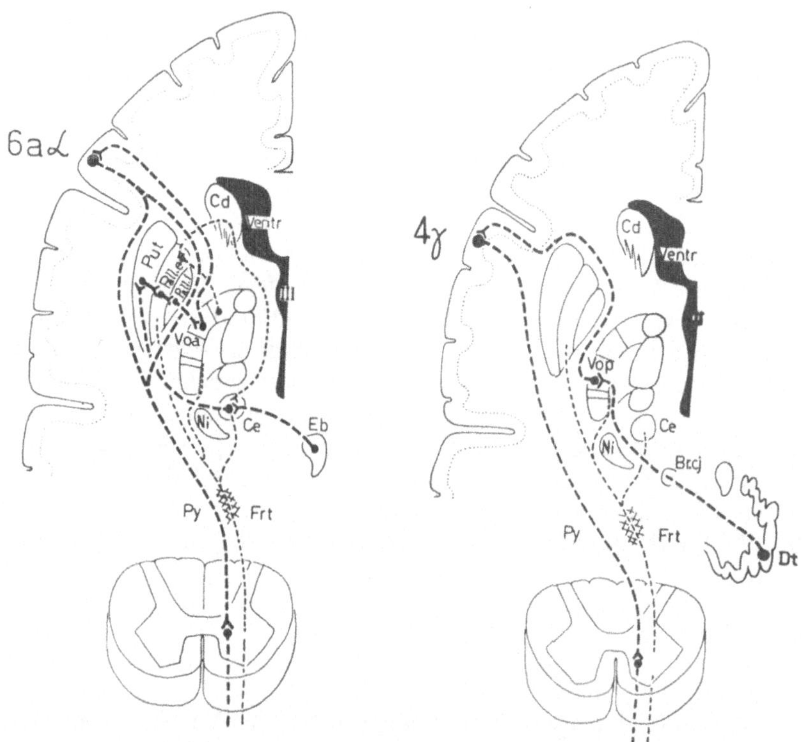

Abb. 17. Projektionsbahnen V. o. a. — Area 6 aα und V. o. p. — Area 4 γ
(Modifiziert nach Hassler, R., und Mit., Physiological observations in stereotaxic
operations in extrapyramidal motor disturbances. Brain **83**, 336—350 [1960])

Körperschemas wurde auch festgestellt [244] (Abb. 15). Narabayashi [378] zielt für den Tremor erfahrungsweise den Nucleus ventro-
intermedius (V.im.) an.

β) Nucleus dorsomedialis

Es ist bekannt, daß die emotionelle Aufregung bei den sogenannten extrapyramidalen Krankheiten die unwillkürlichen Bewegungen vergrößert und daß Läsionen des Nucleus dorsomedialis
bei psychotischen Patienten mit abnorm großer Erregbarkeit die
emotionelle Reaktion vermindern [485]. Aus diesem Grund haben
Spiegel und Wycis [478, 479] Läsionen in diesem thalamischen
Kern zunächst für die Chorea Huntington durchgeführt, später

dann für Parkinsonismus. Ein bestimmter Effekt wurde beobachtet, aber nur während kurzer Zeit.

γ) Diffuses thalamisches Projektionssystem

Dieses System spielt sicher eine Rolle in der Symptomatologie der extrapyramidalen Störung, besonders das Centrum medianum, dessen Projektionen gegen das Striatum [539], das Pallidum [381, 543] und den Kortex [404] beschrieben worden sind. Dieses System wurde mit Erfolg in einigen Fällen von Parkinsonismus als Zielpunkt gewählt [2, 341, 412]. In einer experimentellen Studie haben CARPENTER u. Mit. [91] bestätigt, daß lokalisierte Läsionen von verschiedenen Teilen der intralaminären Nuclei nicht die subthalamische Dyskinesie beim Affen andauernd verändern oder verbessern. Sie schlagen vor, daß das Centrum medianum und andere intralaminäre thalamische Kerne weniger wichtig in subthalamischen als in zerebellaren Dyskinesien sind.

δ) Nucleus ventralis posterolateralis

GROS [213] ist der Ansicht, daß, um ein gutes Resultat zu erhalten, ein großer Teil des Thalamus zerstört werden muß. Nicht nur der N. ventralis lateralis muß getroffen werden, sondern auch der anteriore Teil des N. ventralis posterolateralis und das Feld H_1. Nach dem Autor ist die Läsion des Nucleus ventralis lateralis allein nicht genügend. COOPER ist auch dieser Meinung [550]. VAN MANEN [331] hat die besten Resultate nach Koagulation des N. ventralis posterolateralis erzielt.

ε) Nucleus reticulatus

Der Nucleus reticulatus (oder Gitterschicht) ist eine Zellenschicht, welche die laterale Seite des Thalamus entlang der Capsula interna umgibt. Es wurde erwähnt [5, 441], daß die zusätzliche Ausschaltung des entsprechenden Teils des Reticulatums bei ventrolateralen Koagulationen einen vollständigeren und länger anhaltenden Operationseffekt auf den Tremor hat. Man muß dies also nicht der Schädigung der Pyramidenbahn zuschreiben, die gering sein oder fehlen kann. Eine isolierte Läsion des Nucleus reticulatus ist aber praktisch unmöglich wegen der Kleinheit dieses Kernes, seine Rolle kann somit nicht interpretiert werden.

3. Capsula interna

Nachdem man während langer Zeit glaubte, daß das Verschwinden des Tremors oder der Rigidität nicht ohne mindestens eine meßbare Abnahme der motorischen Kraft durchgeführt werden könne [162], haben die auf das Pallidum oder den Thalamus lokalisierten stereotaktischen Operationen diese Idee widerlegt. Einige Autoren jedoch führen willkürlich ihre thalamischen oder pallidalen Läsionen auf die Capsula interna über, entweder um den therapeutischen Effekt zu vergrößern (GUIOT [227], GILLINGHAM [202, 204], JINNAI [275]) oder in der Meinung, daß nur eine kapsuläre Läsion einen Erfolg bringe [382, 383, 442]. Es ist interessant, die geringe Bedeutung und das rasche Abnehmen des motorischen Defizits nach kapsulären Läsionen festzustellen. Bei 40% der Fälle ist er nur an einer diskreten Fazialisasymmetrie oder am Zeichen der „main creuse de GARCIN" bemerkbar. Bei 60% ist kein Defizit festzustellen [227]. Das Problem der Rolle der Capsula interna für die guten operativen Resultate ist oft diskutiert worden und nicht gelöst, aber es scheint auf jeden Fall sicher, daß im Pallidum oder im Thalamus gut lokalisierte Läsionen, ohne Eingriff auf die Capsula interna, wie dies durch anatomopathologische [147, 295, 396] oder andere Untersuchungen [50, 495] festgestellt wurde, für ein gutes klinisches Resultat genügen.

4. Periaquäduktales Grau und Mittelhirndach Tegmentum

In einem Fall von Parkinsonismus mit Blickkrämpfen brachten bedingte Läsionen der grauen Substanz um den Aquädukt vorübergehende Blicklähmung nach aufwärts und Verminderung der Blickkrämpfe. Reizung des Tegmentums aktivierte den Tremor, und Läsion dieser Region (Tegmentotomie) brachte den Tremor fast zum Verschwinden und verminderte weitgehend den Rigor auf der Gegenseite [560]. Kleine Koagulationen des Tegmentums kaudalwärts zum Nucleus ruber zwischen diesem Nukleus und dem periaquäduktalen Grau und zwischen den okulomotorischen Wurzeln und dem spinothalamischen Tractus verkleinerten den Tremor anfänglich bei 77% und den Rigor bei 78% der Fälle, aber es wurde ein Rezidivprozentsatz von etwa 20% beobachtet [495, 496].

5. Substantia nigra

MEYERS [347, 349] führte Ultraschallbestrahlung an der geometrischen Stelle durch, welche den Gebieten der Substantia nigra und ihrer nächsten superioren medialen Nähe entsprach. In allen 5 Fällen [349] verminderte die erste Ausschaltung rasch den Tremor in wenigstens einem und häufiger in beiden kontralateralen Gliedern. Der Rigor war ebenfalls gleichzeitig nach der ersten Bestrahlung weniger stark. Weitere Ausschaltungen des nigralen Gebietes brachten vollständiges Verschwinden des Tremors und vollständige oder fast vollständige Besserung der Rigidität. RAND [411] hat eine

Elektrokoagulation in der Substantia nigra vorgenommen; dadurch
konnten die dyskinetischen Haltungsstörungen und der Spasmus
der gegenseitigen Extremitäten vollständig beseitigt werden. Die
Indikation zu diesem Eingriff hält er für gegeben, wenn die anderen
Behandlungsverfahren, wie stereotaktische Pallidotomie und Thalamotomie, fehlschlugen. Bei seinen Überlegungen zu diesem Eingriff ging er davon aus, daß die Substantia nigra abnorme tremor-
und rigorerzeugende Impulse des Mittelhirns unterhält und er-
leichtert.

6. Subthalamus

α) Forelfeld

SPIEGEL und WYCIS [485, 493, 494] haben die Kampotomie entwickelt, d. h. die Zerstörung des Forelfeldes auf stereotaktischem
Wege ohne Berührung der nachbarlichen Strukturen. Das erfolg-
reiche Resultat betreffend die Symptomatologie ist wahrscheinlich
die Folge der Unterbrechung der pallidofugalen, kortikofugalen,
kortikorubralen, kortikotegmentalen und auch zerebrothalamischen,
rubrothalamischen und retikulothalamischen Fasern [492]. STORY
u. Mit. [500] berichten ebenfalls über gute Resultate mit dieser
Methode. ANDY u. Mit. [21, 23] und HOUDART u. Mit. [258] machen
ihre Läsionen mehr kaudalwärts, zwischen dem Nucleus ruber,
dem Corpus Luysi und der Zona incerta, und schreiben ihre Resultate der Zerstörung des zerebellorubrothalamischen Bündels
zwischen dem N. ruber und dem Thalamus zu. Eine Verbindung
mit einer Läsion im Nucleus ventralis lateralis ergibt für SANO
[446] die besten Resultate.

β) Zona incerta

MUNDINGER [361, 362] hat einen speziellen Punktionsweg ausgearbeitet, um die neuronalen Verbindungen im Bereich der Zona
incerta, unter Einbeziehung der Forelschen Bündel, von Teilen der
Radiatio praelemniscalis und des lateralen dorsalen und rostralen
Nucleus ruber zu koagulieren. Nach diesem Autor wären die Resultate mit dieser Methode besser als mit den Thalamotomien.

Bemerkungen betreffend die Läsion und die Wahl eines Zielpunktes

Gewisse Neurochirurgen betonen, daß mit kleinen Läsionen
Parkinson-Symptome wohl beseitigt werden können, daß Rezidive
jedoch nur mit großen Nekrosen vermieden werden [110, 213, 415,
502]. Demgegenüber glauben andere, daß auch mit kleinen Herden
die Bewegungsstörungen dauernd unterbrochen werden können,
sofern die Läsionen am optimalen Ort liegen [23, 204, 289, 298,

394, 547]. Noch erstaunlicher ist der günstige Effekt auf den Tremor und den Rigor dieser verschiedenen Läsionen, von denen KJELLBERG [290] die Ausdehnung zusammengefaßt hat (Abb. 18). Die

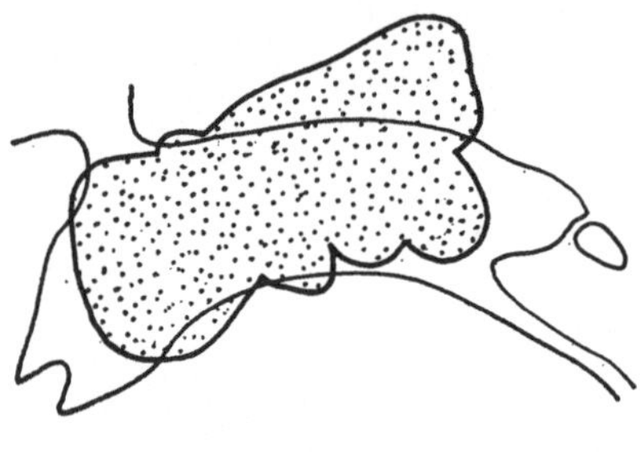

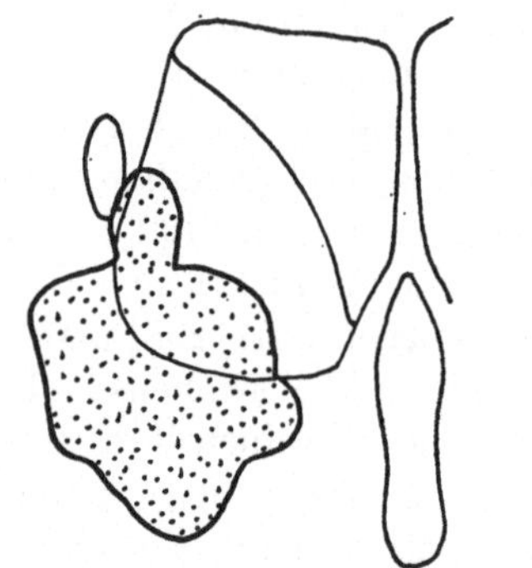

Abb. 18. Schematische Ausdehnung der verschiedenen Läsionen, die den Tremor und den Rigor zum Verschwinden bringen können
(Nach KJELLBERG, R. N., Pallido-thalamic mechanisms in movements disorders. Confin. neurol. **26**, 328—335 [1965])

Hypothese einer tremorigenen Area, welche die verschiedenen erwähnten Strukturen umfaßt, hält der Prüfung nicht stand. KJELLBERG [290] hat eine verführerische Hypothese vorgeschlagen: Es gibt keine anderen wichtigen absteigenden Bahnen als die Kortikospinalen für willkürliche und geschickte Bewegungen; es gibt kein extrapyramidales motorisches System. Aus dem Bulbus abwärts verlaufende Bahnen führen fördernde und hemmende Funktionen auf das Spinalreflexsystem aus, aber sie bringen die willkürlichen und geschickten Bewegungen nicht hervor. Abnorme Bewegungen wie Tremor und abnormer muskulärer Spannungszustand wie Rigor wären die Folge des Wegfalles der fördernden und einer Verstärkung der hemmenden Impulse auf das Gamma-System. Nach KJELLBERG genügt die Reduktion des anatomischen Regelkreises um etwa 1 bis 6%, um die hemmende Funktion des Systems in seiner Inhibitionskapazität zu reduzieren.

Die stereotaktische Chirurgie des Parkinsonismus beruht auf der Empirie. Zu ihrem Verständnis muß noch viel unternommen werden.

h) Die peroperative Narkose

Die stereotaktischen Operationen werden meistens ohne Vollnarkose durchgeführt. Tatsächlich maskiert die Narkose, wie der normale Schlaf, den Tremor, so daß die schon erwähnten Explorationsmethoden nicht angewandt werden können. Wir sind der

Ansicht, daß eine stereotaktische Operation für Parkinsonismus ohne Narkose oder sogar ohne sedative Vorbereitungen einwandfrei durchgeführt werden kann. Unsere Erfahrung, auf 879 Operationen gegen Parkinsonismus beruhend, die in einer Sitzung mit Bohrloch, Anlegung des Grundringes, lumbalem Luftenzephalogramm, peroperativen neurophysiologischen Untersuchungen und Koagulation gemacht werden, hat uns gezeigt, daß die Operation bei vollem Bewußtsein des Patienten gut ertragen wird. Sehr empfindliche Patienten können aber einerseits eine Sedierung erhalten; anderseits kann eine peroperative Untersuchung die Operationszeit verlängern, so daß eine medikamentöse Hilfe wünschenswert wäre. Es handelt sich darum, ein Narkosemittel zu haben, welches erlaubt, die psychomotorischen Funktionen und die elektrophysiologischen Registrierungen so rasch wie möglich zu ihrem normalen Stadium zurückzubringen, sobald es abgesetzt wird. Chloralose wird bei Tierexperimenten angewandt, weil es sich bei Reaktionen der Synapsen bewährt. Vourc'h u. Mit. [541, 542] haben bei Menschen festgestellt, daß Hydroxydion (Viadril) vergleichbar mit Chloralose ist. Coleman und Devilliers [98] haben mit Erfolg Methohexitone sodium, verbunden mit paretischen Dosen von Gallamine-Triethiodide, gebraucht. Adams u. Mit. [1] haben Atemschwierigkeiten und ein verlängertes Wiederauftreten des Tremors und des Rigors nach seiner Unterbrechung mit Methohexiton festgestellt. Diese Autoren haben eine Narkose mit Sauerstoff-Lachgas-Technik zusammen mit Intubation und kontrollierter Ventilation nach Einführung mit Methohexitone und Anästhesie des Larynx vorgezogen. Die kurz anhaltenden Entspannungen des Decamethoniums und des Suxamethoniums waren vollkommen zufriedenstellend und vermieden die Anwendung von Atropin und Neostygmine. Brown [81] benutzt Neuroleptanalgesie mit Droperidol und Phenoperidine, welche eine ausgezeichnete Sedierung und Aufhebung des physischen und psychischen Unbehagens ergibt. Die vollkommene Mithilfe des Patienten kann jederzeit während der Operation gewährleistet werden. Die Neuroleptanalgesie wird ebenfalls von Deligne [136, 137] empfohlen. Nach Steen [499] aber gibt es keine ideale Narkose für die Patienten mit extrapyramidalen Krankheiten.

i) Indikationen und Kontraindikationen einer stereotaktischen Operation bei Parkinsonismus

Prinzipiell wird durch den stereotaktischen Eingriff mit wenigen Ausnahmen immer eine Besserung der Überschußsymptome, besonders des Rigors und des Tremors und der begleitenden, dadurch bedingten Nebensymptome erzielt.

Ein absolutes Kriterium kann für die Indikationen und die Kontraindikationen einer stereotaktischen Operation bei Parkinsonismus nicht gegeben werden, obwohl mehrere Vorschläge vorgebracht wurden [170, 171, 210, 241, 260, 326]. Einige Autoren sind sehr vorsichtig und beschränken ihre operative Indikation auf Patienten, die nicht mehr als 65 Jahre alt sind (z. B. [458]), und auf eine stark fortgeschrittene Symptomatologie; andere operieren jede Form von Parkinsonismus ohne Einschränkung. Es wurde sogar die Rolle des präoperativen Babinski-Zeichens diskutiert [131]. Nur die Akinesie wird von allen Autoren als Kontraindikation bezeichnet; entweder muß der Rigor oder der Tremor oder beide zusammen im klinischen Bild überwiegen.

Wenn ein Patient bei uns für eine stereotaktische Operation eingeliefert wird, wird unser Bemühen jedem Fall besonders angepaßt. Es müssen bei der Indikationsstellung die gleichen strengen Maßstäbe wie für jeden anderen chirurgischen Eingriff angelegt werden. Wir bestehen auch darauf, daß eine richtige medikamentöse Behandlung sich als ungenügend erwiesen hat. Die sozialen Rückwirkungen der Symptome spielen oft eine größere Rolle als die Abnahme der beruflichen Leistung. Die progressive Invalidität für die täglichen Verrichtungen verlangt nach unserer Meinung einen chirurgischen Eingriff. Die besten Resultate mit meist kompletter Symptomfreiheit geben die Hemi-Parkinson-Formen

Tabelle 19. *Kontraindikationen der stereotaktischen Chirurgie des Parkinsonismus*

Rein akinetische Form der Krankheit
   ohne Muskelhypertonie
Zeichen einer zerebralen Dekompensation
Ausgeprägter vaskulärer Zustand
Anamnetische bedeutende psychiatrische
   Ausfälle
Bulbäres oder pseudobulbäres Syndrom
Wichtige EEG-Veränderungen[1]
Hydrozephalus von etwa einem Drittel
   größer als unsere Normdimensionen[2]

[1] Ein Routine-EEG wird für gewöhnlich für eine einseitige Operation nicht verlangt.

[2] Unsere Normdimensionen: Länge des 3. Ventrikels: 23,5, Breite des Seitenventrikels auf der Höhe des Trigonums: 17.

ohne psychische Veränderungen. Aber auch bei fortgeschrittenen Fällen mit bilateraler Symptomatik wird, wie die Erfahrung gezeigt hat, unabhängig von der Ausprägung der Symptomintensität ein gutes Resultat durch den Eingriff erzielt [360]. Die Indikation für einen bilateralen Eingriff ist hingegen vorsichtiger zu stellen und wird von Fall zu Fall erst ein Jahr nach der ersten Operation streng diskutiert.

Wenn auch die operativen Indikationen uns flexibel und elastisch erscheinen, sind wir der Meinung, daß die Kontraindikationen sorgfältig überprüft werden müssen. Das Alter bedeutet an sich keine Beschränkung (wir haben 79jährige Patienten ohne Komplikationen operiert), aber wir finden es wichtig, die Begleiterscheinungen des Alters in Betracht zu ziehen. Die Tabelle 19 faßt unsere Kontraindikationen zusammen.

Die klinische Erfahrung der stereotaktischen Chirurgie und die Kenntnis des Parkinsonismus sind unseres Erachtens die besten Richter in bezug auf Operationsreife, die von Fall zu Fall verschieden ist.

k) Resultate

1. Klinische Ergebnisse

Eine Gesamtübersicht der klinischen Resultate der stereotaktischen Operationen gegen Parkinsonismus läßt sich schwer beurteilen. Die verschiedenen angewandten stereotaktischen Operationen, die Wahl der benützten Läsionen, die Vielzahl der gewählten Zielpunkte sind Faktoren, die nicht verglichen werden können. Die mitgeteilten Resultate beruhen sozusagen alle auf klinischen Schätzungen und nicht auf graphisch reproduzierbaren Kriterien, so daß eine vergleichbare Studie ihren Wert verliert. Im weiteren berichten viele Arbeiten über Gesamtresultate, ohne den Zielpunkt zu präzisieren und ohne weitere Angaben über die klinischen Besserungen [31, 74, 78, 79, 108, 119, 151, 165, 168, 249, 321, 341, 360, 367, 421, 501, 557, 558] zu vermitteln.

Ein interessanter Bericht ist der von MUNDINGER [360], welcher die mitgeteilten Ergebnisse von 14 neurochirurgischen stereotaktischen Arbeitsgruppen ([7, 55, 203, 216, 261, 302, 321, 331, 380, 396, 401, 559], RAND, persönliche Mitteilung, und die Klinik von Freiburg i. Br.) zusammengestellt hat und dadurch den Durchschnitt von 2033 Patienten ermitteln konnte. Nach dieser Studie läßt sich der Rigor am eindrucksvollsten beeinflussen. So war eine Rigorbeseitigung bzw. deutliche Besserung nach der Pallidotomie im Mittel bei $76 \pm 11{,}0\%$ der Patienten erfolgt, wobei bei den einzelnen stereotaktisch arbeitenden neurochirurgischen Arbeitsgruppen, sicherlich abhängig von der angewandten Technik, die Schwankungsbreite zwischen 65 und 86% lag. Nach der Thalamotomie wurde der Rigor bei $75{,}2 \pm 0{,}5\%$ beseitigt oder deutlich gebessert.

Tabelle 20.

	Anzahl der Fälle	Läsionstyp	Vermutliche Größe der Läsion
ALAJOUANINE u. Mit. [7]	40	HFKoag.	
BERTRAND u. Mit. [55]	36	Leukotom	12 mm
COOPER u. Mit. [105]	245	Chemopall.	
COOPER u. Mit. [117, 118]	?	Chemopall.	Große Läsion
COOPER u. Mit. [120]	100	Chemopall.	
HOUDART u. Mit. [257]	108	Elektrokoag.	2 mm/10 mm
LAPRAS [309]	11	Leukotom	10 mm hoch 10 mm lang
VAN MANEN [331]	43	HFKoag.	
MUNDINGER/RIECHERT [366]	247	HFKoag.	
MUNDINGER/RIECHERT [368]	447	HFKoag.	
NARABAYASHI [377]	140	Chemopall.	
OBRADOR/DIERSSEN [385]	55	Verschied.	
PAXTON/DOW [401]	43	Chemopall.	
RIKLAN u. Mit. [430]	106	Chemopall.	
SPIEGEL/WYCIS [487, 559]	50	Elektrokoag.	
SVENNILSON u. Mit. [505]	81	HFKoag.	
TAARNHØJ u. Mit. [510]	118	Chemopall.	

Pallidale Eingriffe

| Gute Resultate in % auf | | | Komplikationen in % | Rezidive | | |
Tremor	Rigor	Gesamt-bild		Tremor	Rigor	Gesamt-bild
		66				
		86	Mortalität: 5,5 Andere: 8,0			
60	80	80 70 88	Mortalität: 2,8 Paresen: 2,0 Mortalität: 2,4 Paresen: 3,0 Mortalität: 3,0 Hemiplegie: 2,0 Paresen: 10			0
94	45			6	55	
36	50		Mortalität: 9,0			
48,4	65	51,2	Mortalität: 9,3			
46,3 62,1	88,7 91			0,25	0,74	
Effekt nur vor- über- gehend	Sofort 90,5 Später 52,0		Mortalität: 1,3 Paresen: 6,0	Alle		
		Sofort 56,0 Später 32,0	Mortalität: 1,8 Andere: 18			
65	90		Mortalität: 4,0 Paresen: 2,0			
		89				Verschl. mit der Zeit: 5,0
44,0	72,2		Mortalität: 4,0 Paresen: 16,0	12		
82	79	77				
48,4	65	51,2	Mortalität: 9,3			

13*

Tabelle 21. *Thala-*

	Anzahl der Fälle	Läsionstyp	Vermutliche Größe der Läsion
ADAMS/RUTKIN [2] Centrum medianum	26	Elektrokoag.	
CHIASSERINI u. Mit. [95]	105	Chemothal.	
COOPER [109]	?	Chemothal.	Große Läsion
DAWSON [133]	60	HFKoag.	
DIEMATH [143]	84	HFKoag.	$6 \times 6 \times 8$
DONOSO u. Mit. [160, 161]	83	Elektrokoag.	
GROS u. Mit. [212]	225	Leukotom	
HEPPNER [251]	85	Elektrokoag.	
JINNAI [274]	52	Kryothal.	
KRAYENBÜHL u. Mit. [301, 302]	280	HFKoag.	ca. 250 mm³
KRAYENBÜHL u. Mit. [297]	187	HFKoag.	ca. 250 mm³
LAPRAS u. Mit. [310]	200	Leukotom	8 mm hoch 10 mm lang
VAN MANEN [331]	7	HFKoag.	
VAN MANEN [331], VPL	10	HFKoag.	
MUNDINGER/RIECHERT [366]	193	HFKoag.	
MUNDINGER/RIECHERT [368]	616	HFKoag.	
SAMIY u. Mit. [445]	70	HFKoag.	
SPEAKMAN [473]	73	Leukotom	10 mm Diameter
WALTZ/COOPER [550]	1001	Kryothal.	

mische Eingriffe

| Gute Resultate in % auf | | | Komplikationen in % | Rezidive | | |
Tremor	Rigor	Gesamt-bild		Tremor	Rigor	Gesamt-bild
		33	Mortalität: 0,0 Andere: 19,0			
		56	Mortalität: 11,4 Andere: 14,4			10
		85	Mortalität: 2,0 Paresen: 9,0			
		57	Mortalität: 10,0			10
85	90	83,3	Mortalität: 0,93			
		77	Mortalität: 2,4 Andere: 50,0 Verschlecht.: 4,8			
		94,7	Mortalität: 2,7 Andere: 23,2			
95	86					
		73,1				
		86,2	Mortalität: 2,14 Andere: 13			
94	87					
		Sofort 80 90 Später 50	Mortalität: 8,0			13
50	75	73,4	Mortalität: 0,0			
90	100	90	Mortalität: 0,0			
78,2	67,2			2,25	0,25	
85,1	83,4			5,1	3,5	
				[100]	[100]	
70	54	84	Mortalität: 3,0 Andere: 9—25			
		81	Mortalität: 2,75 Andere: 31,2			
Sofort 90,6 bis 99,6 Später 88,6 bis 99,5	Sofort 88,6 bis 99,5 Später 66 bis 91,5		Mortalität: 1,3 Paresen: 2,4 Andere: 13,0			13,8

Nach der Pallidotomie wird der Tremor bei 55 ± 22% (32 bis 78% der Patienten) und nach der Thalamotomie bei 65 ± 15% (50 bis 80,3%) beseitigt oder deutlich gebessert. Die durchschnittliche Gesamtverbesserung für Rigor und Tremor errechnet sich in der Sammelstatistik mit 66,6%. Mit der Beseitigung dieser beiden Kardinalsymptome ist zugleich noch eine Beeinflussung einiger Begleitsymptome verbunden, aber detaillierte und statistische Angaben fehlen.

Da die operative Indikation eines Parkinsonschen Syndroms gegeben ist, wenn es gilt, die Rigidität und den Tremor zu beseitigen, haben wir tabellenförmig einige in der Literatur ausgewählte Ergebnisse aufgeführt (Tab. 20, 21, 22). Die Tremor-, Rigor- und Gesamtbildresultate sind prozentual ausgedrückt, je nach der Schätzung des Autors im Zusammenhang mit der bemerkenswerten

Tabelle 22. *Subthala-*

	Anzahl der Fälle	Läsionstyp	Vermutliche Größe der Läsion
HOUDART u. Mit. [258]	50	Diathermo-koagulation	60 mm³
MUNDINGER [361, 362] (Zona incerta)	90	HFKoag.	
STORY u. Mit. [500], (H_2)	50	Leukotom	
WYCIS u. Mit. [556]	45	Elektrokoag.	

subjektiven und objektiven Besserung. Das Gesamtbild gibt nicht nur den guten Einfluß der Operation auf die Parkinsonsche Symptomatologie wieder, sondern schätzt auch die Wiederaufnahme der sozialen und beruflichen Aktivität, die Selbständigkeit für die täglichen Verrichtungen usw. Wir sind der Ansicht, daß die objektive Beurteilung eines Resultats desto schwieriger ist, je zahlreicher die zu analysierenden Faktoren sind. Wir erwähnen den Fall eines Landwirtes, der an Hemi-Parkinsonismus mit Tremor im Vordergrund litt. Postoperativ verschwanden Tremor und Rigor und die Dysdiadochokinesie wurde stark gebessert. Dieser Arbeiter, der somit vom medizinischen Standpunkt aus mit einem Resultat von 100% geheilt war, konnte in der Folge seine Arbeit nicht wiederaufnehmen. Koordinationsstörungen der Finger und der Hände, die nach der Operation auftraten, hinderten ihn am Melken. Dieser Zustand war nach 2 Jahren noch feststellbar. Das gleiche wurde bei einem Postbeamten festgestellt. Bei diesem Patienten war das Operationsresultat ausgezeichnet, mit Verschwinden der einseitigen Symptomatologie, aber er konnte seine Arbeit ebenfalls nicht mehr aufnehmen, da er unfähig war, rasch zu stempeln und die Briefe zu sortieren. Diese Tatsachen werden vom Chirurgen oft übersehen, was eine Statistik fragwürdig macht.

Unsere Erfahrung beruht auf einer Gesamtzahl von 1030 stereotaktischen Operationen bei Dys- oder Hyperkinesien (bis zum 31. 12. 1966), darunter 879 Operationen gegen Parkinsonismus. Diese 879 Operationen betrafen 754 Patienten. Wir haben in Wirklichkeit 101 Patienten beidseitig operiert, 5 davon mit 3 Operationen und einen mit 4 Operationen; dazu mußte die Operation 24mal bei einseitig

mische Eingriffe

Gute Resultate in % auf			Komplikationen in %	Rezidive		
Tremor	Rigor	Gesamt-bild		Tremor	Rigor	Gesamt-bild
		72	Mortalität: 0,0 Andere: 10,0			8
98,8 Später 83,3	100,0 Später 100,0		Leichte Kompl.: 5,0	16,7	0,0	
		62				16
88,8	88,2		Mortalität: 0,0 Leichte K.: 30,0			

operierten Patienten wiederholt werden, wegen Unzulänglichkeit des Operationsresultates oder Rezidivs der Symptomatologie. Diese Rezidive und Unzulänglichkeiten machen in unserem Material somit 3,2% der operierten Fälle aus. Während derselben Periode, während welcher diese 754 Parkinson-Patienten operiert wurden, wurden 1000 Parkinson-Kranke, die zur stereotaktischen Operation eingeliefert wurden, in der gleichen neurochirurgischen Abteilung untersucht. Somit wurden nur 75% der Kandidaten für einen stereotaktischen Eingriff ausgewählt.

Trotzdem es uns widerstrebt, die Auswertung in Prozenten anzugeben, sind wir in der Lage, unsere bereits veröffentlichten Resultate zu bestätigen [294, 297, 298, 299, 300, 301, 302, 563, 564]. Was die beeinflußbaren Hauptsymptome der Krankheit betrifft, verschwindet der *Tremor* oder nimmt in mehr als 85% der Fälle ab und der *Rigor* in mehr als 80%. Die *Akinesie,* insofern sie der Spiegel eines Aktivitätsverlustes ist, konnte in fast 25% der Fälle vorübergehend oder sogar andauernd gebessert werden. Die schmerzhaften muskulären *Krämpfe,* über die etwa ein Drittel aller Patienten klagt, die überwiegend beim Beugen der unteren Extremitäten oder in den großen Gelenken auftreten und die die Patienten bei Tag und Nacht derartig stören, daß sie subjektiv nicht selten ganz in den Vordergrund des Krankheitsbildes gestellt werden, wurden bei 70% unserer Patienten auf der operierten Seite für dauernd beseitigt und bei weiteren 20% deutlich gebessert. Wir glauben, daß die Schmerzen bei Parkinson-Patienten eine ausgezeichnete Operationsindikation sind. Die charakteristische *Sprache* des Parkinsonisten (siehe [328]) kann nur mit Schwierigkeit in ihrem Ganzen beurteilt werden. Nach Koagulation des ventrolateralen Thalamuskernes wird bei uns eine Besserung der Sprachmelodie festgestellt (Abb. 19), wahrscheinlich von der postopera-

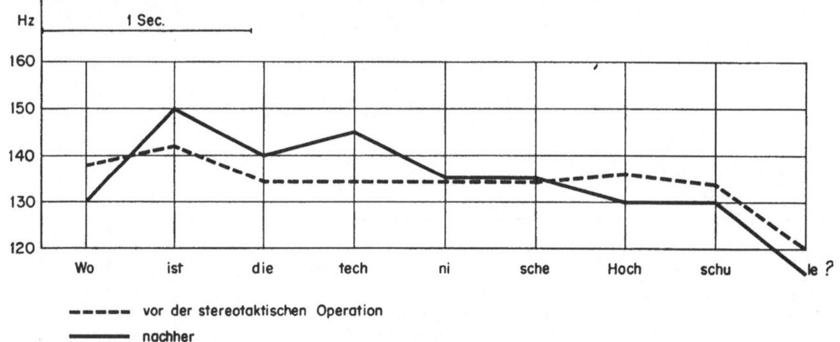

Abb. 19. Mittelwertkurven der Sprachmelodie vor und nach der stereotaktischen Operation auf Grund der Auswertung der Melodiebewegung des Testsatzes: „Wo ist die technische Hochschule?" in einer spektrographischen Untersuchung (Aus LUCHSINGER, R., J. SIEGFRIED, M. KOHENOF und C. DUBOIS, Klinische und experimentell-phonetische Untersuchung der Sprache vor und nach stereotaktischen Operationen bei Parkinson-Patienten. Folia phoniat. 18, 197—217 [1966])

tiven Besserung des Rigors abhängig [328]. Dagegen sind die Schalldruckkurven postoperativ verschlechtert, so daß eine globale Besserung nur selten beobachtet werden kann. Die *Gang- und Haltungsstörungen* bereiten ebenfalls Interpretationsschwierigkeiten, da wir in 50 bis 70% der Fälle das Auftreten einer postoperativen kontralateralen Pulsion festgestellt haben, die sich in den ersten Tagen nach dem Eingriff schnell besserte [449, 450, 466]. Jedoch konnte eine Besserung des Ganges lange Zeit nach der Operation bei 50% der Fälle beobachtet werden. 22% der Patienten haben sogar ihren

kleinschrittigen Gang zu einem mittelschrittigen verbessert [297].
Die *Schrift* verliert in fast allen Fällen ihren zitterigen Aspekt,
die Mikrographie aber und die Verlangsamung waren nur in 18%
gebessert (Abb. 20, 21). Die *Blickkrämpfe*, Schauanfälle oder die
tonischen und klonischen Verkrampfungen waren in unserer Serie
von operierten Patienten in nicht mehr als 20% der Fälle von
geringer Intensität und nicht mehr so häufig zu beobachten. Die
günstigen Erfahrungen von ORTHNER [395], der bei 3 doppelseitigen
und 5 einseitigen Pallidotomien die Schauanfälle zum Verschwinden
brachte, hängen wahrscheinlich mit dem Zielpunkt zusammen.

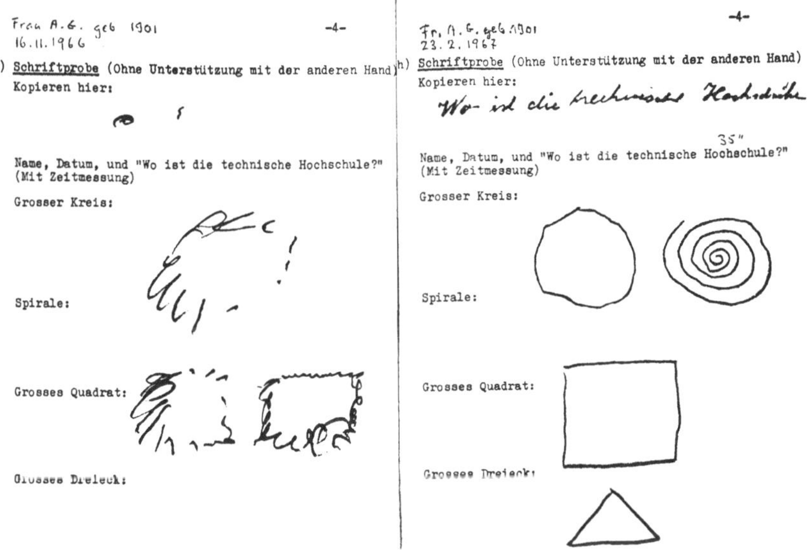

Abb. 20. Schriftprobe eines Parkinson-Kranken vor (Abb. links) und 6 Tage nach
einer stereotaktischen Operation (Abb. rechts) auf dem ventrolateralen Thalamuskern. Verschwinden des Tremors

GILLINGHAM [207] machte ähnliche Beobachtungen nach bilateralen Läsionen des posterioren Gliedes der Capsula interna. Die *vegetativen Störungen* werden durch den stereotaktischen Eingriff am
geringsten beeinflußt. Speichelfluß und Schwitzen wurden immerhin
bei 15 bis 20% der Patienten zum Teil gebessert. Salbengesicht
wird kaum verändert. Der Einfluß der operierten Seite auf die
Symptomatologie gehört bei uns zur routinemäßigen *neuropsycho-
logischen* Untersuchung. Die häufigsten Komplikationen werden bei
Patienten angetroffen, die auf der dominanten Hemisphäre operiert
wurden. Eine deutliche Besserung nach der Operation für allgemeine
Information, Geschicklichkeit und für arithmetische Urteile wurde

nur bei Patienten beobachtet, die auf der nichtdominanten Hemisphäre operiert waren. Das visuelle Frischgedächtnis war ebenfalls in diesen Fällen nach der Operation deutlich gebessert [296]. Was den *subjektiven Gesamteindruck* betrifft, sind 40% der Operierten sehr zufrieden, und im allgemeinen sind 70% der Operierten der Ansicht, daß die Operation nötig war und daß sie Nutzen daraus ziehen. Der subjektive operative Erfolg und das Erscheinen eines Wohlbefindens sind charakteristisch für eine stereotaktische Opera-

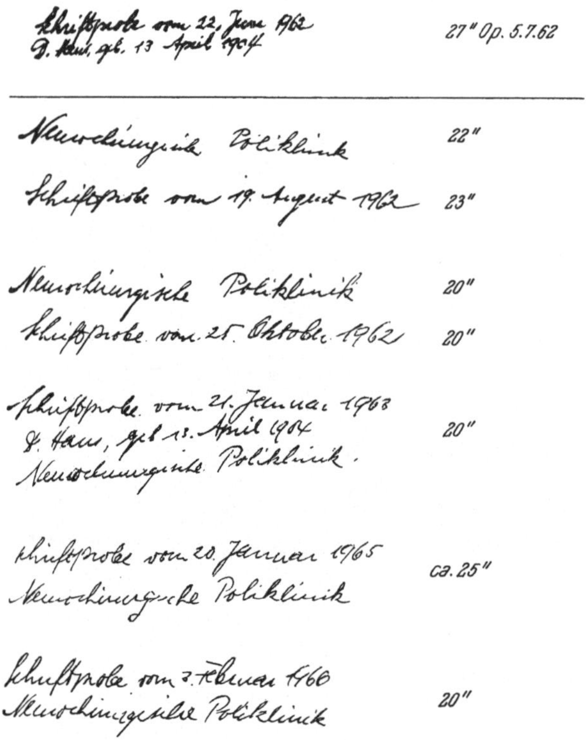

Abb. 21. Schriftprobe eines Parkinson-Kranken vor einer stereotaktischen Operation (oberhalb des Striches) und postoperative Kontrollen einige Monate und 1, 3 und 4 Jahre später. Andauerndes Fehlen der Mikrographie
(Schriftzeit in Sekunden)

tion, obwohl die Krankheit ihren weiteren Verlauf nimmt. Dieser gute psychische Einfluß wirkt seinerseits günstig auf die Emotionalität und die innere Spannung, die, wie bekannt, die Symptomatologie verstärken. Man kann sich somit fragen, ob dies nicht der Grund der Besserung oder Beseitigung des bilateralen Tremors nach einseitiger Kryothalamektomie in 18 von 34 von JINNAI u. Mit. operierten Patienten ist [272, 273].

Bilaterale stereotaktische Operationen

Die Geschichte der bilateralen stereotaktischen Operationen hat in den letzten 15 Jahren drei unterschiedliche Phasen durchgemacht. Während der ersten Periode wurde keine spezielle Einschränkung in der bilateralen operativen Indikation gegeben. Als Folge von deutlichen psychoorganischen Komplikationen wurde die bilaterale Operation stark gebremst. HASSLER und RIECHERT waren 1954 die ersten [240], die über einen Fall berichteten, bei welchem die doppelseitige Thalamotomie zu einem schweren Frontalhirnsyndrom führte, das nach sechsjähriger Beobachtung nicht beseitigt war. Nach vielen Berichten [56, 62, 206, 208, 251, 298, 341, 360, 367, 397, 451, 452, 473] wurden die bilateralen stereotaktischen Operationen mit viel größerer Vorsicht und einer beschränkenden Indikationsstelle wieder aufgenommen. Die meisten Autoren, mit einigen Ausnahmen [284], führen die zweite Operation erst einige Monate nach der ersten aus. Die klinischen, psychologischen und elektroenzephalographischen Kriterien, die sich einer einseitigen Operation nicht entziehen, können die Durchführung einer bilateralen Operation ausschließen [298]. Die symmetrischen Läsionen wurden oft diskutiert. JUNG und HASSLER [279] sind der Ansicht, daß symmetrische bilaterale Läsionen des Nucleus ventralis lateralis kontraindiziert sind, da wichtige Personalitätsstörungen vom Frontaltyp eintreten können, welche von der Unterbrechung der thalamofrontokortikalen Bahnen resultieren. Die klinischen Beobachtungen von KRAYENBÜHL u. Mit. [297, 298, 299, 300, 302] sowie die von GILLINGHAM u. Mit. [206, 208, 209] und von MARKHAM u. Mit. [340] haben diese Befürchtung in Frage gestellt, wenn die Operationsindikation nach genauer Untersuchung des gewählten Falles gestellt worden ist. Das gleiche gilt für die bilaterale Pallidotomie [279, 366], die auch kritisiert wurde [397]. Dieses Problem ist somit nicht vollkommen gelöst. Die meisten Autoren nehmen an, je größer die Läsionen seien, desto größer könnten die postoperativen Komplikationen und die neurologischen Defizite sein [206, 360]. Die Tabelle 23 faßt einige Statistiken in bezug auf den Zielpunkt zusammen.

Seit unseren früheren Statistiken [297, 298, 299, 300, 302] beruht unsere momentane Erfahrung auf 101 beidseitig operierten Patienten. Mit einer strengeren operativen Indikationsstellung haben sich die Komplikationen vermindert, und die operative Mortalität für die letzten Fälle ist gleich Null.

2. Komplikationen

Die Komplikationen können zweierlei Natur sein: Sie können durch eine Mitschädigung benachbarter Strukturen oder durch den

Tabelle 23. *Bilaterale Operationen*

	Zielpunkt	Anzahl der Fälle	Abstand zwischen beiden Läsionen	Gute Resultate in % auf		Gesamt-bild	Komplikationen
				Tremor	Rigor		
ADAMS/RUTKIN [2]	Centrum med. (symmet.)	17	?			70	
GILLINGHAM u. Mit. [206, 208]	Caps. int., Pall. int., VL thal. (symmet.)	60	Zwischen 3 und 24 Monaten	75	76,6	80	Mortalität bis 3 Mon. nach Op.: 0%. Andauernde Verminderung des Sprachvolumens: 38,3%. Andauernde Dysarthrie: 35%
HEPPNER [251]	VL thal. (symmet.)	6	Mindestens 6 Monate				Keine
KRAYENBÜHL u. Mit. [298]	VL thal. (symmet.)	23	Mindestens 6 Monate, meistens 1 Jahr			65	Mortalität: 8,6%. Verschlechterung der Sprache: 30,5%. Psychische Störungen: 8,7% andauernd, 26% vorübergehend
	VL thal. eine Seite, Pall. int. andere Seite	28				50	Mortalität: 7,1%. Verschlechterung der Sprache: 60,7%. Psychische Störungen: 39,3% andauernd, 21,4% vorübergehend
MARKHAM/RAND [341]	Veränderlich	35	?			78,7	Mortalität: 0%. Andauernde Dysarthrie: 5,7%, vorübergehende: 11,4%. Andauernde Dysphagie: 3%, vorübergehende: 8,6%. Vorübergehende Dementia: 34,3%
MUNDINGER/RIECHERT [360, 367]	VL/Pall. (symmet. und nichtsymmet.)	82	Mindestens 6 Monate	87	66	88	2mal höher als nach einseitiger Operation
ORTHNER/ROEDER [397]	Pall. int. (symmet.)	36	Mindestens 6 Monate	Ausgezeichnet 22 Gut 100	83		Praktisch keine
SCHAERER [451, 452]	VL thal. (symmet.)	8	Mindestens 6 Monate			87,5	Personalitätsveränderung bei einem Patienten
SPEAKMAN [473]	VL thal. (symmet.)	25	Mindestens 6 Monate			88	Mortalität: 8% Verwaschene Sprache: 8%

Ausfall der in der Struktur selbst innewohnenden Funktionen verursacht werden. Daneben bestehen so diskrete vorübergehende postoperative Erscheinungen, daß man Mühe hat, sie als Komplikationen zu bezeichnen und daß man somit von Nebenerscheinungen spricht. Wir erwähnen sie trotzdem unter den vorübergehenden Komplikationen.

α) Mortalität

Die Mortalität kann von einer zerebralen Komplikation abhängen, die entweder mechanisch (z. B. Blutung) oder durch eine ausgedehnte oder schlecht gezielte Läsion verursacht werden kann und deren Effekt durch klinische Komplikationen, wie Pneumonie infolge Schluckstörungen, zum Exitus führt. Die mechanische Blutung kann entweder intra- oder extrazerebral sein, wie in den berichteten Fällen von subduralen Hämatomen [51, 305]. Die Technik der benutzten Läsion spielt eine Rolle, und wir regen in diesem Sinne die Diskussion an, welche die Gefriermethode betrifft (siehe S. 183). Auch die Folgen der Hochfrequenzkoagulation sind von Wichtigkeit. MUNDINGER und RIECHERT [367] berichten über eine ausgewertete Serie operierter Fälle mit einer Operationsmortalität (innerhalb der Klinik verstorbene Patienten) von 2,69%. Per- und postoperative zerebrale Blutungen waren bei 5 der 8 Todesfälle die Ursache. Bei den meisten dieser Fälle hatte die früher verwendete Hochfrequenzkoagulation zu Verschorfungen an der Elektrodenspitze geführt. Es wurden dadurch die Gefäßwände ankoaguliert oder aufgerissen. Die Autopsie zeigte teilweise große Blutungsherde, welche die Basalganglien und den Hypothalamus einnahmen. Diese Autoren haben inzwischen mit einem neu entwickelten 0,29-MHzHochfrequenz-Röhrenoszillator und mit der Temperaturkontrolle des Koagulationsablaufes (70°) bei weiteren 737 Eingriffen möglicherweise nur eine intrazerebrale Blutung ausgelöst. Mit dem 0,5-MHz-Röhrenoszillator von WYSS erwähnen wir eine Gesamtmortalität von 1,8% mit 0,5% durch eine Blutung als Folge des Anstechens eines Gefäßes durch die Punktionsnadel oder als Folge der Koagulation selbst. Diese Komplikationen traten bei den letzten 350 Fällen nicht mehr auf. Einige vergleichende Mortalitätswerte sind in den Tabellen 20, 21, 22 wiedergegeben.

β) Andauernde und vorübergehende Komplikationen

Die Tabellen 24 und 25 fassen diese Komplikationen zusammen. Die Hauptkomplikationen, die mit der Zeit kaum oder langsam verschwinden, sind die Hemi- oder Monoplegien oder -paresen. Sie können entweder durch eine kleine operative oder postoperative

Tabelle 24. *Vorübergehende postoperative Komplikationen*

Paresen	%	Hyperkinesien	%
AVENARIUS u. Mit. [31]	3	ANDY u. Mit. [23]	8,6
BRAVO [75]	1,52	BRAVO [75]	6,6
COOPER [109]	6	BRION u. Mit. [77]	1,17
KRAYENBÜHL u. Mit. [302]		COOPER [109]	3,6
mit persönl. Material ergänzt	4,2	GROS u. Mit. [212]	6,5
LEVIN u. Mit. [321]	8,8	HUGHES [266]	4,5
LIN/COOPER [325]	1,7	LAPRAS [310]	25
MARKHAM [341]	20,8	LIN/COOPER [325]	0,8
SPIEGEL/WYCIS [485]	16	MARKHAM [341]	14,1
WALTZ u. Mit. [550]	2,4	THIERRY [519]	3,8
		WALTZ u. Mit. [550]	1,4
		Persönliches Material	1,1

Sprachstörungen	%	Psychische Störungen	%
ALAJOUANINE u. Mit. [8]		AVENARIUS u. Mit. [31]	30,0
einseitig	10,0	BRAVO [75]	2,3
beidseitig	66,0	COOPER [109]	8,0
oszillographische Studie	50,0	GILLINGHAM [203]	5,0
BUCK/COOPER [83]	50,0	KRAYENBÜHL u. Mit. [302]	
COLUMELLA [99]	5,0	mit persönlichem Material	
COOPER [105, 107, 109, 110, 120]	20,0	ergänzt	
D'ANDREA [132] beidseitig	12,0	einseitig	6,6
GILLINGHAM [203]	3,3	beidseitig symmetrisch	28,1
GUIOT/BRION [221]	45,0	beidseitig asymmetrisch	37,9
MARKHAM/RAND [341]	10,0	LIN/COOPER [325]	12,8
KRAYENBÜHL u. Mit. [297, 298]		VAN MANEN [331]	50,0
mit persönl. Material ergänzt		MARKHAM [341]	27,5
einseitig	29,4	MUNDINGER/RIECHERT [367]	29,4
beidseitig	58,7	ORTHNER/RIEDER [397]	44,5
LEVIN u. Mit. [321]	20,3	WALTZ u. Mit. [550]	8,5
LIN/COOPER [325]	9,4		
VAN MANEN [331]	20,0		
MUNDINGER/RIECHERT [367]	25,0		
SCHAERER [451, 452]	6,0		
WALTZ u. Mit. [550]	13,1		

Gangstörungen	%	Sensorische Störungen	%
HOUDART u. Mit. [258]	26,0	BRAVO [75]	2,3
LEVIN u. Mit. [321]	8,8	LIN/COOPER [325]	0,8
VAN MANEN [331]	20,0	MARKHAM [341]	2,7
WALTZ u. Mit. [550]	13,4	WALTZ u. Mit. [550]	1,3
Persönliches Material [449]	50,0	Persönliches Material	0,34
	→ 70		

Schluckstörungen	%	Epileptische Anfälle	%
MARKHAM [341]	2,7	LIN/COOPER [325]	0,8
Persönliches Material	2,4	MARKHAM [341]	2,0
		WERTHEIMER [553]	2,2
		Persönliches Material	0,34

Claude-Bernard-Horner	%	Atmungsstörungen	%
HOUDART u. Mit. [258]	12,0	SIEGFRIED [467]	→ 66,0
Subthalamus			

intrazerebrale Blutung oder durch eine schlechte Lokalisation der Elektrode mit direkter Verletzung der Pyramidenbahn verursacht werden. Die postoperativen intrazerebralen Blutungen und Erweichungen machen sich meist nach über 6 Stunden bemerkbar und sind vornehmlich durch einen Blutdruckanstieg feststellbar.

Tabelle 25. *Andauernde postoperative Komplikationen*

Paresen	%	Schluckstörungen	%
BRAVO [75]	0,76	MARKHAM [341]	2,7
COOPER [107, 109]	3	Persönliches Material	1,2
LEVIN u. Mit. [321]	5,8		
MARKHAM [341]	3,4	**Hyperkinesien**	**%**
MUNDINGER u. Mit. [360, 367, 368]	0,8 → 1,4	BRAVO [75]	2,6
SPIEGEL/WYCIS [485]	5,6	BRION u. Mit. [77]	0,17
THIERRY [519]	18	COOPER [109, 146]	0,2
Persönliches Material	1,06	GROS u. Mit. [212]	0,5
		HUGHES [266]	0,5
		MARKHAM [341]	0,7
		MUNDINGER u. Mit. [367]	0,0
Sprachstörungen	**%**	Persönliches Material	0,0
BRAVO [75]	0,76	**Psychische Störungen**	**%**
COOPER [110]			
einseitig	1,0	AVENARIUS u. Mit. [31]	11,4
beidseitig	6,0	BRAVO [75]	0,61
COOPER [127]		GILLINGHAM [203]	5,0
Nach Kryothalamektomie (einseitig)	4,0	KRAYENBÜHL u. Mit. [297] mit persönl. Material ergänzt	
KRAYENBÜHL u. Mit. [297, 298] mit persönlichem Material ergänzt		beidseitig u. symm. Läsion	8,7
beidseitig	15,2	MARKHAM [341]	1,4
MARKHAM/RAND [341]	2,0	MUNDINGER/RIECHERT [368]	3,7
MUNDINGER u. Mit. [367]	1,0	**Sensorische Störungen**	**%**
SPEAKMAN [473]	1,0	BRAVO [75]	2,3

Die *Paresen* sind immer durch eine Läsion der Capsula interna verursacht. Die *Hyperkinesien*, besonders die hemiballistischen Bewegungen, sind meistens Folge eines Übergriffes auf das Corpus Luysii [77, 109, 146, 266, 448]. Bei den *Sprachstörungen* muß zwischen den aphonischen oder dysphonischen und den aphasischen oder dysphasischen Störungen unterschieden werden. Das Problem der hemisphärischen Dominanz wurde oft studiert (siehe [328]) und über die beobachteten Veränderungen berichtet [20, 102, 109, 132, 133, 221, 233, 297, 298, 341]. Die Wichtigkeit der beidseitigen Operation wurde richtig beurteilt [208, 297, 298, 341, 348]. Wir können ätiopathogenetisch die postoperative Sprachverschlechterung nicht erklären. Auf Grund einer klinischen und spektrographischen Studie konnten wir jedoch zwei Feststellungen machen [328]: 1. Die Monotonie konnte in einem gewissen Maß mit der Rigidität des bukkopharyngealen Apparates in Zusammenhang gebracht werden. Der Rigor, ein klassisches Zeichen des Parkinsonismus, welcher sich im Sprachvorgang geltend macht, wird postoperativ sehr deutlich gebessert. Wir haben den Eindruck, daß je mehr die Rigidität sich verstärkt, die Stimme um so monotoner wird. Bessert sich daher die Rigidität postoperativ, wird die Monotonie um so günstiger beeinflußt. 2. Sind dagegen die Schalldruckkurven postoperativ verschlechtert, so nehmen wir an, daß dies im Zusammenhang mit der postoperativen Verschlechterung der Respiration bei vermindertem Luftstrom steht. Ebenso wie wir in der Hälfte einer nicht ausgewählten Gruppe von 46 Parkinson-Patienten bestätigt haben, daß die Atmung vermindert war, so haben wir festgestellt, daß postoperativ in der gleichen Gruppe zwei Drittel der Fälle eine alterierte Lungenfunktion zeigten [467]. Es ist nicht erwiesen, welche betroffenen Strukturen die Sprachveränderungen verursachen. Der ventrolaterale Thalamuskern wird am meisten erwähnt, und die dominante Hemisphäre wurde manchmal in Betracht gezogen (siehe oben). Für BERTRAND [53] aber können sich Sprachstörungen während der thalamischen Stimulation und nach Ausschaltung des ventrolateralen Kernes, oder von einer anderen Stelle des Thalamus mit einem Leukotom nicht einstellen. Dagegen beschreibt GUIOT u. Mit. [225] genau die durch bipolare Stimulation des ventrolateralen Thalamuskernes erhaltenen Effekte. Er hat Blockaden- und Beschleunigungsphänomene beobachtet; aber er kann nicht bestätigen, ob diese Effekte nur thalamisch, auf Grund der elektrischen Stromausstrahlung der Stimulation und der in der Nähe liegenden Capsula interna, zustande kommen. Diese thalamischen und auch pallidalen Stimulationseffekte wurden ebenfalls von anderen Autoren beobachtet. HASSLER [238] hat die Unterschiede zwischen den Reizeffekten von oralen Ventralkernen und Pallidum analysiert, wobei während der Reizung rückwärtsgezählt wurde. 45% der Pallidumreizungen haben keine Veränderungen oder Unterbrechung des Zählens zur Folge, aber nur 27% der V.o.-Reizungen. Die häufigste reizbedingte Störung des Zählens ist die Unterbrechung nach kurzer Latenz (52% der V.o.- und 38% der Pallidumreizung). Das Zählen wird durch Pallidumreizung zweieinhalbmal so häufig verlangsamt wie durch V.o.-Reizung. Dagegen bewirken V.o.-Reizungen mehr als fünfmal so häufig Beschleunigung des Zählens, wobei die Patienten die Zahlen hastig mit hoher Stimme ausstoßen und sich dann verzählen. Das Nichteinhalten der Zahlenreihe kommt viel häufiger durch V.o.- als durch Pallidumreizungen zustande. Wenn die Patienten nachträglich nach dem Grund ihrer Zählunterbrechung gefragt werden, geben 40 bis 50% der Patienten an, daß ihre Sprechbewegung motorisch behindert gewesen sei. Durch Reizungen des V.o. mit 50 sec kommt es nach HASSLER in mehr als 15% der Fälle zu plötzlichen, spontanen, aufgeregten sprachlichen Äußerungen, die größtenteils völlig unverständlich sind. COLUMELLA [99], welcher 8 auf 157 Thalamektomien Sprach- und Stimmveränderungen beobachtet hat, hat den Effekt mit monopolarer Stimulation des ventrolateralen Nukleus bei 159 anderen studiert. In 12 Fällen hat sich die Sprache während der Stimulation verändert. Nach BRAIN [70] könnten die nach stereotaktischen Operationen im Pallidum und Thalamus bemerkten Aphasien auf eine Zirkulationsstörung von anderen im Sprachmechanismus anerkannten zerebralen Gebieten zurückzuführen sein. Das Corpus striatum ist, vielleicht über die kortikothalamischen und thalamokortikalen Bahnen, möglicherweise enger verbunden mit dem Sprachmechanismus, als man denkt. Es scheint uns aber möglich [328], besonders auf Grund von zwei histologischen Kontrollen [295], daß die Ausschaltung des ventrolateralen Thalamuskernes (meistens der linken Seite) allein eine Rolle bei der Sprachverschlechterung spielt.

Die *psychischen Störungen* verlangen Berücksichtigung. Sie können unter verschiedenen isolierten oder kombinierten Formen erscheinen, wie: Bewußtseinsstörungen, Benommenheit oder Unruhe, Antriebsstörungen, Verwirrtheit, Desorientierung, Halluzinationen, herabgesetzte Merkfähigkeit, Enthemmtheit, eingeschränkte Eigenkritik, Motivierungsstörungen, Emotionalität [31, 44, 75, 109, 181, 184, 194, 203, 232, 233, 280, 293, 298, 302, 325, 331, 341, 367, 368, 372, 393, 397, 405, 429, 434, 536, 550]. Wenn diskrete präoperative psychische Anomalien oder eine Vorgeschichte von vaskulären Störungen die Ursache von postoperativen psychischen Komplikationen sind, können diese Komplikationen ohne besondere Ursache eintreten. Das Alter wurde als bestimmender Faktor angenommen [149, 326]. Die Rolle der Luftenzephalographie allein darf nicht unterschätzt werden [366, 367]. Die Hydrozephalie spielt nach unserer Erfahrung eine große Rolle. Nach FÜNFGELD [193] sind aber die Möglichkeiten einer Psychoreaktion und einer relevanten, bleibenden psychischen Veränderung bei normalem Operations- und Heilungsverlauf um so geringer, je intakter und ausgewogener die Persönlichkeit ist. Das Problem der hemisphärischen Dominanz wurde im Vergleich mit dem postoperativen psychischen und psychologischen Verhalten oft erwähnt [182, 281, 296, 322, 323, 344, 356, 391, 392, 429, 431, 432, 433, 435, 436, 437]. Die graduelle Intensität des Psychosyndroms ist im gesamten nach Eingriffen in der dominanten Hemisphäre und besonders im Thalamus ausgeprägter und auch länger anhaltend [296, 367]. Die Bedeutsamkeit der Störungen nach bilateralen Operationen ist sehr deutlich [356, 429].

Die *sensorischen Störungen*, welche nach Läsion des Nucleus ventralis lateralis thalami eintreten können, sind wahrscheinlich von der Ausdehnung der Läsion rückwärts im Nucleus ventralis posterolateralis abhängig [409]. Es wurde noch keine objektive Studie über die Rolle des Nucleus ventralis lateralis für die sensorische Integration unternommen.

Die *epileptischen Anfälle* sind bei den heute gebrauchten Läsionsmethoden selten. MARKHAM [341] hat dreimal ein oder zwei „Grand mal"-Anfälle im unmittelbaren postoperativen Verlauf beobachtet. Keine weiteren Anfälle traten im ersten bis zweiten postoperativen Jahr auf. Schon 2 bis 3 Monate nach der Operation wurden in diesen Fällen keine antiepileptischen Medikamente mehr gegeben. In unserem Material haben wir ebenfalls 3 Fälle, bei denen der Anfall vom Jacksonschen Typ war und welcher einmal 2 bis 3 Wochen nach der Operation auftrat. Man kann sich fragen, ob eine kortikale Läsion infolge der Einführung der Elektrode in diesen Fällen eine Rolle gespielt hatte.

Die *Gangstörungen* werden erst seit kurzem studiert [179, 330, 449, 450, 466]. In unserem Material war bei 56 Fällen von 97 Operationen eine sichere, postoperativ auftretende kontralaterale Pulsion zu beobachten [449]. In 14 weiteren Fällen waren Gang- und Gleichgewichtsstörungen festzustellen, deren Charakter aber nicht so exakt beschrieben war, daß man berechtigt wäre, diese Störungen mit Sicherheit ebenfalls auf eine Lateropulsion zurückzuführen. Wir wiesen schon früher [179] auf die möglichen Zusammenhänge zwischen Lateropulsionen und Veränderungen im Bereich der zentralen vestibulären Fasersysteme hin. Die präoperative Prüfung der Patienten mit einem vestibulären Spontansyndrom zeigte, daß diskrete, aber statistisch gesicherte Differenzen zwischen der kalorischen Antwort des rechten und linken Labyrinthes und zwischen Rechts- und Linksnystagmus, je nach zentralem Sitz der Erkrankung, nachgewiesen werden können. Nach der stereotaktischen Operation wurde eine Umkehr in der Richtung des überwiegenden Nystagmus beobachtet. Diese Umkehr war meistens von einer Lateropulsion begleitet. MAMO u. Mit. [330] haben ebenfalls sichere Veränderungen der

Labyrinthreaktionen bei Eingriffen im Subthalamus und im Thalamus beobachtet; diese Veränderungen waren aber relativ unabhängig von der Lokalisation der Läsionen. Auch konnten die Autoren keine sicheren Beziehungen zwischen Lateropulsion und alterierter Vestibularisfunktion feststellen, jedenfalls nicht in dem Sinne, daß die vestibuläre Komponente allein als Ursache für die postoperativen Pulsionen in Frage käme. Die Autoren betonen weiterhin, daß auch der Hypotonus und vor allem eine zerebellare Komponente nach Art einer motorischen Inkoordination eine wichtige Rolle spielen. Als Ergebnis unserer statistischen Auswertung [179] sei angegeben, daß postoperativ eine kontralaterale Pulsion auftrat, für deren Genese eine motorische Ursache nicht in Frage kam. PROCTOR u. Mit. [410] fanden nach Eingriffen in den Stammganglien eine konstante Neigung, das subjektive Koordinatensystem auf die der Läsion entgegengesetzte Seite zu verschieben. METZEL [345] konnte nachweisen, daß beim Gesunden eine überwiegende Neigung zur „überschießenden Linkskorrektur" besteht, während bei Parkinson-Patienten eine statistisch signifikante überschießende Rechtsdrehung des Raumkoordinatensystems festzustellen ist. Dieser Autor konnte auch zeigen, daß postoperativ in den ersten Wochen eine vermehrte Tendenz besteht, das subjektive Raumkoordinatensystem auf die kontralaterale Seite zu verschieben. Linksseitige Operationen haben offenbar größeren Einfluß als Eingriffe auf der rechten Seite. Zusammenhänge zwischen der Größe der postoperativen Abweichungen und der Lokalisation der stereotaktischen Läsion waren nicht genau nachzuweisen, deutlich wurde aber, daß die geringsten Veränderungen bei den Patienten gefunden wurden, bei denen eine Koagulation im V.o.p. thalami mit günstigem klinischem Ergebnis vorgenommen worden war. Der Autor betont, daß die Verschiebung der subjektiven Raumkoordinaten beim Parkinson-Syndrom fast regelmäßig nachzuweisen war und daß dieses Phänomen von motorischen Erscheinungen, vor allem von der Akinesie und vom Rigor weitgehend unabhängig ist, also als selbständiges Symptom der Erkrankung betrachtet werden muß und nicht als die Folge einer Tonusstörung. Nach den Befunden von HOFF u. Mit. [253] bestehen Beziehungen zwischen Vestibularapparat und dem sensorischen Kortex der Calcarinarinde, die über den Nucleus ventralis thalami verlaufen. In ihren Untersuchungen an 11 Patienten, bei denen eine chemische Zerstörung des Nucleus V.o.p. thalami durchgeführt worden war, prüften VERONESE und MINGRINO [538] die Nystagmusreaktion auf kalorische Reizung hin und kamen zu der Schlußfolgerung, daß die 15 Tage nach dem Eingriff vorgenommene Vestibularisprüfung sich von der präoperativ durchgeführten nicht unterscheide. Dagegen spricht die schon oben erwähnte Arbeit von FISCH und SIEGFRIED [179]. Von den klinischen Beobachtungen ausgehend, haben wir in einer Serie von 22 Patienten die präoperativen Veränderungen der Vestibularis-reaktion bei temporärer und dauernder Ausschaltung sowie bei Stimulation des Thalamuskernes untersucht [449, 450]. Die Ver-änderungen werden an der elektronystagmographisch registrierten Nystagmusreaktion durch kalorische Reizung aufgezeigt bei Koagu-lation, vorübergehender Kühlung auf 1° C und bei bipolarer zentra-ler Stimulation im Bereich des thalamischen Zielpunkts. Bei allen Versuchen zeigten sich Veränderungen der Vestibularreaktion, die auf Zusammenhänge zwischen Vestibularapparat und Thalamus hinweisen können.

Die *Pneumonien* treten postoperativ oft als Komplikationen auf und sind häufig die Ursache der postoperativen Mortalität. Sie können entweder auf *Atemschwierigkeiten* oder auf *Schluckstö-rungen*, die Aspirationspneumonien hervorrufen, zurückgeführt werden. Die Atmungsfunktion der Parkinson-Patienten ist meist gestört. Wir haben bei einer Studie der Lungenfunktion des Par-kinson-Kranken vor jedem stereotaktischen Eingriff bewiesen, daß die Hälfte dieser Patienten an einer funktionellen Störung leidet [467]. SCHMIDT und KANIAK [457] haben die ausgeprägtesten funk-tionellen Störungen in den Fällen von Akinesie, schwerer Hyper-tonie, deutlich abnormer Luftenzephalographie und stark alterieren-dem Elektroenzephalogramm festgestellt. Wir haben aber vorge-schlagen [467], daß die Atmungsstörungen die Folge sämtlicher vor-handener Störungen der Krankheit sind, von der Akinesie über die Bradyphrenie bis zur Rigidität gehend. Die Lungenfunktion hat sich nach isolierter Koagulation im ventrolateralen Thalamuskern bei 82% der Fälle verschlechtert [467]. Es wurden entweder post-operative Verschlechterungen bei Patienten, die vor der Operation eine normale Ventilation zeigten, festgestellt oder eine Verschlech-terung der Ergebnisse bei denen, die bereits vor der Operation eine gestörte Lungenfunktion hatten. Diese Atmungsverschlechterung bleibt in 50% der Fälle während mehreren Monaten bestehen. Bei bilateralen Operationen ist diese Atmungsstörung nach der zweiten Operation immer vorhanden und oft sehr ausgeprägt. Die Rolle der thalamischen Läsion wird somit mit den klinischen Störungen in Verbindung gebracht, aber ihr Wirkungseffekt ist noch nicht ge-klärt [463]. Die Atmungsveränderungen, durch elektrische Stimula-tion hervorgerufen, wurden oft erwähnt [138, 183, 484, 525, 530, 537]. In einer elektromyographischen Studie [468] wurde in der Mehrzahl der Fälle festgestellt, daß die Stimulation eine lang an-

Tabelle 26. *Ausdehnungen der Läsionen*

	Anzahl der Fälle	Technik	Gewählter Zielpunkt	Maximale Ausdehnung der Läsion	Minimale Ausdehnung der Läsion	Mittlere Extension der Läsion	Anatomopathologische Komplikationen
BOYESEN [66]	2	Thermo-koagulation	VL thalami	$20\,mm \times 25\,mm$	$10\,mm \times 5\,mm$		2 intrazerebrale Blutungen
COOPER u. Mit. [115]	4	Chemo-thalam.	VL thalami	$11\,mm \times 6{,}5\,mm$	$8\,mm \times 6\,mm$		Keine
KRAYENBÜHL u. Mit. [295]	11	HFKoag.	VL thalami	$1500\,mm^3$	$140\,mm^3$	$250\,mm^3$	Keine
MARKHAM u. Mit. [340]	4	Chemo-thalam.	VL thalami	$4\,mm \times 5\,mm$	$3\,mm \times 3\,mm$	$3\,mm \times 3\,mm \times 4\,mm$	Keine
NORHOLM u. Mit. [383]	12	Chemisch	VL thalami + 1 Pall.	$12\,mm \times 17\,mm$	$3\,mm \times 4\,mm$	$10\,mm \times 10\,mm$	1 intrazerebrale Blutung, 1 Infarzierung
SMITH [470]	15	Chem.: 11 Koag.: 4	Pallid.: 10 Thal.: 5	$25\,mm \times 35\,mm$	$5\,mm \times 10\,mm$		2 intrazerebrale Blutungen
SMITH [472]	17	Chemisch Koagul.	Pallidum Thalamus	$2000\,mm^3$	$200\,mm^3$		4 intrazerebrale Blutungen
WHITE u. Mit. [554]	1	Einseitige Chemo.	Pallidum	Große Läsion (?)			Bilaterale Läsion via Commissura anterior

haltende Inhibition der exspiratorischen Aktivität ergibt. Bei einigen Patienten wurde eine Erleichterung mit kurzer Latenz beobachtet. Die Rolle und die Bedeutung des Thalamus und möglicherweise der nachbarlichen Strukturen als ein regulatorisches Zentrum verlangen weitere Untersuchungen.

Niederer *Blutdruck* und verlangsamter *Pulsschlag* nach stereotaktischen Operationen wurden von UMBACH und FÜNFGELD [534] beschrieben. Erhöhte und verlängerte Antworten auf Adrenalin und Noradrenalin und eine sinkende Temperatur und elektrischer Widerstand der Haut wurden ebenfalls festgestellt. MARGHERITA [333] erwähnt bedeutende Änderungen in der elektrischen Hautresistenz nach thalamischem Eingriff bei Parkinsonismus. Keine Erklärung wurde für die Störungen in homolateralen Gliedern, begleitet von erhöhten Werten in kontralateralen Gliedern, gegeben.

Veränderungen im *EEG* nach stereotaktischen thalamischen Eingriffen bei Parkinson-Patienten wurden oft beschrieben. Bereits 1956 haben BRAVO und COOPER [71] unmittelbar nach bilateralen Operationen eine Abnahme der rhythmischen Geschwindigkeit und eine Zunahme der Spannung beschrieben. GANGLBERGER [195] fand bei 120 operierten Patienten bei 86,6% ein bilaterales Verlangsamen des Alpha-Rhythmus. Bei 800 Operierten berichtet er [196] von 81,1% leichten bis mäßigen postoperativen Abnormitäten in der frontotemporalen Region, welche sich im Laufe von mehreren Stunden entwickelten und nach 6 bis 12 Wochen verschwanden. Postoperative Epilepsie wurde nie beobachtet. HESS [252] findet keine signifikante statistische Differenz vor und nach einseitigen oder beidseitigen Operationen im abnormen Aspekt des EEG, aber relativ diskrete Läsionen im Thalamus und im Globus pallidus ergeben jedoch deutliche elektroenzephalographische Abnormitäten. DI PERRI u. Mit. [150] haben postoperativ eine Abnahme der ipsilateralen Schlafspindeln in der frontalen Region beschrieben. LIN u. Mit. [327] beschrieben EEG-Änderungen bei 7% von operierten Patienten, die sich einer Kryothalamotomie unterzogen. Sie fanden keine Korrelationen zwischen postoperativen elektroenzephalographischen Veränderungen und chirurgischen Ergebnissen oder Komplikationen. JURKO und ANDY [282] diskutierten prä- und postoperative elektroenzephalographische Befunde bei 45 Parkinsonisten. Eine Hälfte der Gruppe zeigte präoperativ leichte bis mäßige diffuse Abnormität. Zwei Drittel der operierten Patienten zeigten eine Abnahme der Alpha-Frequenz und fraglichen Theta-Wellen. Ein Drittel hatte Delta-Aktivität in der frühen postoperativen Periode. Verzögerte Besserung auf Grund von psychologischen Tests war hauptsächlich bei Patienten mit EEG-Veränderungen gesehen worden. Weitere

Studien bestätigen diese Angaben [38, 456, 565] und erlauben es dem EEG, eine Rolle in der Prognose vor einer stereotaktischen Operation zu spielen [518].

Die aufmerksame Studie der Komplikationen nach stereotaktischen Operationen, ob entweder klinisch schwer, kaum bemerkbar oder sogar nicht vorhanden (z. B. [386]), erlaubt eine besonders interessante Beziehung der Funktion auf die ausgeschalteten Strukturen.

l) Anatomopathologische Korrelationen

Die anatomopathologischen Feststellungen der bei Parkinsonismus durchgeführten therapeutischen stereotaktischen Läsionen erlauben es einerseits, die Genauigkeit der angewandten Methode und die Ausdehnung der Läsion nach den benutzten Parametern nachzuprüfen, anderseits die anatomopathologischen Korrelationen zu studieren. Die Tabelle 26 faßt einige detaillierte Ergebnisse der Literatur betreffend die Studie der Läsionsausdehnung zusammen.

Die anatomopathologischen Korrelationen haben es KRAYEN-BÜHL u. Mit. [295] erlaubt, interessante Bemerkungen zu machen. In den günstigsten klinischen Fällen war die Läsion klein und traf die Kerne V.o.a., V.o.p. und V.im., ohne die Capsula interna und sogar ohne den Nucleus reticulatus zu erreichen. Die Bewußtseinsstörungen (leicht bis schwer) scheinen die Konsequenz von medial gelegenen Läsionen zu sein (V.o.i., Ce. und La.m.). Aphonische und dysarthrische Störungen wurden in 2 Fällen beobachtet, bei denen die Läsion scharf intrathalamisch im Nucleus V.o.a. und V.o.p. lokalisiert war. Nach HASSLER u. Mit. [239] entspricht der Effekt auf die Rigidität der Koagulation des verbindenden Systems des Pallidums und des V.o.a. über das Forelfeld H_1. Der Effekt auf den Tremor entspricht der Zerstörung des V.o.p. und seiner dentatothalamischen afferenten Bahnen. Die Ausdehnung der Läsion auf die Capsula interna verbessert den therapeutischen Effekt nicht, was ebenfalls autoptisch von DIERSSEN u. Mit. [147] berichtet wurde. NORHOLM und TYGSTRUP [383] und BÖYESEN [66] sind der Meinung, daß die besten Resultate durch die Ausbreitung der Läsion in die Capsula interna erhalten werden und daß die Läsionen groß sein müssen, während PAGNI u. Mit. [399] über einen Fall berichten, bei welchem eine kleine, auf Nucleus VL lokalisierte Läsion, ohne die Kapsula zu treffen, einen ausgezeichneten klinischen Erfolg ergab. SMITH teilt diese Meinung [471].

YOSHIDA [568] hat die Bahnverbindungen nach gezielten Destruktionen von Basalganglienkernen studiert. Nach seiner Untersuchung sollte die Läsion des V.o.p. thalami den Tremor, besonders

den Intentionstremor, beseitigen, währenddem die Läsion des V.o.a.
oder des Pallidums den Rigor gut beeinflußt.

Wir sind überzeugt, daß die Feststellung von Fällen mit kleinsten, auf einen oder höchstens zwei Thalamuskerne beschränkten Läsionen mit einer präzisen klinischen Korrelation (sogar mit graphischen Meßmethoden bestätigt) allein in der Lage wäre, uns die genaue Rolle des betroffenen Kernes im Zusammenhang mit der Symptomatologie zu erklären.

m) Schlußfolgerungen

Die stereotaktischen Eingriffe in der chirurgischen Behandlung der Parkinsonschen Krankheit sind Wahlmethoden. Sie versuchen, nach unseren heutigen Kenntnissen, den funktionellen Zustand der komplexen neuronalen Regelkreise, die in die Kontrolle und die Regulation der motorischen Aktivität und des Tonus einbezogen sind, eher zu verändern, als hypothetische subkortikale Zentren zu zerstören oder sogar einen pathologischen Reizherd auszuschalten. Mit JUNG sehen wir im stereotaktischen Eingriff grundsätzlich nur eine symptomatische Therapie, die einem alternden Gehirn eine weitere Läsion zufügt und den Krankheitsverlauf nicht beeinflussen kann. Diese Methode erlaubt es aber, die Parkinsonsche Symptomatologie besser als jede medikamentöse Behandlung zu bekämpfen. Im weiteren ist sie von großer Bedeutung für die Hirnforschung und bereichert unsere Kenntnisse der subkortikalen Strukturen im Zusammenhang mit den von ihnen abhängigen Funktionen.

Literatur

1. ADAMS, A. K., B. COLLIER, and D. R. POTTER, Anaesthesia and stereotactic surgery. Anaesthesia **19**, 298 (1964).
2. ADAMS, J. E., and B. B. RUTKIN, Lesions of the centrum medianum in the treatment of movement disorders. Confin. neurol. **26**, 231—236 (1965).
3. ADEY, W. R., R. T. KADO, and J. DIDIO, Impedance measurements in brain tissues of animals using microvolt signals. Exp. Neurol. **5**, 47—66 (1962).
4. ADEY, W. R., R. W. RAND, and R. D. WALTER, Depth stimulation and recording in the thalamus and globus pallidus of patients with paralysis agitans. J. Nerv. Ment. Dis. **129**, 417—428 (1959).
5. AGUINIS, M., Die Bedeutung des Nucleus reticulatus thalami in der stereotaktischen Parkinson-Behandlung. Acta Neurochir. **11**, 151—160 (1964).
6. AJURIAGUERRA, J. DE, P. BENDA, J. CONSTANS, M. DAVID et M. TUBIANA, Etude expérimentale des lésions provoquées par l'implantation intracérébrale de fragments d'or radioactif. Rev. neurol. **91**, 260—285 (1954).
7. ALAJOUANINE, T., R. HOUDART, A. REMOND et J. MORIN, Résultats cliniques de la coagulation pallido-lenticulaire dans la maladie de Parkinson. Rev. neurol. **99**, 385—394 (1958).

8. ALAJOUANINE, T., O. SABOURAUD et F. GREMY, Etude oscillographique de la parole dans la maladie de Parkinson. Effets précoces de la coagulation pallidale. Rev. Franç. Etud. Clin. Biol. **9**, 411—419 (1964).

9. ALBE-FESSARD, D., G. ARFEL, G. GUIOT, J. HARDY, G. VOURC'H, E. HERTZOG, P. ALEONARD et P. DEROME, Dérivations d'activités spontanées et évoquées dans les structures cérébrales profondes de l'homme. Rev. neurol. **106**, 89—105 (1962).

10. ALBE-FESSARD, D., G. ARFEL et G. GUIOT, Activités électriques caractéristiques de quelques structures cérébrales chez l'homme. Ann. Chir. **17**, 1185—1214 (1963).

11. ALBE-FESSARD, D., G. ARFEL et G. GUIOT, Exemples d'activités unitaires dans le thalamus humain. Rev. neurol. **111**, 382—383 (1964).

12. ALBE-FESSARD, D., G. ARFEL, G. GUIOT, P. DEROME, E. HERTZOG, G. VOURC'H H. BROWN, P. ALEONARD, J. DE LAHERRAN, and J. C. TRIGO, Electrophysiological studies of some deep cerebral structures in man. J. neurol. Sci. **3**, 37—51 (1966).

13. ALBE-FESSARD, D., G. GUIOT, and J. HARDY, Electrophysiological localisation and identification of subcortical structures in man by recording spontaneous and evoked activities. Electroenceph. clin. Neurophysiol. **15**, 1052—1053 (1963).

14. ALBE-FESSARD, D., G. GUIOT, Y. LAMARRE, and G. ARFEL, Activation of thalamocortical projections related to tremorogenic processes, S. 237—253. In: The Thalamus, ed. D. P. PURPURA and M. D. YAHR. New York: Columbia University Press. 1966.

15. ALBERTS, W. W., Simple graphic stereotaxic localization. J. Neurosurg. **18**, 561—562 (1961).

16. ALBERTS, W. W., B. FEINSTEIN, G. LEVIN, E. W. WRIGHT JR., M. G. DARLAND, and E. L. SCOTT, Stereotaxic surgery for Parkinsonism: clinical results and stimulation thresholds. J. Neurosurg. **23**, 174—183 (1965).

17. ALBERTS, W. W., and E. W. WRIGHT JR., A thermistor brain probe. J. Neurosurg. **18**, 560 (1961).

18. ALBERTS, W. W., E. W. WRIGHT JR., G. LEVIN, and B. FEINSTEIN, Types of responses elicited by electrical stimulation of certain nuclei of the thalamus and basal ganglia in the human. Electroenceph. clin. Neurophysiol. **12**, 546 (1960).

19. ALBERTS, W. W., E. W. WRIGHT JR., G. LEVIN, B. FEINSTEIN, and M. MUELLER, Threshold stimulation of the lateral thalamus and globus pallidus in the waking human. Electroenceph. clin. Neurophysiol. **13**, 68—74 (1961).

20. ALLAN, C. M., J. W. TURNER, and M. GADEA-CIRIA, Investigations into speech disturbances following stereotaxic surgery for parkinsonism. Brit. J. Disorders Comm. **1**, 55—59 (1966).

21. ANDY, O. J., and M. F. JURKO, Posterior subthalamic lesions in parkinson tremor. Surg. Forum **14**, 433—435 (1963).

22. ANDY, O. J., and M. F. JURKO, Alteration in Parkinson tremor during electrode insertion. Confin. neurol. **26**, 378—381 (1965).

23. ANDY, O. J., M. F. JURKO, and F. R. SIAS, Subthalamotomy in treatment of parkinsonian tremor. J. Neurosurg. **20**, 860—870 (1963).

24. ARANDA, L., P. DONOSO, A. ASENJO, and R. POBLETE, Stimulation and recording during stereotactic operations in the waking human. Acta neurochir. **10**, 565—571 (1962).

25. ARONOW, S., The use of radiofrequency power in making lesions in the brain. J. Neurosurg. **17**, 431—438 (1960).

26. Asenjo, A., A. Imbernon, R. Rocamora, R. Chiorino, L. Aranda, and Rojas, G., The Asenjo-Imbernon stereotactic apparatus. Confin. neurol. **26**, 382—388 (1965).

27. Aström, K. E., The pathology of artificially produced lesions in the central nervous system. Acta neurol. scand., suppl. 4, **39**, 127—138 (1963).

28. Aström, K. E., E. Bell, H. T. Ballantine jr., and E. Heidensleben, An experimental neuropathological study of the effects of high-frequency focused ultrasound on the brain of the cat. J. Neuropath. exp. Neurol. **20**, 484—520 (1961).

29. Austin, G., and A. Lee, A plastic ball-and-socket type of stereotaxic director. J. Neurosurg. **15**, 264—268 (1958).

30. Austin, G. M., A. S. J. Lee, and F. C. Grant, A new type of locally applied stereotaxic instrument. J. A. M. A. **161**, 147—148 (1956).

31. Avenarius, H. J., F. Gerstenbrand, and T. Riechert, Untersuchungen zum Effekt stereotaktischer Operationen auf das Parkinson-Syndrom. Wien. Klin. Wschr. **76**, 689—696 (1964).

32. Bailey, O. T., S. Böyesen, and J. B. Campbell, Beta radiation of the feline caudate nucleus: late results. J. Neurosurg. **14**, 536—542 (1957).

33. Bailey, P., and S. U. Stein, A stereotaxic instrument for use on the human brain. Studies in Medicine, S. 40—49. Springfield, Ill.: Ch. C. Thomas. 1951.

34. Baird, H. W. III., M. Chavez, J. Adams, H. T. Wycis, and E. A. Spiegel, Studies in stereoencephalotomy. VII. Variations in the position of the globus pallidus. Confin. neurol. **17**, 288—289 (1957).

35. Ballantine, H. T. jr., E. Bell, and J. Manlapaz, Progress and problems in the neurological application of focused ultrasound. J. Neurosurg. **17**, 858—876 (1960).

36. Ballantine, H. T. jr., T. F. Hueter, J. H. Nauta, and D. M. Sosa, Focal destruction of nervous tissue by focused ultrasound: biophysical factors influencing its application. J. Exp. Med. **104**, 337—360 (1956).

37. Balthazar, E., Gezielte Kälteschäden in der Großhirnrinde der Katze. Deutsch. Z. Nervenheilk. **176**, 173—199 (1957).

38. Bancaud, J., J. Talairach et C. Schaub, Incidence EEG des lésions thérapeutiques stéréotaxiques par corps radioactifs dans la maladie de Parkinson. Rev. neurol. **107**, 268—269 (1962).

39. Barnard, J. W., W. J. Fry, F. J. Fry, and J. F. Brennan, Small localised ultrasonic lesions in the white and gray matter of the cat brain. Arch. Neurol. Psychiat., Chicago **75**, 15—35 (1956).

40. Barnard, J. W., W. J. Fry, F. J. Fry, and R. F. Krumins, Effects of high intensity ultrasound on the central nervous system of the cat. J. comp. Neurol. **103**, 459—484 (1955).

41. Baudoin, A., et A. Rémond, Nouveaux perfectionnements à l'appareillage stéréotaxique humain. Rev. Neurol. **85**, 573—576 (1951).

42. Bauserman, S., R. Meyers, and W. J. Fry, Spatial variations between certain cranial and cerebral structures and the anterior and posterior commissures of the living brain. Anat. Rec. **146**, 1—6 (1963).

43. Becker, H. C., W. L. Founds, S. M. Peacock jr., R. G. Heath, R. C. Llewellyn, and W. A. Mickle, A roentgenographic stereotaxic technique for implanting and maintaining electrodes in the brain of man. Electroenceph. clin. Neurophysiol. **9**, 533—543 (1957).

44. Bélanger, D., et M. Saunier, Etude analytique des processus psychophysiologiques dans la maladie de Parkinson. Rev. Canad. Biol. **20**, 539—544 (1961).

45. BENZ, R. A., H. T. WYCIS, and E. A. SPIEGEL, Studies in stereoencephalotomy XI. Variability studies of the nucleus ventralis lateralis thalami. Confin. neurol. **20**, 366—374 (1960).

46. BERTRAND, C., Une nouvelle modification technique pour la chirurgie des mouvements involontaires. Un. Med. Canada 84, 150—154 (1955).

47. BERTRAND, C., A pneumotaxic technique for producing localized cerebral lesions and its use in the treatment of Parkinson's disease. J. Neurosurg. **15**, 251—264 (1958).

48. BERTRAND, C., Functional localization with monopolar stimulation. J. Neurosurg. **24**, suppl., 403—409 (1966).

49. BERTRAND, C., and N. MARTINEZ, An apparatus and technique for surgery of dyskinesias. Neurochirurgia **2**, 35—46 (1959).

50. BERTRAND, C., and N. MARTINEZ, Basal ganglia versus cortico-spinal tract lesions; their relative importance in the relief of tremor and rigidity. Rev. Canad. Biol. **20**, 365—375 (1961).

51. BERTRAND, C., and N. MARTINEZ, Experimental and clinical surgery in dyskinetic disease. Confin. neurol. **22**, 375—382 (1962).

52. BERTRAND, C., N. MARTINEZ, and C. GAUTHIER, Surgical treatment of parkinsonism: the use of a pneumotaxic guide with recording and stimulation. Canad. Med. Ass. J. **82**, 921—923 (1960).

53. BERTRAND, C., N. MARTINEZ, and J. HARDY, Electrophysiological studies of the human thalamus and adjoining structures. J. Neurol. Neurosurg. Psychiat. **26**, 552 (1963).

54. BERTRAND, C., N. MARTINEZ et J. HARDY, Localisation des fonctions lors de la chirurgie stéréotaxique par une voie d'abord frontale parasagittale. Neurochir. **10**, 389—396 (1964).

55. BERTRAND, C., S. N. MARTINEZ, L. POIRIER, and C. GAUTHIER, Experimental studies and surgical treatment of extrapyramidal diseases. In: Pathogenesis and Treatment of Parkinsonism, W. S. FIELD ed., S. 299—316. Springfield, Ill.: Ch. C. Thomas. 1958.

56. BERTRAND, C., L. POIRIER, N. MARTINEZ, and C. GAUTHIER, Pneumotaxic localization, recording, stimulation and section of basal brain structures in dyskinesia. Neurology 8, 783—786 (1958).

57. BERTRAND, C., N. MARTINEZ, L. POIRIER, and C. GAUTHIER, Une méthode de traitement chirurgical de la maladie de Parkinson. Un. méd. Can. **89**, 297—299 (1960).

58. BERTRAND, G., Stimulation during stereotactic operations for dyskinesias. J. Neurosurg. **24**, suppl., 419—423 (1966).

59. BERTRAND, G., J. BLUNDELL, and R. MUSELLA, Electrical exploration of the internal capsule and neighbouring structures during stereotaxic procedures. J. Neurosurg. **22**, 333—343 (1965).

60. BERTRAND, G., J. BLUNDELL, and R. MUSELLA, Electrical exploration of the internal capsule and neighbouring structures during stereotaxic procedures. J. Neurosurg. **22**, 333—343 (1965).

61. BERTRAND, G., and H. JASPER, Microelectrode recording of unit activity in the thalamus. Confin. neurol. **26**, 205—208 (1965).

62. BLAVIER, J., et L. BLAVIER, Le traitement chirurgical de la maladie de Parkinson. Rev. méd. Liège **15**, 73—78 (1960).

63. BÖYESEN, S., and J. B. CAMPBELL, Stereotaxic implantation of calibrated Pd^{109} and Y^{90} spheres: a technique for producing predictable subcortical lesions in the brain of laboratory animals. Yale J. Biol. Med. **28**, 216—224 (1955/56).

64. BONIN, G. VON, W. W. ALBERTS, E. W. WRIGHT JR., and B. FEINSTEIN, Radiofrequency brain lesions: size as a function of physical parameters. Arch. Neurol. **12**, 25—29 (1965).

65. BORISON, H. L., and S. C. WANG, Quantitative effects of radon implanted in the medulla oblongata, technique for producing discrete lesions. J. comp. Neurol. **94**, 33—53 (1951).

66. BÖYESEN, S., Paralysis agitans. Pathological-anatomical findings in two operated cases. Acta neurol. scand. **39**, suppl., 4, 204—208 (1963).

67. BÖYESEN, S., and J. B. CAMPBELL, Stereotaxic implantation of calibrated Pd^{109} and Y^{90} spheres. Yale J. Biol. Med. **28**, 216—224 (1955).

68. BRACKETT, C. E., and L. CLARK, Laminagraphy in stereotaxic surgery. Confin. neurol. **23**, 443—476 (1963).

69. BRADFORD, F. K., A simple instrument for use in stereotaxic surgery. J. Neurosurg. **19**, 266—267 (1962).

70. BRAIN, R., Speech disorders, 184 pp. London: Butterworth. 1961.

71. BRAVO, G., and I. S. COOPER, Early electroencephalographic observations following chemopallidectomy. J. Amer. Ger. Soc. **4**, 1275—1279 (1956).

72. BRAVO, G., and I. S. COOPER, Chemopallidectomy: two recent technical additions. J. Amer. Ger. Soc. **5**, 651—655 (1957).

73. BRAVO, G., and I. S. COOPER, Chemopallidectomy: two recent technical additions. J. Amer. Ger. Soc. **5**, 651—655 (1957).

74. BRAVO, G., and I. S. COOPER, A clinical and radiological correlation of the lesions produced by chemopallidectomy and thalamectomy. J. Neurol. Neurosurg. Psychiat. **22**, 1—10 (1959).

75. BRAVO, G., C. PARERA, and G. SEIQUER, Neurological side effects in a series of operations on the basal ganglia. J. Neurosurg. **24**, 640—647 (1966).

76. BRIERLEY, J. B., and E. BECK, The significance in human stereotactic brain surgery of individual variation in the diencephalon and globus pallidus. J. Neurol. Neurosurg. Psychiat. **22**, 287—298 (1959).

77. BRION, S., G. GUIOT, P. DEROME et C. COMOY, Hémiballisme postopératoire au cours de la chirurgie stéréotaxique. A propos de 12 observations dont 2 anatomo-cliniques dans une série de 850 interventions. Rev. neurol. **112**, 410—443 (1965).

78. BROAGER, B., The surgical treatment of parkinsonism. Acta neurol. scand. **39**, suppl., 4, 181—187 (1963).

79. BROAGER, B., and T. NORHOLM, Chemopallidotomy and chemothalamotomy in Parkinson's disease. J. Neurol. Neurosurg. Psychiat. **24**, 297 (1961).

80. BRODKEY, J. S., Y. MIYAZAKI, F. R. ERVIN, and V. H. MARK, Reversible heat lesions with radiofrequency current. J. Neurosurg. **21**, 49—53 (1964).

81. BROWN, A. S., Neuroleptanalgesia for the surgical treatment of Parkinsonism. Anaesthesia **19**, 70—75 (1964).

82. BRUMLIK, J., N. WETZEL, G. R. POTTER, and M. PETROVICK, Quantitative criteria for the neurosurgical treatment of parkinsonism. J. Neurosurg. **20**, 21—33 (1963).

83. BUCK, J. F., and I. S. COOPER, Speech problems in parkinsonian patients undergoing anterior choroidal artery occlusion or chemopallidectomy. J. Amer. Ger. Soc. **4**, 1285—1290 (1956).

84. BUREN, J. M. VAN, A stereotaxic instrument for man. Electroenceph. clin. Neurophysiol. **19**, 398—403 (1965).

85. BUREN, J. M. VAN, Incremental coagulation. In: Parkinson's Disease, A. BARBEAU et al. ed., S. 155—156. New York: Grune & Stratton. 1965.

86. Buren, J. M. van, Incremental coagulation in stereotactic surgery. J. Neurosurg. **24**, suppl., 458—459 (1966).

87. Buren, J. M. van, and D. A. Maccubbin, An outline atlas of the human basal ganglia with estimation of anatomical variants. J. Neurosurg. **19**, 811—839 (1962).

88. Buren, J. M. van, and D. A. Maccubbin, A standard method of plotting loci in human depth stimulation and electrography with an estimation of errors. Confin. neurol. **22**, 259—264 (1962).

89. Burton, C. V., J. M. Mozley, A. E. Walker, and H. E. Braitman, Induction thermocoagulation of the brain: a new neurosurgical tool. IEEE Transactions on Bio-Medical Engineering. Vol. BME-13, 114—120 (1966).

90. Campbell, J. B., H. H. Rossi, M. H. Biavati, and B. J. Biavati, Production of subcortical lesions by implantation of radioactiv substances. Confin. neurol. **22**, 178—182 (1962).

91. Carpenter, M. B., N. L. Strominger, and A. H. Weiss, Effects of lesions in the intralaminar thalamic nuclei upon subthalamic dyskinesia. A study in the Rhesus monkey. Arch. Neurol. **13**, 113—125 (1965).

92. Carpenter, M. B., and J. R. Whittier, Study methods for producing experimental lesion of the central nervous system with special reference to stereotaxic technique. J. comp. Neurol. **97**, 73—132 (1952).

93. Cassinari, V., e C. A. Pagni, Nota tecnica sull'impiego diviti portaelettrodi nella chirurgia stereotassica con apparechiatura di Talairach. Acta neurochir. **12**, 40—51 (1964).

94. Chatrian, G. E., M. G. Peterjen, and A. Uihlein, Electrical stimulation of the human brain through implanted electrodes. Preliminary observations. Dis. nerv. Syst. **21**, 321—326 (1960).

95. Chiasserini, A., and F. Chiappetta, Cooper's operation (chemothalamectomy) as a treatment for Parkinsonism. Report on 105 surgically treated cases. Neurochirurgia **7**, 41—53 (1964).

96. Clarke, R. H., Investigation of the central nervous system. Methods and instruments. Johns Hopk. Hosp. Rep. Special vol. 1—162 (1920).

97. Coe, J., and A. K. Ommaya, Evaluation of focal lesions of the central nervous system produced by extreme cold. J. Neurosurg. **21**, 433—444 (1964).

98. Coleman, D. J., and J. C. De Villiers, Anaesthesia and stereotactic surgery. Anaesthesia **19**, 60—69 (1964).

99. Columella, F., G. B. Delzanno, G. Gaist e G. Piazza, Modificazioni della voce per elettrostimolazioni centrate sul nucleo ventro-orale-posteriore del talamo e prevenzione dei danni immediati della voce da elettrocoagulazione stereotattica. Riv. Otoneurooftal. **38**, 287—294 (1963).

100. Constans, J. P., G. Szikla et M. David, A propos de l'utilisation thérapeutique de certains corps radioactifs (Au^{198} et Y^{90}) en neurochirurgie. Neuro-Chirurgie **6**, 113—127 (1960).

101. Cooper, I. S., Intracerebral injection of procaine into the globus pallidus in hyperkinetic disorders. Science **119**, 417—418 (1954).

102. Cooper, I. S., Chemopallidectomy: an investigate technique in geriatric parkinsonians. Science **121**, 217—218 (1955).

103. Cooper, I. S., Neurosurgical alleviation of parkinsonism. Bull. N.Y. Acad. Med. **32**, 713—724 (1956).

104. Cooper, I. S., An investigation of neurosurgical alleviation of parkinsonism, chorea, athetosis and dystonia. Annals Intern. Med. **45**, 381—392 (1956).

105. Cooper, I. S., Clinical results and follow-up studies in a personal series of 300 operations for parkinsonism. J. Amer. Geriat. Soc. **4**, 1171—1181 (1956).

106. Cooper, I. S., The neurosurgical alleviation of parkinsonism, 104 pp. Springfield, Ill.: Ch. C. Thomas. 1956.

107. Cooper, I. S., Chemopallidectomy and chemothalamectomy for parkinsonism and dystonia. Proc. roy. Soc. Med. 52, 1—14 (1958).

108. Cooper, I. S., Chemische Ausschaltung von Pallidum und Thalamus bei Parkinsonsyndrom und juvenilen hyperkinetischen Syndromen. Klin. Wschr. 37, 417—432 (1959).

109. Cooper, I. S., Results of 1.000 consecutive basal ganglia operations for Parkinsonism. Ann. int. Med. 52, 483—499 (1960).

110. Cooper, I. S., Parkinsonism, its medical and surgical therapy, 239 pp. Springfield, Ill.: Ch. C. Thomas. 1961.

111. Cooper, I. S., Principles and rationale cryogenic surgery. St. Barn. Hosp. Med. Bull. 1, 5—10 (1962).

112. Cooper, I. S., A cryogenic method for physiologic inhibition and production of lesions in the brain. J. Neurosurg. 19, 853—855 (1962).

113. Cooper, I. S., Cryogenic cooling and freezing of the basal ganglia. Confin. neurol. 22, 336—340 (1962).

114. Cooper, I. S., Cryogenic surgery of the basal ganglia. J. A. M. A. 181, 600—604 (1962).

115. Cooper, I. S., C. C. Bergmann, and A. Caracalos, Anatomic verification of the lesion which abolishes parkinsonian tremor and rigidity. Neurology 13, 779—787 (1963).

116. Cooper, I. S., and G. J. Bravo, Production of basal ganglia lesions by chemopallidectomy. Neurology 8, 344—346 (1958).

117. Cooper, I. S., and G. J. Bravo, Implications of a five-year study of 700 basal ganglia operations. Neurology 8, 701—707 (1958).

118. Cooper, I. S., and G. J. Bravo, Anterior choroidal artery occlusion, chemopallidectomy and chemothalamectomy in Parkinsonism: a consecutive series of 700 operations. In: Pathogenesis and Treatment of Parkinsonism, W. S. Field ed., S. 325—363. Springfield, Ill.: Ch. C. Thomas. 1958.

119. Cooper, I. S., and G. J. Bravo, Chemopallidectomy and chemothalamectomy. J. Neurosurg. 15, 244—250 (1958).

120. Cooper, I. S., G. J. Bravo, M. Riklan, N. W. Davidson, and E. A. Gorek, Chemopallidectomy and chemothalamectomy for parkinsonism. Geriatrics 13, 127—147 (1958).

121. Cooper, I. S., G. Giono, and R. Terry, The cryogenic lesion. Confin. neurol. 26, 161—177 (1965).

122. Cooper, I. S., F. Grissman, and R. Johnston, A complete system for cryogenic surgery. St. Barnabas Med. Bull. 1, 11—16 (1962).

123. Cooper, I. S., and A. S. J. Lee, Cryothalamectomy-hypothermic congelation a technical advance in basal ganglia surgery. J. A. M. A. 9, 714—718 (1961).

124. Cooper, I. S., and A. S. J. Lee, Cryostatic congelation: a system for producing a limited, controlled region of cooling or freezing of biologic tissues. J. nerv. ment. Dis. 133, 259—263 (1961).

125. Cooper, I. S., and N. Poloukhine, Chemopallidectomy: a neurosurgical technique useful in geriatric parkinsonians. J. A. M. A. 3, 839—859 (1955).

126. Cooper, I. S., N. Poloukhine, and A. Morello, Surgical alleviation of parkinsonism. J. A. M. A. 160, 1444—1447 (1956).

127. Cooper, I. S., and M. Riklan, Cryothalamectomy for abnormal movement disorders. St. Barnabas Med. Bull. 1, 17—23 (1962).

128. Cordeau, J. P., Microelectrode studies in monkeys with a postural tremor. Rev. canad. Biol. 20, 147—157 (1961).

129. Cordeau, J. P., Further studies on patterns of central unit activity in relation with tremor. J. Neurosurg. **24**, suppl., 213—218 (1966).

130. Cordeau, J. P., J. Gybels, H. Jasper, and L. J. Poirier, Microelectrode studies of unit discharges in the sensorimotor cortex. Investigations in monkeys with experimental tremor. Neurology **10**, 591—600 (1960).

131. Corkill, A. G. L., and A. H. Chignell, Significance of the extensor plantar response in surgery of Parkinson's disease. Brit. Med. J. **1**, 1285—1286 (1965).

132. D'Andrea, F., G. Morello e G. Tedeschi, Linguaggio e lesioni talamiche stereotassiche. Acta Neurologica (Napoli) **19**, 749—755 (1964).

133. Dawson, B. H., Prognostic factors in the treatment of parkinsonism by stereotactic surgery. J. Neurol. Neurosurg. Psychiat. **27**, 583—584 (1964).

134. Delgado, J. M. R., Functional exploration of the brain with stereotaxic techniques. J. Neurosurg. **15**, 269—274 (1958).

135. Delgado, J. M. R., H. Hamlin, and D. J. Nalebuff, Some innovations in human stereoencephalotomy. Neurology **4**, 14—18 (1954).

136. Deligne, P., Note sur l'emploi de l'association dropéridol-dextromoramide en neurochirurgie. Ann. Anaesthésiol. Fr., suppl. 1, **7**, 45—54 (1966).

137. Deligne, P., et M. Bordas-Ferrer, Le benpéridol dans l'anesthésie vigile en neurochirurgie fonctionelle: aspects cliniques et stéréoélectroencéphalographiques. Ann. Anaesthésiol. Fr., suppl. **1**, **7**, 57—78 (1966).

138. Dell, M. B., et J. Talairach, Inhibition respiratoire par stimulation souscorticale chez l'homme. Rev. neurol. **90**, 275—282 (1954).

139. Delmas, A., et B. Pertuiset, La topométrie cranio-céphalique. Etude comparative des coordonnées structurales droites et gauches (centre médian, noyau amygdalien et anse putamino-caudée). Presse méd. **62**, 458—462 (1954).

140. Delmas, A., et B. Pertuiset, Topométrie cranio-encéphalique chez l'homme, 436 pp. Paris: Masson et Cie. 1959.

141. Delmas, A., B. Pertuiset et L. Pineau, Topométrie cranio-encéphalique. Relations entre les coordonnées tridimensionnelles de certains noyaux thalamiques et sous-thalamiques chez l'homme. Acta Anat. **30**, 254—268 (1957).

142. Dieckmann, G., E. Gabriel, and R. Hassler, Size, form and structural peculiarities of experimental brain lesions obtained by thermocontrolled radiofrequency. Confin. neurol. **26**, 134—142 (1965).

143. Diemath, H. E., Die Bedeutung stereotaktischer Hirnoperationen für Heilung und Forschung. Arch. klin. Chir. **310**, 107—136 (1965).

144. Diemath, H. E., Die Bedeutung der Stereoenzephalotomie für die Hirnforschung. Wien. med. Wschr. **115**, 355—359 (1966).

145. Diemath, H. E., und G. Argyropoulos, Die Bedeutung der Temperaturausgleichszeit bei stereotaktischen Hirnoperationen. Confin. neurol. **26**, 153—156 (1965).

146. Dierssen, G., L. C. Bergmann, G. Giono, and I. S. Cooper, Hemiballism following surgery for Parkinson's disease. Arch. Neurol. Psychiat. **5**, 627—637 (1961).

147. Dierssen, G., L. Bergmann, G. Giono, and I. S. Cooper, Surgical lesions affecting parkinsonian symptomatology. Acta neurochir. **10**, 125—133 (1962).

148. Dierssen, G., and E. Marg, The value of impedance measurements to aid in the localisation in stereotactic surgery. Confin. neurol. **26**, 407—410 (1965).

149. Diller, L., M. Riklan, and I. S. Cooper, Preoperative response to stress as a criterion of the response to neurosurgery in Parkinson's disease. J. Amer. Ger. Soc. **4**, 1301—1308 (1956).

150. Di Perri, R., G. Margherita e F. M. Pila, Effetti della talamolisi sui fusi da sonno dei Parkinsonian. Boll. Soc. Ital. Biol. Sper. **40**, 554—556 (1964).

151. DILLER, L., M. RIKLAN, and J. WOOD, Follow-up study of the results of anterior choroidal artery occlusion and subtemporal chemopallidectomy in Parkinson's disease: an independant appraisal. J. Amer. Ger. Soc. 4, 1249—1257 (1956).

152. DOI, T., K. SUGITA, K. MURATA, Y. MIURA, and N. NAKASHIMA, Autonomic nervous system response on electric stimulation and high frequency coagulation of the thalamus, pallidum and the fornix. Neurologia medico-chirurgica (Tokyo) 7, 273—274 (1965).

153. DONALDSON, A. A., and F. J. GILLINGHAM, Radiology in stereotaxic cerebral surgery. Brit. J. Radiol. 3, 757—760 (1960).

154. DONDEY, M., D. ALBE-FESSARD et J. LE BEAU, Refroidissement temporaire et localisé de structures cérébrales profondes. Résultat physiologiques préliminaires. Rev. neurol. 105, 186—187 (1961).

155. DONDEY, M., D. ALBE-FESSARD, and J. LE BEAU, Temporary and localized cooling of deep cerebral structures. Preliminary physiological results. Electroenceph. clin. Neurophysiol. 14, 139 (1962).

156. DONDEY, M., D. ALBE-FESSARD et J. LE BEAU, Premières applications neurophysiologiques d'une méthode permettant le blocage sélectif et réversible de structures centrales par réfrigération localisée. Electroenceph. clin. Neurophysiol. 14, 758—763 (1962).

157. DONDEY, M., A. FUKS et M. DEVINOY, Présentation d'une nouvelle technique de coagulation adaptée à la neurochirurgie fonctionnelle. Rev. neurol. 108, 179 (1963).

158. DONDEY, M., et J. LE BEAU, Explorations intracérébrales chez l'homme par variations thermiques localisées. (Utilisation de l'effet Peltier en neurochirurgie fonctionnelle). Neuro-Chirurgie 10, 452 (1964).

159. DONDEY, M., L. REY et J. LE BEAU, Présentation d'un instrument permettant le refroidissement de structures cérébrales superficielles. Rev. neurol. 103, 220 (1960).

160. DONOSO, P., R. CHIORINO, B. FLANDES, A. ASENJO, R. ROCAMORA, and C. ARANDA, Clinical study and results of stereoencephalotomy in the treatment of parkinsonism. Confin. neurol. 26, 411—415 (1965).

161. DONOSO, P., R. ROCAMORA, R. CHIORINO, B. FLANDES, A. FLANDES, and C. ARANDA, Clinical study and results of stereoencephalotomy in the treatment of parkinsonism. Neurochirurgia (Santiago) 23, 109—111 (1965).

162. EBIN, J., Surgical treatment of parkinsonism; indications and results. Bull. N.Y. Acad. Med. 27, 653—662 (1951).

163. ECKER, A., and T. PERL, Percutaneous injections of the thalamus in Parkinsonism. Arch. neurol. 3, 271—278 (1960).

164. EHNI, G., Neurosurgical instrument guide and stereo locator. J. Neurosurg. 19, 353—356 (1962).

165. ENGLAND, A. C., and R. S. SCHWAB, Parkinson's syndrome. New Engl. J. Med. 265, 837—844 (1961).

166. ERVIN, F. R., and V. H. MARK, Stereotactic thalamotomy in the human. Part. II.: Physiologic observations on the human thalamus. Arch. Neurol. 3, 368—380 (1960).

167. ERVIN, F. R., and V. H. MARK, Studies of the human thalamus. IV.: Evoked responses. Ann. N.Y. Acad. Sci. 112, 81—92 (1964).

168. FAGER, C. A., Effectiveness of stereoencephalotomy in treatment of Parkinson's disease. J. A. M. A. 179, 703—707 (1962).

169. FAIRMAN, D., Roentgenologic principles of a new stereotaxic apparatus. Amer. J. Roentgenol. 81, 1001—1005 (1959).

170. FAIRMAN, D., and I. S. COOPER, Criteria in the selection of parkinsonian patients for chemopallidectomy. J. Amer. Ger. Soc. **4**, 1214—1218 (1956).

171. FAIRMAN, D., L. DILLER, M. RIKLAN, N. POLOUKHINE, G. BRAVO, N. DAVIDSON, and I. S. COOPER, Preoperative studies in selection of parkinsonian patients for surgery. J. Amer. Ger. Soc. **4**, 1233—1239 (1956).

172. FAIRMAN, D., and I. PERLEMUTTER, Physiological observations during stereotactic surgery of the basal ganglia. Confin. neurol. **26**, 299—305 (1965).

173. FASANO, V. A., G. BROGGI, T. DE NUNNO et P. BAGGIORE, Cryothérapie et neurochirurgie. Neuro-Chirurgie **10**, 172—179 (1964).

174. FASANO, V. A., E. MORGANDO et G. F. MONTICONE, Observations préliminaires sur la perfrigération circonscrite du cerveau avec un cryocautère. Neuro-Chirurgie **8**, 43—48 (1962).

175. FEINSTEIN, B., Electrophysiologic studies of Parkinsonism at surgery. Arch. Neurol. **6**, 66—67 (1962).

176. FEINSTEIN, B., W. W. ALBERTS, G. LEVIN, and E. W. WRIGHT JR., Some refinements of stereotaxic therapy for dyskinesias, and results of clinical evaluation. Confin. neurol. **26**, 272—281 (1965).

177. FEINSTEIN, B., W. W. ALBERTS, E. W. WRIGHT JR., and G. LEVIN, A stereotaxic technique in man allowing multiple spatial and temporal approaches to intracranial targets. J. Neurosurg. **17**, 708—720 (1960).

178. FENELON, F., La neurochirurgie de l'anse lenticulaire dans les dyskinésies et la maladie de Parkinson. Rappel des principes et des techniques d'une intervention personnelle. Sem. Hôp. Paris **31**, 1835—1837 (1955).

179. FISCH, U., und J. SIEGFRIED, Prä- und postoperative Untersuchungen über die Vestibularisfunktion beim Parkinsonismus. Schweiz. Arch. Neurol. Psychiat. **96**, 286—305 (1965).

180. FLAMMES, E. S., and J. M. VAN BUREN, The reliability of reconstructed ventricular landmarks for localization of depth electrodes in man. J. Neurosurg. **25**, 67—72 (1966).

181. FORTIN, J. N., Psychological and social aspects of parkinsonians before and after surgery. Rev. canad. Biol. **20**, 297—304 (1961).

182. FREED, H., and J. T. PASTOR, Evaluation of the "Draw-A-Person Test" (modified) in thalamotomy with particular reference to the body image. J. nerv. ment. Dis. **114**, 106—120 (1951).

183. FRENCH, C. A., J. L. STORY, J. H. GALICICH, and E. A. SCHULTZ, Some aspects of stimulation and recording from the basal ganglia in patients with abnormal movements. Confin. neurol. **22**, 265—273 (1962).

184. FREUND, K., A. KOLARSKY und V. VLADYKA, Zur Frage des Auftretens von Störungen von Motivierung und Emotionalität bei stereotaktischen Eingriffen. Psychiat. Neurol., Basel **146**, 65—80 (1963).

185. FREYGANG, W. J. JR., and W. M. LANDAU, Some relations between resistivity and electrical activity in the cerebral cortex of the cat. J. cell. comp. Physiol. **45**, 377—392 (1955).

186. FRITSCH, G., und E. HITZIG, Über die elektrische Erregbarkeit des Großhirns. Arch. Anat. Physiol. wiss. Med. **37**, 300—332 (1870).

187. FRY, F. J., H. W. ADES, and W. J. FRY, Production of reversible changes in the central nervous system by ultrasound. Science **127**, 83—84 (1957).

188. FRY, W. J., J. W. BARNARD, F. J. FRY, and J. F. BRENNAN, Ultrasonically produced localized selective lesions in the central nervous system. Amer. J. phys. Med. **34**, 413—423 (1955).

189. Fry, W. J., J. W. Barnard, F. J. Fry, R. F. Krumins, and J. F. Brennan, Ultrasonic lesions in gray and white matter of the mammalian central nervous system. Science **122**, 517—518 (1955).

190. Fry, W. J., J. F. Brennan, and J. W. Barnard, Histological study of changes produced by ultrasound in the gray and white matter of the central nervous system. In: Ultrasound in Biology and Medicine, E. Kelly, ed., S. 110—130. Washington, D.C.: Amer. Inst. Biol. Sci. 1957.

191. Fry, W. J., F. J. Fry, G. H. Leichner, and R. F. Heimburger, Tissue interface detector for ventriculography and other applications. J. Neurosurg. **19**, 793—798 (1962).

192. Fry, W. J., W. H. Mosburg, J. W. Barnard, and F. J. Fry, Production of focal destructive lesions in the central nervous system with ultrasound. J. Neurosurg. **11**, 471—478 (1954).

193. Fünfgeld, E. W., Die psychischen Hirnfunktionen bei hirnatrophischen Zustandsbildern nach operativer Belastung (stereotaktische Hirnoperation älterer Parkinson-Patienten). Acta neurochir., suppl. VII, 539—544 (1961).

194. Fünfgeld, E. W., Different types of psychic reactions after stereotaxic operations in Parkinson's disease. Confin. neurol. **26**, 420—425 (1965).

195. Ganglberger, J. A., Über die Beeinflussung des Alpha-Rhythmus durch stereotaktische Operationen an den Basalganglien. Arch. Psychiat. **199**, 630—642 (1959).

196. Ganglberger, J. A., Über EEG-Veränderungen nach stereotaktischer Ausschaltung subcorticaler Strukturen bei 800 Parkinson-Kranken. Arch. Psychiat. Nervenkr. **203**, 519—544 (1962).

197. Ganglberger, J. A., Elektrophysiologische Kontrollen während stereotaktischer Eingriffe. 14. Intern. Bienn. Congress des Intern. Coll. Surg. Wien, 11. bis 16. Mai 1964, Auszüge der Vorträge.

198. Gaze, R. M., F. J. Gillingham, S. Kalyanaraman, R. V. Porter, A. A. Donaldson, and I. M. C. Donaldson, Microelectrode recording from the human thalamus. Brain **87**, 691—706 (1964).

199. Gaze, R. M., F. J. Gillingham, and S. Kalyanaraman, Depth microelectrode recording for precision stereotaxy. J. Neurol. Neurosurg. Psychiat. **27**, 584—585 (1964).

200. Gildenberg, P. L., Studies in stereoencephalotomy. VIII. Comparison of the variability of subcortical lesions produced by various procedures. Confin. neurol. **17**, 299—309 (1957).

201. Gildenberg, P. L., Studies in stereoencephalotomy. X. Variability of subcortical lesions produced by heating electrode and Cooper's balloon cannula. Confin. neurol. **20**, 53—65 (1960).

202. Gillingham, F. J., Surgical management of the dyskinesias. J. Neurol. Neurosurg. Psychiat. **23**, 347—348 (1960).

203. Gillingham, F. J., Stereotaxic surgery in parkinsonism. Proc. roy. Soc. Med. **54**, 375—378 (1961).

204. Gillingham, F. J., Small localised surgical lesions of the internal capsule in the treatment of the dyskinesias. Confin. neurol. **22**, 385—392 (1962).

205. Gillingham, F. J., Depth recording and stimulation. J. Neurosurg. **24**, suppl., 382—387 (1966).

206. Gillingham, F. J., Bilateral stereotactic lesions in the management of Parkinsonism. J. Neurosurg. **24**, suppl., 449—453 (1966).

207. Gillingham, F. J., and S. Kalyanaraman, The surgical treatment of oculogyric crises. Confin. neurol. **19**, 237—245 (1965).

208. GILLINGHAM, F. J., S. KALYNARAMAN, and A. A. DONALDSON, Bilateral stereotaxic lesions in the management of Parkinsonism and the dyskinesias. Brit. med. J. 2, 656—659 (1964).

209. GILLINGHAM, F. J., W. S. WATSON, A. A. DONALDSON, and J. A. L. NAUGHTIN, The surgical treatment of Parkinsonism. Brit. med. J. 2, 1395—1402 (1960).

210. GROS, C., Welche Patienten eignen sich für Stereotaxien? 14. Intern. Bienn. Congress des Intern. Coll. Surg. Wien, 11. bis 16. Mai 1964, Auszüge der Vorträge.

211. GROS, C., A. ROIGEN et A. SERRATS, Stimulation électrique des structures thalamiques et juxta-thalamiques au cours des thalamotomies pour la maladie de Parkinson. Neuro-Chirurgie 8, 3—13 (1962).

212. GROS, C., A. SERRATS, I. S. ADIB-YAZOI et S. ANN PARKER, Les limites de l'indication chirurgicale dans la maladie de Parkinson. Neuro-Chirurgie 9, 3—11 (1963).

213. GROS, C., B. VLAHOVITCH et N. C. NGHIA, La zone « cible » dans la chirurgie de la maladie de Parkinson. Etude d'une série de 407 opérations stéréotaxiques. Neuro-Chirurgie 10, 413—426 (1964).

214. GRUETZNER, P., Beiträge zur allgemeinen Nervenphysiologie. Pflügers Arch. ges. Physiol. 25, 255—291 (1881).

215. GUIOT, G., Le rôle de la destruction pallidale dans l'amélioration postopératoire des symptômes parkinsoniens. Sem. Hôp. Paris 33, 3711—3714 (1957).

216. GUIOT, G., Le traitement des syndromes parkinsoniens par la destruction du pallidum interne. Neurochirurgia 1, 94—98 (1958).

217. GUIOT, G., Renseignements fournis par la stimulation électrique au cours de la chirurgie stéréotaxique des dyskinésies. Rev. canad. Biol. 20, 359—363 (1961).

218. GUIOT, G., D. ALBE-FESSARD, G. ARFEL, J. HARDY, E. HERTZOG, G. VOURC'H, P. DEROME et P. ALEONARD, Investigations électrophysiologiques en chirurgie stéréotaxique. Rev. neurol. 107, 84—86 (1962).

219. GUIOT, G., D. ALBE-FESSARD, G. ARFEL, E. HERTZOG, G. VOURC'H, J. HARDY, P. DEROME et P. ALEONARD, Interprétation des effets de la stimulation du thalamus de l'homme par chocs isolés. C. R. Acad. Sci. 254, 3581—3583 (1962).

220. GUIOT, G., D. ALBE-FESSARD, G. ARFEL und P. DEROME, Dérivations d'activités unitaires en cours d'interventions stéréotaxiques. Neuro-Chirurgie 10, 427—435 (1964).

221. GUIOT, G., et S. BRION, Traitement des mouvements anormaux par la coagulation pallidale. Technique et résultats. Rev. neurol. 89, 578—580 (1953).

222. GUIOT, G., J. HARDY et D. ALBE-FESSARD, Délimitation précise des structures sous-corticales et identification de noyaux thalamiques chez l'homme par l'électrophysiologie stéréotaxique. Neuro-Chirurgie 5, 1—18 (1962).

223. GUIOT, G., S. BRION et M. AKERMAN, Anatomie stéréotaxique du pallidum interne, du thalamus et de la capsula interne. Etudes des variations individuelles. Ann. Chir. 15, 557—586 (1961).

224. GUIOT, G., S. BRION, J. ROUGERIE, E. HERTZOG, R. ESCOUROLLE et M. SACHS, La destruction stéréotaxique du pallidum interne dans les syndromes parkinsoniens. Ann. Chir. 12, 1003—1032 (1958).

225. GUIOT, G., E. HERTZOG, P. RONDOT, and P. MOLINA, Arrest or acceleration of speech evoked by thalamic stimulation in the course of stereotaxic procedures for Parkinsonism. Brain 84, 363—379 (1961).

226. GUIOT, G., J. ROUGERIE, M. SACHS et E. HERTZOG, La stimulation capsulaire chez l'homme. Son intérêt dans la stéréotaxie pallidale pour syndromes parkinsoniens. Rev. neurol. 98, 222—224 (1958).

227. GUIOT, G., M. SACHS, E. HERTZOG, S. BRION, J. ROUGERIE, J. C. DALLOZ et F. NAPOLEONE, Stimulation électrique et lésions chirurgicales de la capsule interne. Déductions anatomiques et physiologiques. Neuro-Chirurgie **5**, 17—42 (1959).

228. GYBELS, J. M., The neural mechanism of parkinsonian tremor, 161 pp. Bruxelles: Arscia. 1963.

229. HAMLIN, H., P. RAKIC, and P. I. YAKOVLEV, Stereotaxic imprecision. Confin. neurol. **26**, 426—436 (1965).

230. HARDY, J., Electrophysiological localization and identifications. J. Neurosurg. **24**, suppl., 410—414 (1966).

231. HARDY, J., and C. BERTRAND, Electrophysiological exploration of sub-cortical structures with microelectrode during stereotaxic surgery. Confin. neurol. **26**, 201—204 (1965).

232. HARTMANN-VON MONAKOW, K., Halluzinosen nach doppelseitiger stereotaktischer Operation bei Parkinson-Kranken. Arch. Psychiat. Nervenkr. **199**, 477—486 (1959).

233. HARTMANN-VON MONAKOW, K., Psychosyndrome und Sprachstörungen nach stereotaktischen Operationen beim Parkinson-Syndrom. Akt. Fragen Psychiat. Neurol. **2**, 87—100 (1965).

234. HASS, G. M., and C. B. TAYLOR, A quantitative hypothermal method for the production of local injury of tissue. Arch. Path. **45**, 563—580 (1948).

235. HASSLER, R., The pathological and pathophysiological basis of tremor and parkinsonism. In: Proceedings of the 2nd. Intern. Congress of Neuropathology. London 1955, S. 29—40. Amsterdam: Excerpta Medica Foundation. 1955.

236. HASSLER, R., The influence of stimulations and coagulations in the human thalamus on the tremor at rest and its physiopathologic mechanism. In: Proceedings of the 2nd. Intern. Congress of Neuropathology, London 1955, S. 637—643. Amsterdam: Excerpta Medica Foundation. 1955.

237. HASSLER, R., Weckeffekte und delirante Zustände durch elektrische Reizungen bzw. Ausschaltungen im menschlichen Zwischenhirn. I. Congrès intern. Neurochir. Acta Medica Belgica 179—181 (1957).

238. HASSLER, R., Motorische und sensible Effekte umschriebener Reizungen und Ausschaltungen im menschlichen Zwischenhirn. Dtsch. Z. Nervenheilk. **183**, 148—171 (1961).

239. HASSLER, R., F. MUNDINGER, and T. RIECHERT, Correlations between clinical and autoptic findings in stereotaxic operations of Parkinsonism. Confin. neurol. **26**, 282—290 (1965).

240. HASSLER, R., und T. RIECHERT, Indikationen und Lokalisationsmethode der gezielten Hirnoperationen. Nervenarzt **25**, 441—447 (1954).

241. HASSLER, R., and T. RIECHERT, Clinical effects produced by stimulations of different thalamic nuclei in humans. Electroenceph. clin. Neurophysiol. **6**, 518 (1954).

242. HASSLER, R., and T. RIECHERT, A special method of stereotactic brain operation. Proc. roy. Soc. Med. **48**, 469—470 (1955).

243. HASSLER, R., und T. RIECHERT, Über die Symptomatik und operative Behandlung der extrapyramidalen Bewegungsstörungen. Med. Klin. **53**, 817—824 (1958).

244. HASSLER, R., und T. RIECHERT, Wirkungen der Reizungen und Coagulationen in den Stammganglien bei stereotaktischen Hirnoperationen. Nervenarzt **32**, 97—109 (1961).

245. HASSLER, R., T. RIECHERT, F. MUNDINGER, W. UMBACH, and J. A. GANGL-
BERGER, Physiological observations in stereotaxic operations in extrapyramidal motor disturbances. Brain **83**, 337—350 (1960).

246. HAYMACKER, W., Disruption of nervous tissue by radiation. 2nd. Intern.
Congress of Neurol. Surgery, Washington, D.C. 1961, Intern. Congress Series,
No. 36, E 2—E 3. Amsterdam: Excerpta Medica Foundation. 1961.

247. HAYNE, R. A., and R. MEYERS, An improved model of a human stereotaxic
instrument. J. Neurosurg. **7**, 463—466 (1950).

248. HEARD, O. O., Section compression photographically rectified. Anat. Rec.
109, 745—755 (1951).

249. HEMMER, R., Der Parkinsonismus und seine chirurgische Behandlung. Dtsch.
med. Wschr. **81**, 1651—1652 (1956).

250. HENNY, G. C., H. T. WYCIS, and E. A. SPIEGEL, Studies in stereoencephalotomy. XIII. Refinements in roentgen technique during stereotaxic operation.
Confin. neurol. **21**, 501—504 (1962).

251. HEPPNER, F., Ergebnisse der ein- und beidseitigen Thalamotomien bei extrapyramidalen Hyperkinesen. 14. Intern. Bienn. Congress des Intern. Coll. Surg.
Wien, 11. bis 16. Mai 1964, Auszüge der Vorträge.

252. HESS, R., The influence of stereotactic lesions in the EEG. Electroencephal.
clin. Neurophysiol., suppl. **19**, 166—171 (1961).

253. HOFF, H., Z. GLONNIG und K. GLONNIG, Die zentralen Störungen der opti-
schen Wahrnehmung. Wien. med. Wschr. **112**, 409—412 und 565—569 (1962).

254. HORI, Y., S. UTSUMI, S. MIYAMOTO, A. OKASAKI, and H. ARACHI, Anatomical
and statistical studies on target point of globus pallidus and putamen. Neurologia medico-chirurgica (Tokyo) **7**, 269—270 (1965).

255. HORSLEY, V., and R. H. CLARKE, The structure and functions of the cerebellum examined by a new method. Brain **31**, 45—124 (1908).

256. HOUDART, R., M. DONDEY et J. COPHIGNON, Méthode de localisation pour
les interventions de neurochirurgie stéréotaxiques. Neurochirurgia **7**, 109—123
(1964).

257. HOUDART, R., et H. MAMO, Résultats lointains de la coagulation pallidale
dans les syndromes parkinsoniens. Neuro-Chirurgie **10**, 455—462 (1964).

258. HOUDART, R., H. MAMO, M. DONDEY et J. COPHIGNON, Résultats des coagulations sous-thalamiques dans la maladie de Parkinson (à propos de 50 cas).
Rev. neurol. **112**, 521—529 (1965).

259. HOUSEPIAN, E. M., and M. D. CARPENTER, Spatial relationship between the
globus pallidus and the anterior commissure. J. Neurosurg. **14**, 363—373
(1957).

260. HOUSEPIAN, E. M., and J. L. POOL, An evaluation of pallido ansal surgery
as a primary symptom of Parkinsonism. In: Pathogenesis and Treatment of
Parkinsonism, W. S. FIELD ed., S. 317—324. Springfield, Ill.: Ch. C. Thomas.
1958.

261. HOUSEPIAN, E. M., and J. L. POOL, The accuracy of human stereoencephalotomy as judged by histological confirmation of roentgenographic localisation.
J. nerv. ment. Dis. **130**, 520—525 (1960).

263. HOUSEPIAN, E. M., and J. L. POOL, Application of stereotaxic methods to
histochemical, electronmicroscopic and electrophysiological studies of human
subcortical structures. Confin. neurol. **22**, 171—177 (1962).

264. HOUSEPIAN, E. M., and M. GUZMAN-LOPEZ, Dispersion of fluid materials in
intracerebral injections: general observations in conjunction with injection
lobotomy and chemopallidectomy. Neurology **7**, 763—764 (1957).

265. HUGHES, B., Motor responses from stimulation in the lateral thalamic area. Excerpta med. Intern. Congress **60**, 124—125 (1963).

266. HUGHES, B., Involuntary movements following stereotactic operations for Parkinsonism with special reference to hemichorea (ballismus). J. Neurol. Neurosurg. Psychiat. **28**, 291—303 (1965).

267. HUNSPERGER, R. W., und O. A. M. WYSS, Qualitative Ausschaltung von Nervengewebe durch Hochfrequenzkoagulation. Helv. physiol. pharmacol. Acta **11**, 283—304 (1953).

268. JASPER, H. H., Recording from microelectrodes in stereotactic surgery for Parkinson's disease. J. Neurosurg. **24**, suppl., 219—221 (1966).

269. JASPER, H. H., and G. BERTRAND, Exploration of the human thalamus with microelectrodes. Physiologist **7**, 167 (1963).

270. JASPER, H. H., and G. BERTRAND, Stereotaxic microelectrode studies of single thalamic cells and fibers in patients with dyskinesias. Trans. amer. neurol. Ass. **89**, 79 (1964).

271. JASPER, H. H., and G. BERTRAND, Thalamic units involved in somatic sensation and voluntary and involuntary movements in man. In: The Thalamus, D. P. PURPURA and M. D. YAHR, ed., S. 365—384. New York: Columbia University Press. 1966.

272. JINNAI, D., Cryothalamectomy. Confin. neurol. **26**, 437—440 (1965).

273. JINNAI, D., K. MATSUMOTO, Y. MOROI, and K. KATSURADA, Stereotactic cryosurgery for extrapyramidal disorders and epileptics. Neurologia medico-chirurgica (Tokyo) **6**, 184 (1964).

274. JINNAI, D., H. MOGAMI, M. IOKU, K. KAMIKAWA, and H. NODA, Effects of unilateral cryothalamectomy upon bilateral symptoms of Parkinsonism. Neurologia medico-chirurgica (Tokyo) **7**, 270—271 (1965).

275. JINNAI, D., S. NISHIMOTO, K. MATSUMOTO, and S. HANDA, Pallidotomy and thalamocapsulotomy for parkinsonism. 2nd. Intern. Congress Neurol. Surgery, Washington, D.C. 1961. Intern. Congress Series. No. **36**, E 94—E 95. Amsterdam: Excerpta Medica Foundation. 1961.

276. JINNAI, D., A. NISHIMOTO, M. NUMOTO, and I. ADACHI, Electrophysiological studies in stereotaxic surgery for extrapyramidal disorders. Confin. neurol. **24**, 281—288 (1964).

277. JOHANSSON, G., and L. LAITINEN, Electrical stimulation of the thalamic and subthalamic area in Parkinson's disease. Confin. neurol. **26**, 445—450 (1965).

278. JUNG, R., Neurologie und Neurophysiologie des Parkinsonsyndroms vor und nach stereotaktischen Operationen. Zbl. Neurol. **161**, 164—166 (1961).

279. JUNG, R., and R. HASSLER, The extrapyramidal motor system. Handbook of Physiology, Neurophysiology II, Amer. Physiol. Soc. publ. Washington, D.C. 963—927 (1960).

280. JURKO, M. F., and O. J. ANDY, Rorschach study of perceptual changes following diencephalotomy. Amer. J. Psychiat. **121**, 487—490 (1964).

281. JURKO, M. F., and O. J. ANDY, Psychological aspects of diencephalotomy. J. Neurol. Neurosurg. Psychiat. **27**, 516—521 (1964).

282. JURKO, M. F., and O. J. ANDY, Serial EEG study following thalamotomy. Electroenceph. clin. Neurophysiol. **18**, 500—503 (1965).

283. JURKO, M. F., O. J. ANDY, and D. P. FOSHEE, Diencephalic influence on tremor mechanisms. A study of parkinson tremor during stereotactic surgery. Arch. Neurol. Psychiat., Chicago **9**, 358—362 (1961).

284. KALYANARAMAN, S., and B. RAMAMURTHI, Simultaneous bilateral stereotaxic lesions in the diencephalon. Confin. neurol. **26**, 310—314 (1965).

285. KAMM, R. F., and G. AUSTIN, The use of bony landmarks of the skull for localization of the anterior-posterior commissural line. J. Neurosurg. **22**, 576—580 (1965).

286. KANDEL, E. I., Experience with the cryosurgical method in production of lesions of the extrapyramidal system. Confin. neurol. **26**, 306—309 (1965).

287. KIRIKAE, T., J. WADE, Y. NADE, and O. FURUYA, Clinicophysiological and biophysiological studies of thalamus in man: electrothalamographic studies. Folia Psychiat. Neurol. **7**, 181—201 (1953).

288. KIRSCHNER, M., Die Punktionstechnik und die Elektrokoagulation des Ganglion Gasseri. Arch. klin. Chir. **176**, 581—620 (1933).

289. KJELLBERG, R. N., Small lesions in the thalamus in parkinsonian patients. Surg. Forum **14**, 435—437 (1963).

290. KJELLBERG, R. N., Pallido-thalamic mechanisms in movement disorders. Confin. neurol. **26**, 328—335 (1965).

291. KJELLBERG, R. N., A. M. KOEHLER, W. M. PRESTON, and W. H. SWEET, Stereotaxic instrument for use with the Bragg Peak of a Proton Beam. Confin. neurol. **22**, 183—189 (1962).

292. KOMAI, N., T. KURIYAMA, H. IMAMURA, T. HAYASHI, S. BOOKA, and H. NISHINA, On electrophysiological findings in stereotaxic operation of human brain. Neurologia medico-chirurgica (Tokyo) **7**, 272—273 (1965).

293. KRAL, V. A., and H. DÖRKEN JR., Influence of subcortical (diencephalic) brain lesions on emotionality as reflected in the Rorschach color responses. Amer. J. Psychiat. **107**, 839—843 (1951).

294. KRAYENBÜHL, H., Stereotaxic coagulation. Confin. neurol. **22**, 314 (1962).

295. KRAYENBÜHL, H., K. AKERT, K. HARTMANN et M. G. YASARGIL, Etude de la corrélation anatomo-clinique chez des malades opérés de Parkinsonisme. Neuro-Chirurgie **10**, 397—412 (1964).

296. KRAYENBÜHL, H., J. SIEGFRIED, M. KOHENOF, and M. G. YASARGIL, Is there a dominant thalamus? Confin. neurol. **26**, 246—249 (1965).

297. KRAYENBÜHL, H., J. SIEGFRIED et M. G. YASARGIL, Résultats tardifs des opérations stéréotaxiques dans le traitement de la maladie de Parkinson. Rev. neurol. **108**, 485—494 (1963).

298. KRAYENBÜHL, H., O. A. M. WYSS, and M. G. YASARGIL, Bilateral thalamotomy and pallidotomy as treatment for bilateral parkinsonism. J. Neurosurg. **18**, 429—444 (1961).

299. KRAYENBÜHL, H., and M. G. YASARGIL, Bilateral thalamotomy in Parkinsonism. J. nerv. ment. Dis. **130**, 538—541 (1960).

300. KRAYENBÜHL, H., and M. G. YASARGIL, Bilateral operations on the thalamus and pallidum for parkinsonism. J. Neurol. Neurosurg. Psychiat. **23**, 349—350 (1960).

301. KRAYENBÜHL, H., et M. G. YASARGIL, Le traitement chirurgical du Parkinsonisme. Romagna Medica **12**, 1—12 (1960).

302. KRAYENBÜHL, H., und M. G. YASARGIL, Ergebnisse der stereotaktischen Operationen beim Parkinsonismus, insbesondere der doppelseitigen Eingriffe. Dtsch. Z. Nervenheilk. **182**, 530—541 (1961).

303. KRAYENBÜHL, H., und M. G. YASARGIL, Röntgentechnik der stereotaktischen Operationen. In: Lehrbuch der Röntgendiagnostik, H. R. SCHINZ, Band III, S. 388—411. Stuttgart: G. Thieme. 1966.

304. KOMAI, N., T. KURIYAMA, H. IMAMURA, M. KISHI, and H. TAKEBAYASHI, Some new findings in the stereotactic operation on ventrolateral nucleus of the thalamus. Neurologia medico-chirurgica (Tokyo) **6**, 206—207 (1964).

305. Lafia, D. J., Acute subdural hematoma as a complication of stereotaxic thalamotomy. Confin. neurol. **26**, 441—444 (1965).

306. Laitinen, L., G. G. Johansson, and P. Sipponen, Impedance and phase angle as a locating method in human stereotaxic surgery. J. Neurosurg. **25**, 628—633 (1966).

307. Lamarre, Y., and J. P. Cordeau, Central unit activity in monkeys with postural tremor. Fed. Proc. **22**, 1693 (1962).

308. Lamarre, Y., et J. P. Cordeau, Activité des neurones centraux chez le singe porteur d'un tremblement postural expérimental. J. Physiol., Paris **56**, 589—591 (1964).

309. Lapras, C., Chirurgie stéréotaxique des dyskinésies. Thèse Fac. méd. Lyon, 155 pp. Lyon: M. et A. Audin. 1960.

310. Lapras, C., P. Wertheimer, P. Gerin, A. Thierry et G. Fischer, Quelques problèmes concernant la chirurgie stéréotaxique de la maladie de Parkinson. Neuro-Chirurgie **10**, 437—442 (1964).

311. Le Beau, J., et M. Dondey, Premières observations humaines de repérage de structures cérébrales profondes par refroidissement localisé et réversible au cours des interventions stéréotaxiques. Neurochirurgia **7**, 24—33 (1964).

312. Le Beau, J., M. Dondey et D. Albe-Fessard, Détermination de la fonction de certaines structures cérébrales profondes par refroidissement localisé et réversible (Principe de la méthode, premières applications animales et humaines). Rev. neurol. **107**, 485—499 (1962).

313. Le Beau, J., M. Dondey, D. Albe-Fessard, L. Weil, and P. Aleonard, Reversible electric blocage of cerebral structures by local cooling. Electroenceph. clin. Neurophysiol. **14**, 782 (1962).

314. Le Beau, J., M. Dondey, D. Albe-Fessard, L. Weil, and P. Aleonard, Selective and reversible block of cerebral structures by local cooling. Confin. neurol. **22**, 341—342 (1962).

315. Leksell, L., A stereotactic apparatus for intracerebral surgery. Acta chir. scand. **99**, 229—233 (1949).

317. Leksell, L., The stereotaxic method and radiosurgery of the brain. Acta chir. scand. **102**, 316—319 (1951).

318. Leksell, L., Cerebral radiosurgery. 2nd. Intern. Congress Neurol. Surgery, Washington, D.C., 1961. Intern. Congress Series. No. **36**, E 7—E 8. Amsterdam: Excerpta Medica Foundation. 1961.

319. Leksell, L., B. Larsson, B. Andersson, B. Rexed, P. Sourander, and W. Mair, Lesions in the depth of the brain produced by a beam of high energy protons. Acta Radiol. **54**, 251—264 (1960).

320. Levin, G., Electrical stimulation of the globus pallidus and thalamus. J. Neurosurg. **24**, suppl., 415, 1966.

321. Levin, G., B. Feinstein, E. Kreil, J. Watson, W. Alberts, and E. W. Wright, Stereotaxic surgery for parkinsonism; a method of evaluation and clinical results. J. Neurosurg. **18**, 210—216 (1961).

322. Levita, E., M. Riklan, and I. S. Cooper, Cognotive and perceptual performance in parkinsonism as a function of age and neurological impairment. J. nerv. ment. Dis. **139**, 516—520 (1964).

323. Levita, E., M. Riklan, and I. S. Cooper, Verbal and perceptual functions after surgery of subcortical structures. Percept. motor Skills 18, 195—202 (1964).

324. Levy, A., Die Pallidotomie beim Parkinson-Syndrom. Eine vergleichende anatomo-radiologische Studie. Arch. Psychiat. Nervenkr. **199**, 487—507 (1959).

325. LIN, T. H., and I. S. COOPER, Results of chemopallidectomy and chemothalamectomy. Arch. Neurol. **2**, 188—193 (1960).

326. LIN, T. H., G. DIERSSEN, S. MINGRINO, and I. S. COOPER, Relationship between candidacy and outcome in surgery for parkinsonism. Arch. Neurol. **3**, 267—270 (1960).

327. LIN, T. H., K. MATSUMOTO, and I. S. COOPER, Electroencephalographic changes in parkinsonian patients following cryogenic lesions in the ventrolateral nucleus of the thalamus. J. Amer. Coll. Surg. **42**, 281—286 (1964).

328. LUCHSINGER, R., J. SIEGFRIED, M. KOHENOF und C. DUBOIS, Klinische und experimentell-phonetische Untersuchungen der Sprache vor und nach stereotaktischen Operationen bei Parkinson-Patienten. Folia phoniat. **18**, 197—217 (1966).

329. LORIMER, F. M., M. M. SEGAL, and S. N. STEIN, Path of current distribution in brain during electro-convulsive therapie. Electroenceph. clin. Neurophysiol. **1**, 343—348 (1949).

330. MAMO, H., M. DONDEY, J. COPHIGNON, P. PIALOUX, P. FONTELLE et R. HOUDART, Latéro-pulsion transitoire au décours de coagulations sous-thalamiques et thalamiques chez des parkinsoniens. Rev. neurol. **112**, 509—520 (1965).

331. MANEN, J. VAN, Resultats des interventions stéréotaxiques pour le syndrome parkinsonien. Neuro-Chirurgie **6**, 260—263 (1960).

332. MANEN, J. VAN, et J. W. V. D. BERG, Lésions stéréotaxiques par coagulations graduées. Neuro-Chirurgie 8, 340—344 (1962).

333. MARGHERITA, G., Il comportamento della resistenza elettrica cutanea nei parkinsoniani dopo talamolisi. Acta Neurol. (Napoli) **19**, 707—713 (1964).

334. MARK, V. H., J. C. CHATO, F. G. EASTMAN, S. ARONOW, and F. R. ERVIN, Localized cooling in the brain. Science **134**, 1520—1521 (1961).

335. MARK, V. H., T. CHIBA, F. R. ERVIN, and H. HAMLIN, The comparison of heat and cold for the production of localized lesions in the central nervous system. Confin. neurol. **26**, 178—184 (1965).

336. MARK, V. H., P. M. McPHERSON, and W. H. SWEET, A new method for correcting distortion in cranial roentgenogramms, with special reference to a new human stereotactic instrument. Amer. J. Roentgenol. **71**, 435—444 (1954).

337. MARK, V. H., Y. MIYAZAKI, J. SIEGFRIED, F. R. ERVIN, J. C. CHATO, and F. G. EASTMAN, Productions de lésions intracérébrales réversibles et permanentes au moyen d'un refroidissement localisé stéréotaxiquement. Confin. neurol. **23**, 357—358 (1963).

338. MARK, V. H., W. H. SWEET, and P. M. McPHERSON, Stereotactic surgery: a note on instrumentation. J. Neurol. Neurosurg. Psychiat. **25**, 86—89 (1962).

339. MARK, V. H., and P. I. YAKOVLEV, A note on problems and methods in the preparation of a human stereotactic atlas. Including a report of measurements of the posteromedial portion of the ventral nucleus of the thalamus. Anat. Rec. **121**, 745—752 (1955).

340. MARKHAM, C. H., W. J. BROWN, and R. W. RAND, Stereotaxic lesions in Parkinson's disease: clinicopathological correlations. Arch. Neurol. **15**, 480—497 (1966).

341. MARKHAM, C. H., and R. W. RAND, Stereotactic surgery in Parkinson's disease. Arch. Neurol. 8, 621—631 (1963).

342. MATSUNAGA, M., I. MIZAWA, H. HANDA, and T. TANAKA, Electrocorticographical potential evoked by thalamic stimulation. Neurologia medicochirurgica (Tokyo) **6**, 204 (1964).

343. McCaul, I. R., A method for the localization and production of discrete destructive lesions in brain. J. Neurol. Neurosurg. Psychiat. **22**, 109—112 (1959).

344. McFie, J., Psychological effects of stereotaxic operations for the relief of parkinsonian symptoms. J. nerv. ment. Dis. **106**, 1512—1517 (1960).

345. Metzel, E., Über die Störung des Raumsinns beim Parkinson-Syndrom. Dtsch. med. Wschr. **90**, 1955—1957 (1965).

346. Meyers, R., The modification of alternating tremors, rigidity and festination by surgery of the basal ganglia. Res. Publ. Ass. Nerv. Ment. Dis. **21**, 602—665 (1942).

347. Meyers, R., Historical background and personal experience in the surgical relief of hyperkinesia and hypertonus. In: Pathogenesis and Treatment of Parkinsonism, W. S. Field ed., S. 229—270. Springfield, Ill.: Ch. C. Thomas. 1958.

348. Meyers, R., Diskussion. J. Neurosurg. **20**, 882 (1963).

349. Meyers, R., W. J. Fry, F. J. Fry, L. L. Dreyer, D. F. Schultz, and R. F. Noyes, Early experiences with ultrasonic irradiation of the pallidofugal and nigral complexes in hyperkinetic and hypertonic disorders. J. Neurosurg. **16**, 32—54 (1959).

350. Mickle, W. A., The problems of stimulation parameters. In: Electrical Stimulation of the Brain, D. E. Sheer, ed., S. 67—73. University of Texas Press. 1961.

351. Miyazaki, Y., F. R. Ervin, J. Siegfried, E. O. Richardson, and V. H. Mark, Localized cooling in the central nervous system. II. Histopathological results. Arch. Neurol. **9**, 392—399 (1963).

352. Monnier, M., Contributions expérimentales à la physiologie du tronc cérébral chez l'homme. I. Technique de repérage, stimulation et coagulation des structures sous-corticales. Helv. physiol. pharmacol. Acta 8, 54—55 (1950).

353. Monnier, M., Contributions techniques à l'exploration du thalamus chez le singe et l'homme. IV. Congrès Neurol. Intern. Paris 1949, Vol. VII, Compte-rendus, 188—191. Paris: Masson et Cie. 1951.

354. Monnier, M., Repérage, stimulation et coagulation thérapeutique des centres sous-corticaux chez le singe et l'homme. Schweiz. Arch. Neurol. Psychiat. **67**, 217—221 (1951).

355. Monnier, M., Appareil stéréotaxique et technique de repérage pour la co-agulation du relais thalamique de la douleur chez l'homme. Schweiz. med. Wschr. **82**, 1031—1034 (1952).

356. Mueller, C., und M. G. Yasargil, Zur Psychiatrie der stereotaktischen Hirn-operationen bei extrapyramidalen Erkrankungen. Schweiz. Arch. Neurol. Psychiat. **84**, 136—154 (1959).

357. Mullan, S., Observations on deep cerebral localization of the tremor of Parkinson's disease. Arch. Neurol. **2**, 274—280 (1960).

358. Mullan, J. F., Radiation implants in the surgical treatment of Parkinson's disease. Arch. Neurol. **4**, 690—691 (1961).

359. Mullan, S., M. Mailis, J. Karasilk, G. Vailati, and F. Beckman, A re-appraisal of the unipolar electrolytic lesion. J. Neurosurg. **22**, 531—538 (1965).

360. Mundinger, F., Die stereotaktisch-operative Behandlung des Parkinson-syndroms. Pathophysiologie, Ergebnisse und Indikationsstellung. Med. Klin. **58**, 1181—1186 (1963).

361. Mundinger, F., Die Subthalamotomie zur Behandlung extrapyramidaler Bewegungsstörungen. Dtsch. med. Wschr. **90**, 2002—2007 (1965).

362. MUNDINGER, F., Stereotaxic interventions on the zona incerta area for treatment of extrapyramidal motor disturbances and their results. Confin. neurol. **26**, 222—230 (1965).

363. MUNDINGER, F., und P. POTTHOFF, Encephalographische und klinische Untersuchungen zur funktionellen Somatotopie des Pallidum internum bei stereotaktischen Pallidotomien. Arch. Psychiat. Nervenkr. **201**, 151—164 (1960).

364. MUNDINGER, F., und P. POTTHOFF, Messungen im Pneumencephalogramm zur intracerebralen und craniocerebralen Korrelationstopographie bei stereotaktischen Hirnoperationen, unter besonderer Berücksichtigung der stereotaktischen Pallidotomie. Acta neurochir. **9**, 196—214 (1961).

365. MUNDINGER, F., T. RIECHERT und E. GABRIEL, Untersuchungen zu den physikalischen und technischen Voraussetzungen einer dosierten Hochfrequenzkoagulation bei stereotaktischen Hirnoperationen. Zbl. Chir. **85**, 1051—1063 (1960).

366. MUNDINGER, F., und T. RIECHERT, Ergebnisse der stereotaktischen Hirnoperationen bei extrapyramidalen Bewegungsstörungen auf Grund postoperativer und Langzeituntersuchungen. Dtsch. Z. Nervenheilk. **182**, 542—576 (1961).

367. MUNDINGER, F., und T. RIECHERT, Die stereotaktischen Hirnoperationen zur Behandlung extrapyramidaler Bewegungsstörungen (Parkinsonismus und Hyperkinesen) und ihre Resultate. Fortschr. Neurol. Psychiat. **31**, 1—65 und 69—120 (1963).

368. MUNDINGER, F., und T. RIECHERT, Indikationen und Langzeitergebnisse von 1400 uni- und bilateralen stereotaktischen Eingriffen beim Parkinsonsyndrom. Wien. Z. Nervenheilk. **23**, 147—170 (1966).

369. MUNDINGER, F., und H. UHL, Über die Genauigkeit der röntgenologischen Zielpunktbestimmung bei stereotaktischen Operationen. Fortschr. Röntgenstr. **103**, 419—431 (1965).

370. MUNDINGER, F., und O. ZINSSER, Variationen der oralen Ventralkerne des Thalamus. Untersuchungen zur Stereotaxie extrapyramidalmotorischer Erkrankungen. Arch. Psychiat. Nervenkr. **207**, 342—359 (1965).

371. MUNDINGER, F., und O. ZINSSER, Klinisch-experimentelle Untersuchungen zur stereotaktischen Thalamotomie der oralen Ventralkerne bei extrapyramidalen Bewegungsstörungen (Somatotopie, optimale Läsionsorte und Winkelpositionen der Elektrode). Neurochirurgia **9**, 41—46 (1966).

372. NÁDVORNÍK, P., Changes in the transmission of semantic information by the brain after stereotaxic thalamotomy. Activ. Nerv. Sup. (Praha) **6**, 79—80 (1964).

373. NAQUET, R., M. DONAVIT et D. ALBE-FESSARD, Ralentissements et accélérations de l'activité corticale obtenus par le refroidissement localisé de la formation réticulée mésencéphalique du chat éveillé. J. Physiol. Paris **54**, 386—387 (1962).

374. NARABAYASHI, H., Procain oil blocking of pallidum in cases of athetose double. Psychiatria et Neurologia Japonica **54**, 672—677 (1952).

375. NARABAYASHI, H., Stereoencephalotom II. Psychiatria et Neurologia Japonica **54**, 669 (1953).

376. NARABAYASHI, H., Procain oil blocking of the globus pallidus for the treatment of rigidity and tremor of parkinsonism. Psychiatria et Neurologia Japonica **56**, 471—495 (1954).

377. NARABAYASHI, H., Discussion des rapports sur les méthodes stéréotaxiques. I. Congrès intern. Neurochirurgie Bruxelles. Acta Med. Belg. 182—187 (1957).

378. Narabayashi, H., V. Im. Thalamotomy for tremor. Neurologia medico-chirurgica (Tokyo) 6, 209 (1964).

379. Narabayashi, H., and T. Okuma, Procaine oil blocking of the globus pallidus for treatment of rigidity and tremor of Parkinsonism. Proc. Japan. Akad. 29, 134—137 (1953).

380. Narabayashi, H., T. Okuma, and S. Shikiba, Procaine oil blocking of the globus pallidus. Arch. Neurol. Psychiat. Chicago 75, 36—48 (1956).

381. Nauta, W. J. H., and W. R. Mehler, Some efferent connections of the lentiform nucleus in monkey and cat. Anat. Rec. 139, 260 (1961).

382. Nehlil, J., La voie pyramidale dans la capsule interne. Rôle de sa lésion dans le traitement des mouvements involontaires. Utilité de son repérage. Neuro-Chirurgie 10, 443—446 (1964).

383. Norholm, T., and I. Tygstrup, Correlations between the clinical effect of stereotactic operations and brain autopsy findings. Acta neurol. scand. 39, suppl. 4, 196—203 (1963).

384. Obrador, S., Some physiopathological aspects related to subcortical therapeutical lesions. Confin. neurol. 22, 283—290 (1962).

385. Obrador, S., and G. Dierssen, Results and complications following one hundred subcortical lesions performed in Parkinson's disease and other hyperkinesias. Acta neurochir. 7, 206—215 (1959).

386. Odell, W. D., J. M. van Buren, and R. Hertz, Effects of thalamic surgery on endocrine function. J. clin. Endocrin. 22, 1262—1265 (1962).

387. Ohye, C., K. Kubota, T. Hongo, T. Nagao, and H. Narabayashi, Ventrolateral and subventrolateral thalamic stimulations. Motor effects. Arch. Neurol. 11, 427—434 (1964).

388. Ohye, C., K. Kubota, H. Narabayashi, and T. Nagao, Importance of electrophysiological techniques in stereotaxic VL-Thalamotomy. Neurologia medico-neurochirurgica (Tokyo) 6, 185 (1964).

389. Ommaya, A. K., and J. Coe, An experimental appraisal of cyrogenic brain lesions in the cat. Confin. neurol. 26, 185—189 (1965).

390. Openchowski, S., Sur l'action localisée du froid appliqué à la surface de la région corticale du cerveau. C. R. Soc. Biol. 35, 28—43 (1883).

391. Orchinik, C. W., Some psychological aspects of circumscribed lesions of the diencephalon. Confin. neurol. 20, 292—310 (1960).

392. Orchinik, C. W., R. Kooh, H. T. Wycis, H. Freed, and E. A. Spiegel, The effect of thalamic lesions on emotional reactivity (Rorschach and behavior studies). Proc. Ass. Res. Nerv. Ment. Dis. 29, 172—207 (1950).

393. Orchinik, C. W., and A. Petrie, Personality changes following thalamic and pallidal lesions compared with the effects of various cortical lesions. Confin. neurol. 18, 442—444 (1958).

394. Orthner, H., Stereotaktische Eingriffe im Gehirn. Deutsches Zbl. f. Krankenpflege 9, 345—359 (1963).

395. Orthner, H., Die Beeinflussung der postencephalitischen Schauanfälle durch die Pallidotomie. Nervenarzt 37, 317—319 (1966).

396. Orthner, H., und F. Roeder, Das Parkinson-Syndrom und seine Behandlung durch Elektrokoagulation des Globus pallidus, 117 pp. Stuttgart: G. Fischer. 1959.

397. Orthner, H., F. Roeder und G. Leitzke, Erfahrungen mit stereotaktischen Eingriffen: IV. Mitteilung: Über den Dauereffekt der doppelseitigen Pallidotomie beim Parkinsonsyndrom. Acta neurochir. 10, 572—629 (1962).

398. Pagni, C. A., G. Cabrini, F. Marossero, L. Infuso e G. Ettore, Applicazione alla neurochirurgia stereotassica di una tecnica neurofisiologica: la registrazione dei potenziali evocati sensitivi talamici. Riv. Neurol. **36**, 243—250 (1966).

399. Pagni, C. A., E. Wildi, G. Ettore, L. Infuso, F. Marossero, and G. P. Cabrini, Anatomic verifications of lesions which abolished tremor and rigor in Parkinsonism. Confin. neurol. **26**, 291—294 (1965).

400. Parera, C., and I. S. Cooper, A modification of the chemopallidectomy guide. J. Neurosurg. **17**, 547—550 (1960).

401. Paxton, H. D., and R. S. Dow, Two years' experience with chemopallidectomy. J. A. M. A. **168**, 755—757 (1958).

402. Pecker, J., A propos de quelques problèmes O.N.O. posés par le traitement chirurgical de la maladie de Parkinson. Rev. Oto-Neuro-Ophthal. **33**, 244—247 (1961).

403. Pellet, W., G. Hauchecorne, M. Denavit et R. Naquet, Coagulation des centres nerveux à l'aide d'un rayonnement laser. C. R. Acad. Sci. **262**, 2634—2636 (1966).

404. Petras, J. M., Some fiber connections of the precentral cortex (areas 4 and 6) with the diencephalon in the monkey (Macaca mulatta). Anat. Rec. **148**, 322 (1964).

405. Petrinovich, L., and C. Hardyck, Behavioral changes in Parkinson patients following surgery. A factor analytic study. J. chron. Dis. **17**, 225—240 (1964)

406. Philips, C. G., The dimension of a cortical motor point. J. Physiol., Lond. **129**, 20 (1955).

407. Potthoff, P., und F. Mundinger, Der operative Zugangsweg bei stereotaktischer Pallidotomie mit encephalographischen und klinischen Untersuchungen zur Bestimmung einer optimalen Winkelposition der Elektrode. Arch. Psychiat. Nervenkr. **201**, 313—327 (1960).

408. Proctor, F., and H. Lansbergen, Cryogenic probe for small subcortical lesions. Electroenceph. clin. Neurophysiol. **18**, 91—92 (1965).

409. Proctor, F., M. Riklan, I. S. Cooper, and H. L. Teuber, Somatosensory status of parkinsonian patients before and after chemothalamectomy. Neurology **13**, 906—912 (1963).

410. Proctor, F., M. Riklan, I. S. Cooper, and H. L. Teuber, Judgement of visual and postural vertical by parkinsonian patients. Neurology **14**, 287—293 (1964).

411. Rand, R. W., Substantia nigralysis. A new surgical technique for treatment of Parkinson's disease and other hyperkinetic syndromes. Bull. Los Ang. Neurosurg. Soc. **24**, 214—216 (1959).

412. Rand, R. W., A stereotaxic instrument for pallido-thalamectomy in Parkinson's disease. J. Neurosurg. **13**, 258—260 (1961).

413. Rand, R. W., P. H. Crandall, R. Adey, D. Walter, and C. H. Markham, Electrophysiologic investigations in Parkinson's disease and other dyskinesias in man. Neurology **12**, 754—770 (1962).

414. Rémond, A., Appareillage pour intervention stereotaxique extemporanée. Rev. neurol. **105**, 223—226 (1961).

415. Rémond, A., R. Houdart, R. Lecasble, M. Dondey et P. Aubert, Recherches sur l'approche stéréotaxique des structures pallidales et sur l'exploration de leurs voies d'abord. Rev. neurol. **99**, 355—384 (1958).

416. Ribstein, M., Exploration du cerveau humain par électrodes profondes. Electroenceph. clin. Neurophysiol., suppl. 16, 1960.

417. RIECHERT, T., Stereotaktische Operationen bei Bewegungsstörungen. Dtsch. Z. Nervenheilk. **175**, 511—519 (1957).

418. RIECHERT, T., Die chirurgische Behandlung des Parkinsonismus. Arch. klin. Chir. **287**, 660—666 (1957).

419. RIECHERT, T., Die stereotaktischen Hirnoperationen. Dtsch. med. Wschr. **84**, 1669—1676 (1959).

420. RIECHERT, T., Über die Technik und einige Indikationen der gezielten Hirnoperationen. Nervenarzt **30**, 385—391 (1959).

421. RIECHERT, T., Long term follow-up of results of stereotaxic treatment in extrapyramidal disorders. Confin. neurol. **22**, 356—363 (1962).

422. RIECHERT, T., Stereotaxic operations for extrapyramidal motor disturbances with particular regard to age group. Confin. neurol. **26**, 213—217 (1965).

423. RIECHERT, T., und F. MUNDINGER, Beschreibung und Anwendung eines Zielgerätes für stereotaktische Hirnoperationen (II. Modell). Acta neurochir., suppl. III, 308—337 (1955).

424. RIECHERT, T., und F. MUNDINGER, Stereotaktische Geräte. In: G. SCHALTENBRAND und P. BAILEY, Einführung in die stereotaktischen Operationen mit einem Atlas des menschlichen Gehirns, Band I, S. 437—471. Stuttgart: G. Thieme. 1959.

425. RIECHERT, T., und F. MUNDINGER, Ein kombinierter Zielbügel mit Bohraggregat zur Vereinfachung stereotaktischer Hirnoperationen. Arch. Psychiat. Nervenkr. **199**, 377—385 (1959).

426. RIECHERT, T., und M. WOLFF, Über ein neues Zielgerät zur intrakraniellen elektrischen Ableitung und Ausschaltung. Arch. Psychiat. Nervenkr. **186**, 225—230 (1951).

427. RIECHERT, T., und M. WOLFF, Die Entwicklung und klinische Bedeutung der gezielten Hirnoperationen. Med. Klin. **46**, 609—611 (1951).

428. RIECHERT, T., und M. WOLFF, Die technische Durchführung von gezielten Hirnoperationen. Arch. Psychiat. Nervenkr. **190**, 297—316 (1953).

429. RIKLAN, M., Psychological studies on chemosurgery of the basal ganglia. Rev. Canad. Biol. **20**, 305—319 (1961).

430. RIKLAN, M., and L. DILLER, Follow-up studies in chemopallidectomy for paralysis agitans. J. A. M. A. **167**, 13—17 (1958).

431. RIKLAN, M., and L. DILLER, Visual motor performance before and after chemosurgery of the basal ganglia in Parkinsonism. J. nerv. ment. Dis. **132**, 307—315 (1961).

432. RIKLAN, M., L. DILLER, and H. WEINER, Psychological studies on the effects of chemosurgery of the basal ganglia in Parkinsonism. II: Aspects of personality. Arch. gen. Psychol. **3**, 267—275 (1960).

433. RIKLAN, M., and E. LEVITA, Psychological effects of lateralized basal ganglia lesions: a factorial study. J. nerv. ment. Dis. **138**, 233—240 (1964).

434. RIKLAN, M., E. LEVITA, and T. ZAHN, A preliminary psychological comparison of chemothalamectomy and cryothalamectomy. St. Barn. Med. Bull. **1**, 33—36 (1962).

435. RIKLAN, M., L. DILLER, H. WEINER, and I. S. COOPER, Psychological studies on effects of chemosurgery of the basal ganglia in parkinsonism. I: Intellectual functioning. Arch. gen. Psychol. **2**, 22—31 (1960).

436. RIKLAN, M., and E. LEVITA, Laterality of subcortical involvement and psychological functions. Psychol. Bull. **64**, 217—224 (1965).

437. RIKLAN, M., T. P. ZAHN, and L. DILLER, Human figure drawing before and after chemosurgery of the basal ganglia in parkinsonism. J. nerv. ment. Dis. **135**, 500—506 (1962).

438. Robert, F., Preliminary report on neuropathological findings in 40 cases of pneumotaxic surgery. Rev. Canad. Biol. 20, 377—380 (1961).

439. Robinson, B. W., Localization of intracerebral electrodes. Exp. Neurol. 6, 201—223 (1962).

440. Robinson, B. W., and H. E. Tompkins, Impedance method for localizing brain structures. Arch. Neurol. 10, 563—574 (1964).

441. Rosenschon, G., und W. Wechsler, Zur Chemopallidektomie und der Ausschaltung des N. reticulatus thalami in der stereotaktischen Behandlung des Parkinsonismus. Eine klinisch-morphologische Untersuchung. Arch. Psychiat. Nervenkr. 205, 100—115 (1964).

442. Rouyer, M., La voie pyramidale dans la capsule interne. Rôle de sa lésion dans le traitement des mouvements involontaires. Utilité de son repérage. Thèse Médecine Paris, 40 pp. Paris: R. Foulon. 1965.

443. Rowbotham, G. F., A. L. Haigh, and W. G. Leslie, Cooling cannula for use in the treatment of cerebral neoplasms. Lancet 1, 12—15 (1959).

444. Rowland, V., W. J. MacIntyre, and T. G. Bidder, The production of brain lesions with electric currents. J. Neurosurg. 17, 55—69 (1960).

445. Samiy, E., and A. Mohamadi, Results of stereotaxic operations for Parkinson's disease. J. int. Coll. Surg. 41, 459—470 (1964).

446. Sano, K., M. Yoshioka, A. M. Ogashiwam, B. Ishima, and C. Ohye, Experiences on subthalamotomy. Neurologia medico-chirurgica (Tokyo) 6, 208—209 (1964).

447. Sarby, B., J. Wennerstrand, and J. Del Corral-Gutierrez, Some observations on stereotaxic radiofrequency and proton beam lesions. Confin. neurol. 26, 133 (1965).

448. Schachter, J. M., G. Bravo, and I. S. Cooper, Involuntary movement disorders following basal ganglia surgery in man. J. Neuropath. exp. Neurol. 19, 228—237 (1960).

449. Schaefer, J. H., Über die Veränderungen der Vestibularisfunktion bei stereotaktischen Thalamus-Eingriffen am Menschen. Confin. neurol. 28, 117—156 (1966).

450. Schaefer, J. H., J. Siegfried und U. Fisch, Vestibuläre Reaktionen bei thalamischen Eingriffen am Menschen. Pract. oto-rhino-laryng. 29, 375—384 (1967).

451. Schaerer, J. P., Stereoencephalotomy. Observations in Parkinson's cases. Confin. neurol. 22, 351—355 (1962).

452. Schaerer, J. P., Treatment of Parkinson's syndrome by stereotaxic technic. South. Med. J. 56, 312—316 (1963).

453. Schaltenbrand, G., The effects of stereotactic electrical stimulation in the depth of the brain. Brain 88, 835—840 (1965).

454. Schaltenbrand, G., und P. Bailey ed., Einführung in die stereotaktischen Operationen mit einem Atlas des menschlichen Gehirns, 3 Bände. Stuttgart: G. Thieme. 1959.

455. Schmidt, K., G. Dieckmann und J. Prager, Über lageabhängige Verschiebungen intracranieller Strukturen durch Pneumoencephalographie und während stereotaktischer Hirnoperationen. Acta neurochir. 13, 11—26 (1965).

456. Schmidt, K., und G. Herms, Über Veränderungen des EEG-Grundrhythmus bei Patienten mit Parkinson-Syndrom vor und nach der Stereoencephalotomie. Acta neurochir. 15, 173—181 (1966).

457. Schmidt, K., und G. Kaniak, Die Atemfunktionsstörungen beim Parkinson-Syndrom. Neurochir. 3, 182—193 (1960).

458. Schwab, R. S., and A. C. England, Medical and surgical therapy in Parkinson's disease. In: Pathogenesis and Treatment of Parkinsonism, W. S. Field ed., S. 189—213. Springfield, Ill.: Ch. C. Thomas. 1958.

459. Sem-Jacobsen, C. W., Depth-electrographic observations related to Parkinson's disease. Recording and electrical stimulation in the area around the third ventricle. J. Neurosurg. 24, suppl., 388—402 (1966).

460. Sem-Jacobsen, C. W., M. C. Petersen, G. A. Lazarte, H. W. Dodge, and C. B. Holman, Pattern, distribution and properties of electroencephalographic rhythms from the depth of the frontal lobe in 60 psychotic patients. Electroenceph. clin. Neurophysiol. 6, 703—706 (1954).

461. Sherrington, C. S., The integrative action of the nervous system, 433 pp. Cambridge: Cambridge University Press. 1947.

462. Siegfried, J., Panel discussion on utilization of localized cooling in neurosurgery. Confin. neurol. 26, 41—44 (1965).

463. Siegfried, J., Projections of the vagus nerve within the thalamus. Confin. neurol. 26, 295—298 (1965).

464. Siegfried, J., F. R. Ervin, A. Koehler et R. N. Kjellberg, Effets d'une radiation localisée de protons sur les potentiels électrophysiologiques évoqués dans le ganglion geniculatum laterale du chat. Helv. physiol. pharmacol. Acta 20, 83—84 (1962).

465. Siegfried, J., F. R. Ervin, Y. Miyazaki, and V. H. Mark, Localized cooling of the central nervous system. I. Neurophysiological studies in experimental animals. J. Neurosurg. 19, 840—852 (1962).

466. Siegfried, J., et U. Fisch, Influence du thalamus sur les centres vestibulaires et auditifs. Rev. Oto. Neuro. Ophtal. 39, 301—304 (1967).

467. Siegfried, J., et J. J. Pitteloud, Etude de la fonction pulmonaire dans le parkinsonisme avant et après opération stéréotaxique portant sur le thalamus. Confin. neurol. 25, 227—233 (1965).

468. Siegfried, J., and M. Wiesendanger, Respiration alterations produced by thalamic stimulation during stereotaxic operations. Confin. neurol. 29, 220—223 (1967).

469. Smith, M. C., Cerebral lesions produced by various stereotaxic methods. Proc. Intern. Congr. Neuropath., Vol. 3, S. 213—218. Stuttgart: G. Thieme. 1962.

470. Smith, M., Localization of stereotactic lesions confirmed at necropsy. Brit. med. J. 31, 900—906 (1962).

471. Smith, M. C., Pathological changes associated with stereotactic lesions in Parkinson's disease. J. Neurosurg. 24, suppl., 257—263 (1966).

472. Smith, M. C., Pathological findings subsequent to stereotactic lesions. J. Neurosurg. 24, suppl., 443—445 (1966).

473. Speakman, T. J., Results of thalamotomy for Parkinson's disease. Canad. Med. Ass. J. 89, 652—656 (1963).

474. Spiegel, E. A., Methodological problems in stereoencephalotomy. Confin. neurol. 26, 125—132 (1965).

475. Spiegel, E. A., Development of stereoencephalotomy for extrapyramidal diseases. J. Neurosurg. 24, suppl., 433—439 (1966).

476. Spiegel, E. A., and M. Spiegel-Adolf, Fundamental effects of epileptogenous agents upon the central nervous system. Amer. J. Psychiat. 92, 1145—1165 (1936).

477. Spiegel, E. A., and C. Thur, The stereoencephalotome (Model III of our stereotaxic apparatus for operations on the human brain). J. Neurosurg. 8, 452—453 (1951).

478. SPIEGEL, E. A., and H. T. WYCIS, Pallidothalamotomy in chorea. Arch. Neurol. Psychiat., Chicago 64, 295—296 (1950).

479. SPIEGEL, E. A., and H. T. WYCIS, Stereoencephalotomy (thalamotomy and related procedures), Part. I. Methods and stereotaxic atlas of the human brain, 176 pp. New York: Grune and Stratton. 1952.

480. SPIEGEL, E. A., and H. T. WYCIS, Ansotomy in paralysis agitans; demonstration of results by motion pictures and electromyogramms. Trans. amer. neurol. Ass. 78, 178—183 (1953).

481. SPIEGEL, E. A., and H. T. WYCIS, Ansotomy in paralysis agitans. Arch. Neurol. Psychiat., Chicago 71, 598—614 (1954).

482. SPIEGEL, E. A., and H. T. WYCIS, Stereoencephalotomy. Principles and methods. I. Congr. Int. Neurochir. Brussels, 1957, Acta med. Belg. 91—118 (1957).

483. SPIEGEL, E. A., and H. T. WYCIS, Pallido-ansotomy: anatomic-physiologic foundation and histopathologic control. In: Pathogenesis and Treatment of Parkinsonism, W. S. FIELD ed., S. 86—105. Springfield, Ill.: Ch. C. Thomas. 1958.

484. SPIEGEL, E. A., and H. T. WYCIS, Stimulation of the brain stem and basal ganglia in man. In: Electrical Stimulation of the Brain, D. E. SHEER ed., S. 487—497. Texas: University Texas Press. 1961.

485. SPIEGEL, E. A. and, H. T. WYCIS, Stereoencephalotomy. Part. II. Clinical and physiological applications, 504 pp. New York: Grune and Stratton. 1962.

486. SPIEGEL, E. A., H. T. WYCIS, and H. W. BAIRD, Studies in stereoencephalotomy. I. Topical relationships of subcortical structures to the posterior commissure. Confin. neurol. 12, 121—133 (1952).

487. SPIEGEL, E. A., H. T. WYCIS, and W. H. BAIRD, Longe range effects of electropallidoansotomy in extrapyramidal and convulsive disorders. Neurology 8, 734—740 (1958).

488. SPIEGEL, E. A., H. T. WYCIS, and C. THUR, A headholder for stereotaxic operations. J. Neurosurg. 19, 606—608 (1962).

489. SPIEGEL, E. A., H. T. WYCIS, and R. GOODE, Studies in stereoencephalotomy. (Model V) for use in man and experimental animals. J. Neurosurg. 13, 305—309 (1956).

490. SPIEGEL, E. A., H. T. WYCIS, M. KLETZKIN, and C. THUR, Studies in stereoencephalotomy. II. A new procedure for exploration and elimination of subcortical structures. Electroenceph. clin. Neurophysiol. 5, 309—311 (1953).

491. SPIEGEL, E. A., H. T. WYCIS, M. MARKS, and A. J. LEE, Stereotaxic apparatus for operations on the human brain. Science 106, 349—350 (1947).

491bis SPIEGEL, E. A., H. T. WYCIS, and R. L. MOFFET, Evaluation of methods for production of subcortical lesions with guided instruments. In: Parkinson's Disease, A. BARBEAU et al., ed., S. 157—163. New York: Grune and Stratton. 1965.

492. SPIEGEL, E. A., H. T. WYCIS, and E. G. SZEKELY, Analysis of the components of Forel's field by observations preceding and during campotomy. In: Parkinson's Disease, A. BARBEAU et al., ed., S. 149—153. New York: Grune and Stratton. 1065.

493. SPIEGEL, E. A., H. T. WYCIS, E. G. SZEKELY, J. ADAMS, M. FLANAGAN, and H. W. BAIRD III, Campotomy in various extrapyramidal disorders. J. Neurosurg. 20, 871—884 (1963).

494. SPIEGEL, E. A., H. T. WYCIS, E. G. SZEKELY, H. W. BAIRD III, J. ADAMS, and M. FLANAGAN, Campotomy. Trans. amer. neurol. Ass. 87, 240—242 (1962).

495. Spiegel, E. A., H. T. Wycis, E. G. Szekely, B. Rusy, and H. W. Baird III, Study of the mesencephalic tegmentum in paralysis agitans and parkinsonism. Arch. Neurol. **2**, 46—54 (1960).

496. Spiegel, E. A., H. T. Wycis, E. G. Szekely, B. Rusy, and H. W. Baird III, Study of the mesencephalic tegmentum in paralysis agitans and parkinsonism. Arch. Neurol. **6**, 208—219 (1962).

497. Spiegel, E. A., H. T. Wycis, E. G. Szekely, L. Soloff, J. Adams, P. Gildenberg, and C. Zanes, Stimulation of Forel's field during stereotaxic operations in the human brain. Electroenceph. clin. Neurophysiol. **16**, 537—548 (1964).

498. Spiegel, E. A., H. T. Wycis, and C. Thur, The stereoencephalotome. J. Neurosurg. **8**, 452—453 (1951).

499. Steen, S. N., Anesthetic management for basal ganglia surgery in patients with movements disorders. Anesth. Analg. **44**, 66—69 (1965).

500. Story, J. L., L. A. French, S. N. Chou, and M. J. Meier, Experiences with subthalamic lesions in patients with movement disorders. Confin. neurol. **26**, 218—221 (1965).

501. Story, J. L., M. J. Meier, S. N. Chou, and L. A. French, Thalamotomy in the treatment of parkinsonism. Minnesota Med. **48**, 852—855 (1965).

502. Strassburger, R. H., and L. A. French, Stereotactic surgery in Parkinson's disease. Minnesota Med. **42**, 1214—1218 (1959).

503. Struppler, A., Thalamic stimulation and motoneuron activity in Parkinson's syndrome. Trans. amer. neurol. Ass. 87, 127—131 (1962).

504. Struppler, A., und E. Struppler, Veränderungen der Motoneuroaktivität auf elektrischen Reiz eines Thalamuskerns (V. o. a.) während stereotaktischer Parkinson-Operationen. Arch. Psychiat. Nervenkr. **203**, 483—499 (1962).

505. Svennilson, E., A. Torvik, R. Lower, and L. Leksell, Treatment of parkinsonism by stereotactic thermolesions in the pallidal region. Acta psychiat. scand. **35**, 358—377 (1960).

506. Sweet, W. H., and V. H. Mark, Unipolar anodal electrolytic lesions in the brain of man and cat. Arch. Neurol. Psychiat. Chicago **70**, 224—234 (1953).

507. Sweet, W. H., V. H. Mark, and H. Hamlin, Radiofrequency lesions in the central nervous system of man and cat. J. Neurosurg. **17**, 213—225 (1960).

508. Szekely, E. G., Studies in stereoencephalotomy. IV. Variability in the extent of electrolytic lesions. Confin. neurol. **16**, 11—15 (1956).

509. Szekely, E. G., J. J. Egyed, C. G. Jacoby, R. Moffet, and E. A. Spiegel, High frequency coagulation by means of a stylet electrode under temperature control. Confin. neurol. **26**, 146—152 (1965).

510. Taarnhøj, P., D. C. Arnois, and L. A. Donahue, Chemopallidectomy as a treatment for Parkinson's disease. Evaluation of results in 118 patients. J. Neurosurg. **17**, 459—468 (1960).

511. Talairach, J., Les explorations radiologiques stéréotaxiques. Rev. neurol. **90**, 556—584 (1954).

512. Talairach, J., J. Ajuriaguerra et M. David, Etudes stéréotaxiques des structures encéphaliques profondes chez l'homme. Presse méd. **28**, 605—609 (1952).

513. Talairach, J., M. David, P. Tournoux, H. Corredor et T. Kvasina, Atlas d'anatomie stéréotaxique. Repérage radiologique indirect des noyaux gris centraux des régions mésencéphalo-sous-optiques et hypothalamique de l'homme, 294 pp. Paris: Masson et Cie. 1957.

514. TALAIRACH, J., H. HECAEN, M. DAVID, M. MONNIER et J. DE AJURIAGUERRA, Recherches sur la coagulation thérapeutique des structures sous-corticales chez l'homme. Rev. neurol. 81, 4—24 (1949).

515. TALAIRACH, J., P. TOURNOUX, G. SZIKLA, A. BONIS et J. BANCAUD, Traitement chirurgical de la maladie de Parkinson. Int. J. Neurol. 2, 76—91 (1961).

516. TANCHE, M., J. CHATONNET et M. CABANAC, Description et utilisation d'un nouvel appareil à refroidissement cérébral localisé. J. Méd. Lyon 42, 13—15 (1961).

517. TASKER, R. R., Simple localization for stereoencephalotomy using the portable central beam of the image intensifier. Confin. neurol. 26, 209—212 (1965).

518. TASKER, R. R., and J. W. SCOTT, The pronostic value of the EEG in thalamotomy for Parkinsonism. Electroenceph. clin. Neurophysiol. 21, 620 (1966).

519. THIERRY, A. P., Les résultats immédiats et éloignés de la chirurgie stéréotaxique dans les syndromes parkinsoniens (A propos d'une première série de 100 observations), 219 pp. Lyon: A. Rey. 1963.

520. TOBIAS, C. A., Biological effects of heavy radiation particles, 2nd. Intern. Congr. Neurol. Surg. Washington, D.C., 1961, Intern. Congress Series, No. 36, E 1—E 2. Amsterdam: Excerpta Medica Foundation. 1961.

521. TOBIAS, C. A., H. O. ANGER, and J. H. LAWRENCE, Radiological use of high energy deuterons and alpha particles. Amer. J. Roentgenol. 67, 1—27 (1952).

522. TOURNOUX, P., Traitement de certaines dyskinésies. Techniques stéréotaxiques simplifiées. Neuro-Chirurgie 5, 43—54 (1959).

523. UCHIMURA, Y., and H. NARABAYASHI, Stereoencephalotom I. Psychiatria et Neurologia Japonica 52, 265 (1951).

524. UMBACH, W., Tiefen- und Cortexableitungen während stereotaktischer Operationen am Menschen. 1. Congr. Intern. Sci. Neurol. Brussels. Acta med. Belg. 161—170 (1957).

525. UMBACH, W., Vegetative Reaktionen bei elektrischer Reizung und Ausschaltung in subkortikalen Hirnstrukturen des Menschen. Acta neuroveg. 23, 225—245 (1961).

526. UMBACH, W., Cortical responses to subcortical stimulation of the diffuse projecting system in 002 stereotaxic operations in man, Intern. Congress Series, No. 37, 62. Amsterdam: Excerpta Medica Foundation. 1961.

527. UMBACH, W., Subcorticography. Discussion. Confin. neurol. 22, 235—237 (1962).

528. UMBACH, W., Form und Latenz der corticalen EEG-Antworten (cortical responses) auf subcorticale Einzelreize während stereotaktischer Operationen beim Menschen. Arch. Psychiat. Nervenkr. 204, 353—369 (1963).

529. UMBACH, W., Registrierung aus Einzelzellen in der Tiefe des menschlichen Hirns. Dtsch. med. Wschr. 90, 2079—2080 (1965).

530. UMBACH, W., Elektrophysiologische und vegetative Phänomene bei stereotaktischen Hirnoperationen, 163 pp. Berlin-Heidelberg-New York: Springer. 1966.

532. UMBACH, W., and K. J. EHRHARDT, Micro-electrode recording in the basal ganglia during stereotaxic operations. Confin. neurol. 26, 315—317 (1965).

533. UMBACH, W., und K. J. EHRHARDT, Ableitungen mit Mikroelektroden in den Stammganglien des Menschen. Arch. Psychiat. Nervenkr. 207, 106—113 (1965).

534. UMBACH, W., und E. W. FÜNFGELD, Klinische Untersuchungen der vegetativen Steuerung beim Parkinson-Syndrom postencephalitischer und anderer Ätiologie vor und nach stereotaktischer Operation. Acta neuroveg. 26, 552—576 (1964).

535. Umbach, W., und F. Mundinger, Spätkomplikationen nach stereotaktischen Eingriffen bei älteren Patienten. Nervenarzt **30**, 134—135 (1959).

536. Umbach, W., and T. Riechert, Disorders of consciousness with a picture of akinetic-mutistic behavior following stereotactic excision in the basal ganglia. Arch. Psychiat. Nervenkr. **204**, 96—112 (1963).

537. Umbach, W., und K. Schmidt, Beobachtungen über vegetative Reaktionen bei stereotaktischen Hirnoperationen am Menschen. Verhandl. d. Dtsch. Gesellsch. Inn. Med. 68. Kongr. 1962, S. 31—47. München: Bergmann. 1962.

538. Veronese, A., e S. Mingrino, Osservazioni sul comportamento della reflettivita vestibulare in soggetti parkinsoniani prima e dopo intervento di talamolisis (rilievi elettronistagmografici). G. Psichiat. Neuropat. **91**, 379—390 (1963).

539. Vogt, C., und O. Vogt, Thalamusstudien. J. Psychol. Neurol. **50**, 32—154 (1941).

540. Voris, H. C., and B. Baldwin, A system of precision stereotactic surgery. Confin. neurol. **26**, 477—484 (1965).

541. Vourc'h, G., J. Hardy et M. Denavit, Problèmes anesthésiques posés par l'exploration thalamique et corticale en neurochirurgie. Acta Inst. Anestésiol. **11**, 115—132 (1962).

542. Vourc'h, G., J. Hardy, and M. Denavit, Problems raised by anesthesia for thalamic and cortical exploration in neurosurgery. Brit. J. Anaesth. **35**, 208—218 (1963).

543. Walker, A. E., The primate thalamus, 321 pp. Chicago: University Chicago Press. 1938.

544. Walker, A. E., Physiological principles and results of neurosurgical interventions in extrapyramidal diseases. 1. Congr. Intern. Sci. Neurol. Acta med. Belg. 118—137 (1957).

545. Walker, A. E., and C. V. Burton, Radiofrequency telethermocoagulation. J. A. M. A. **197**, 700—754 (1966).

546. Walsh, L. S., Radiology in stereotaxis. Brit. J. Radiol. **3**, 761—764 (1960).

547. Walsh, L. S., The size of the lesion with special reference to patients treated bilaterally. J. Neurosurg. **24**, suppl., 440—442 (1966).

548. Walter, R. D., R. W. Rand, P. H. Crandall, C. H. Markham, and W. R. Adey, Depth electrode studies of thalamus and basal ganglia. Results in movement disorders in man. Arch. Neurol. **8**, 388—397 (1963).

549. Waltz, J. M., and I. S. Cooper, A comparative study of ventriculography and pneumoencephalography for roentgenographic landmarks during cryothalamectomy. Amer. J. Roentgenol. **97**, 583—587 (1966).

550. Waltz, J. M., M. Riklan, S. Stellar, and I. S. Cooper, Cryothalamectomy for Parkinson's disease: a statistical analysis. Neurology **16**, 994—1002 (1966).

551. Watkins, E. S., and D. R. Oppenheimer, Mental disturbances after thalamolysis. J. Neurol. Neurosurg. Psychiat. **25**, 243—250 (1962).

552. Weil, L., M. Dondey et J. Chanteur, Présentation d'un instrument destiné au refroidissement de structures sous-corticales. C. R. Acad. Sci. **252**, 2947—2949 (1961).

553. Wertheimer, P., C. Lapras et A. Levy, Essais de chirurgie thalamique. Neuro-Chirurgie **6**, 105—112 (1960).

554. White, R. J., C. S. MacCarty, and R. C. Bahn, Neuropathologica review of brain lesions and inherent dangers in chemopallidectomy. Arch. Neurol. **2**, 12—18 (1960).

555. Williams, E., and G. Parsons-Smith, The spontaneous electrical activity of the human thalamus. Brain **72**, 450—482 (1949).

556. Wycis, H. T., and P. L. Gildenberg, Further observations on campotomy in various extra-pyramidal disorders. In: Parkinson's Disease, A. Barbeau et al., ed., S. 134—148. New York: Grune and Stratton. 1965.

557. Wycis, H. T., and E. A. Spiegel, Ansotomy in paralysis agitans. Confin. neurol. 12, 245—246 (1952).

558. Wycis, H. T., and E. A. Spiegel, Ten years experience with stereotaxic operations on the basal ganglia. Clin. Neurosurg. 6, 240 (1958).

559. Wycis, H. T., and E. A. Spiegel, Long range results of pallido-ansotomy in paralysis agitans and parkinsonism. In: Pathogenesis and Treatment of Parkinsonism, W. S. Field ed., S. 294—298. Springfield, Ill.: Ch. C. Thomas. 1958.

560. Wycis, H. T., and E. A. Spiegel, Parkinsonism with oculogyric crises; stimulation and partial elimination of periaqueductal grey and mesencephalic tegmentum (tegmentotomy). Confin. neurol. 18, 385—393 (1958).

561. Wyss, O. A. M., Ein Hochfrequenzkoagulationsgerät zur reizlosen Ausschaltung. Helv. physiol. pharmacol. Acta 3, 437—443 (1945).

562. X. Stereotactic instrumentation. A round table discussion. J. Neurosurg. 24, suppl., 464—473 (1966).

563. Yasargil, M. G., Die operative Behandlung des Morbus Parkinson. Dtsch. med. Wschr. 90, 1296—1297 (1965).

564. Yasargil, M. G., O. A. M. Wyss und H. Krayenbühl, Beitrag zur Behandlung extrapyramidaler Erkrankungen mittels gezielter Hirnoperationen. Schweiz. med. Wschr. 89, 143—150 (1959).

565. Yeager, C. L., W. W. Alberts, and L. D. Delattre, Effect of stereotaxic surgery upon electroencephalographic status of parkinsonian patients. Neurology 16, 904—910 (1966).

566. Yoshida, M., N. Yanagisawa, H. Shimazu, A. Givre, and H. Narabayashi, Physiological identification of the thalamic nucleus. Arch. Neurol. 11, 435—443 (1964).

567. Young, R. R., and E. Hennemann, Reversible block of nerve conduction by ultrasound. Arch. Neurol. 4, 83—89 (1961).

568. Yoshida, T., Anatomische Bahnverbindungen der Basalganglien untersucht an Gehirnen nach stereotaktischen Operationen. Confin. neurol. 26, 485—491 (1965).

569. Zervas, N. T., Eccentric radiofrequency lesions. Confin. neurol. 26, 143—145 (1965).

Namenverzeichnis

Prichard, J. S. 97, 116, 123, 125, 131, 135, 137, 142, 143
Proctor, F. 110, 115, 175, 210, 211, 237
Prosenz, P. 84, 86, 87, 133, 139
Putnam, T. J. 99, 113, 146, 147, 148, 149, 159
Puusepp, L. 147, 159

Radermecker, J. 76
Radermecker, M. A. 16, 19
Radovici, A. 17, 21, 33, 57
Raeff, Y. 126
Rakik, P. 161, 228
Rakonitz, E. 96, 115
Ramamurthi, B. 203, 230
Rand, R. W. 153, 159, 169, 173, 174, 175, 185, 187, 188, 193, 203, 204, 206, 207, 209, 210, 213, 233, 237, 244
Ranson, S. W. 73, 77
Raymond-Tremblay, D. 83, 84, 85
Rebuffat, P. 35, 36, 51
Redfearn, J. W. T. 70, 99, 112
Redfern, P. H. 80, 85, 87
Rees, L. E. 145, 159
Refsum, S. 1, 2
Reid, G. 128, 142
Reid, W. L. 149, 159
Rémond, A. 166, 189, 193, 216, 218, 237
Rey, L. 175, 224
Reynolds, F. W. 107, 115
Ribera, V. A. 137, 143
Ribstein, M. 177, 237
Richardson, E. O. 183, 234
Richardson, E. P. 66, 69, 70
Richter, K. 104, 115
Richter, R. 71, 72, 78
Riebel, J. D. 99, 115
Riechert, T. 162, 165, 167, 169, 173, 174, 178, 182, 183, 185, 186, 193, 194, 196, 203, 204, 205, 206, 207, 209, 210, 215, 218, 228, 229, 235, 238, 244
Riggs, N. 29, 57
Riklan, M. 104, 109, 110, 112, 113, 115, 125, 142, 176, 187, 192, 193, 207, 209, 210, 211, 222, 224, 232, 237, 238, 244
Rinaldi, F. 125, 143
Risteen, W. A. 145, 159
Rizzatti, E. 147, 159
Robb, A. G. 28, 57
Robert, F. 179, 239
Robertson, J. 138, 143
Robinson, B. W. 179, 239

Rodied, J. 32, 50
Rodriguez, B. 119, 121
Roeder, F. 188, 203, 204, 206, 207, 209, 236
Roger, H. 15, 21
Roigen, A. 173, 179, 227
Roizin, L. 65, 70
Rolland, M. 136, 143
Rondot, P. 73, 78, 97, 115
Roos, B. E. 133, 143
Rordorf, R. 103, 115
Rose, I. 118, 121
Rosengren, E. 81, 84, 86, 87
Rosenschon, G. 187, 239
Rossi, G. V. 80, 87
Roth, R. L. 34, 57
Rougerie, J. 173, 188, 227, 228
Roussy, G. 41, 57
Rouyer, M. 188, 239
Rovner, D. 99, 116
Rowbotham, G. F. 175, 239
Rowland, V. 181, 239
Royle, N. D. 145, 159
Ruggieri, I. 29, 57
Runge, V. 26, 57
Rushworth, G. 75, 78
Rutkin, B. B. 187, 196, 204, 216
Ryall, R. W. 80, 88

Sabouraud, D. 102, 110, 206, 217
Sachs, E. 149, 159
Sachs, M. 173, 188, 227, 228
Sakamoto, A. 84, 87
Samiy, E. 37, 57, 196, 239
Sand, I. 81, 82, 88
Sands, J. J. 23, 58, 109, 115
Sano, K. 189, 239
Sarby, B. 184, 239
Saunier, M. 209, 218
Sauter, E. 28, 58
Scarff, J. 149, 156
Scarpalezos, S. 25, 26, 58
Schachter, J. M. 207, 239
Schaeffer, J. H. 102, 115, 200, 211, 212, 239
Schaepdryver, A. de 82, 87
Schaerer, J. P. 203, 204, 206, 207, 239
Schaltenbrand, G. 15, 20, 99, 115, 162, 167, 172, 239
Schaub, C. 119, 120
Scheininger, R. 99, 117
Scherer, H. J. 84, 89

Sachverzeichnis